우리 가족
건강을 부탁해요

우리 가족 건강을 부탁해요

저자_ 김철환

1판 1쇄 인쇄_ 2008. 12. 4.
1판 1쇄 발행_ 2008. 12. 10.

발행처_ 김영사
발행인_ 박은주

등록번호_ 제406-2003-036호
등록일자_ 1979. 5. 17.

경기도 파주시 교하읍 문발리 출판단지 515-1 우편번호 413-756
마케팅부 031)955-3100, 편집부 031)955-3250, 팩시밀리 031)955-3111

저작권자 ⓒ 2008 김철환
이 책의 저작권은 저자에게 있습니다. 저자와 출판사의 허락 없이
내용의 일부를 인용하거나 발췌하는 것을 금합니다.

COPYRIGHT ⓒ 2008 by Kim Cheol Hwan
All right reserved including the rights of reproduction
in whole or in part in any form. Printed in KOREA.

값은 표지에 있습니다.
ISBN 978-89-349-3275-8 03510

독자의견 전화_ 031) 955-3104
홈페이지_ http://www.gimmyoung.com
이메일_ bestbook@gimmyoung.com

좋은 독자가 좋은 책을 만듭니다.
김영사는 독자 여러분의 의견에 항상 귀 기울이고 있습니다.

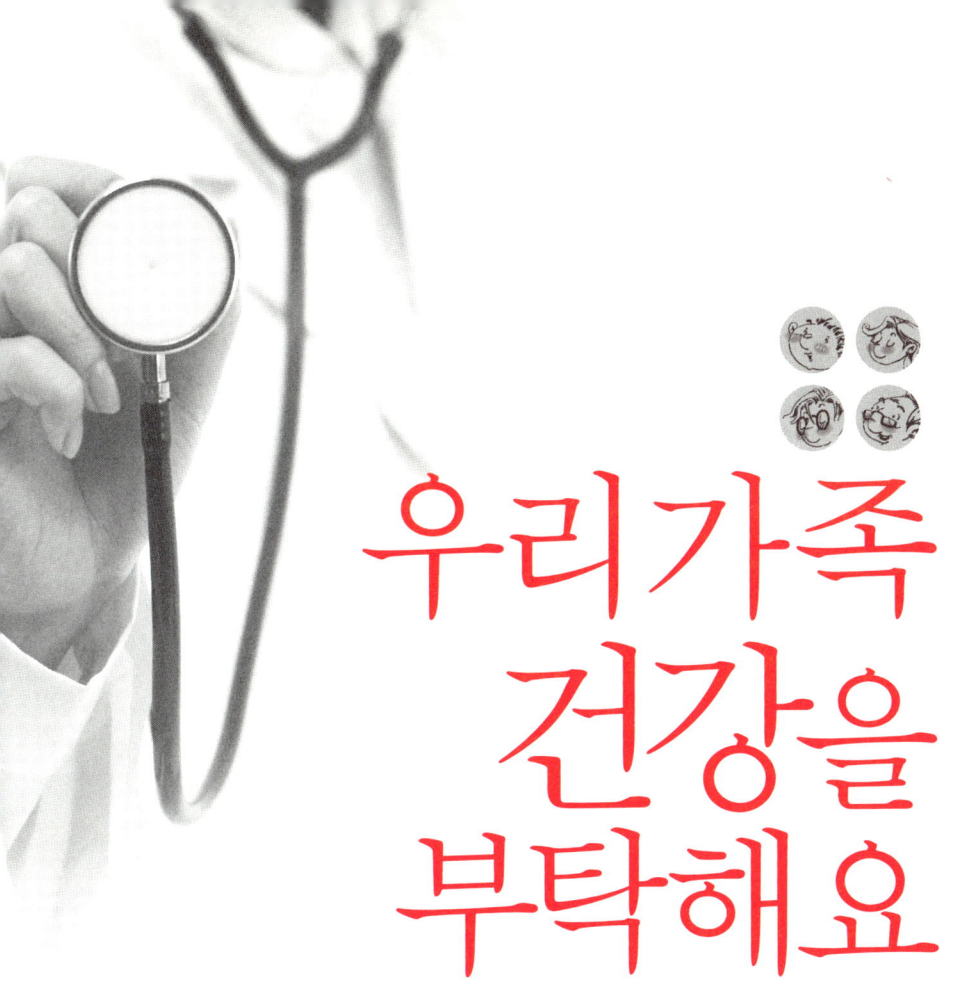

우리 가족 건강을 부탁해요

김철환 지음

김영사

| 들어가며 |

매일매일 건강한 삶을 시작하라

얼마 전 잘 아는 70대 어르신이 척추를 크게 다쳐 하반신이 마비되는 사고를 당했다. 교통사고를 당한 것도 아니고 높은 데서 떨어진 것도 아니었다. 평소처럼 길을 걷다가 미끄러져 넘어진 것뿐인데 왜 이렇게 심하게 다쳤을까? 그 이유는 골다공증이 심했음에도 이를 모르고 지냈던 것에 있었다. 실제로 이 어르신은 겉으로 보기에는 건강해보였지만 뼈가 매우 약해진 상태였다. 사실 뼈는 약하다고 증상이 생기지 않고 어떤 충격을 받아 부러져야 비로소 증상이 생긴다. 이 어르신은 젊을 때부터 과음과 흡연을 했고, 칼슘과 비타민 D 등 영양 부족으로 인해 골다공증이 심해진 것을 모르고 지내다가 노년에 큰 고통을 당한 것이다. 만약 과음을 피하고, 담배를 끊고, 적절한 영양과 운동으로 뼈도 튼튼하게 유지했더라면 가벼운 타박상 정도에 그쳤을 것이다.

뉴스에서 종종 접하는 과로사(過勞死)는 과로 때문에 사망하는 것을 말하지만 실제 과로만으로 사망하는 일은 매우 드물다. 과로사는 대부분 심근경색증이 최종 사망원인이다. 심근경색증은 평소 동맥경화증이 심한 사람에게만 일어나는 병인데 동맥경화증은 흡연, 고혈압, 당뇨병, 고지혈증이 원인이다. 즉, 어떤 사람이 과로사로 세상을 떠났다고 하면 과도한 업무와 관련해 업무상 재해를 인정받지만 실제로 대부분은 여러 가지 이유로 계속된 피로누적이 병을 키워 변을 당한 것이다. 동맥경화는 동맥의 60~70%가 막힐 때까지는 증상이 없으니 자신도 모르고 의사도 미리 진단하기 어렵다. 하지만 동맥경화의 위험요인을 고치지 않으면 동맥은 점점 좁아져 시한폭탄처럼 갑자기 터지게 되는 것이다.

앞의 두 가지 사례는 현재 일어나는 병을 최근의 일에서만 원인을 찾아서는 안 된다는 것을 보여준다. 결정적인 결과는 과거 수 년, 혹은 수십 년 동안 건강관리를 어떻게 했느냐가 결정하는 것이다.

지피지기 백전백승(知彼知己 百戰百勝)이라는 말이 있다. 건강도 마찬가지이다. 먼저 건강을 해칠 수 있는 적을 아는 것이 필요하다. 건강을 공격하는 적은 외부는 물론 자신 내부에도 있다. 이를 알고 대처해야 한다. 그 다음 자신의 준비 상태를 파악하고 부족한 면을 보완해야 한다. 이 책은 건강을 공격하는 '주요 위험인자'를 알려줄 것이다. 특히 소중한 가족, 즉 10대 청소년에서부터 60대 노인에 이르기까지 각 연령대가 반드시 주의해야할 주요 위험인자를 정리할 것이다. 아울러 '나의 건강 준비 상태'를 점검하고 개선하는 방법을 제시할 것이다.

나이가 많다고, 몸이 아프다고 해서 허둥지둥 건강을 챙기는 것은 너무 늦다. 그렇기에 각 나이대에서 반드시 기억해야 할 건강 정보 및 유의점들을 확인하는 노력이 반드시 필요하다. 특정 질병이 특정 나이대에 반드시 생긴다는 것은 아니지만 조금만 주의하면 얼마든지 자신에게 다가올 수 있는 질병을 피하고 건강한 삶을 꾸려나갈 수 있다는 자신감을 갖는 것이 이 책의 목적이다. 그러기 위해서 신체 나이, 심리 상태, 뇌 건강, 건강 문제 해결 능력, 주요 질병의 위험인자와 해당 여부 등을 평가해서 건강 상태를 파악하는 방법을 안내할 것이다. 아울러 꼭 알아야 할 건강상식과 잘못 알고 있는 건강상식을 알려 더 좋은 건강습관을 갖도록 도울 것이다. 인간의 건강과 수명을 결정하는 것 중 타고난 건강은 20% 정도만 영향을 줄 뿐 나머지는 후천적인 조건에 달려있다. 건강은 지금부터 얼마나 건강생활을 잘 실천하고 우리의 환경을 얼마나 좋게 만드느냐에 따라 얼마든지 좋아질 수 있다.

전쟁 보다는 평화가 소중하고 질병보다는 예방이 중요하다. 질병에 걸린 후 치열하게 싸우기보다 미리 예방하여 몸의 평화를 이루는 것이 현명하다. 몸의 평화는 밸런스(balance)이고 항상성(homeostasis)이다. 즉, 우리 몸과 마음, 영혼이 누릴 수 있는 건강과 행복을 항상 일정한 범위 내에서 정상적인 기능을 유지하는 것이다. 때로 이 항상성이 깨지는 일이 있지만 그 악영향과 후유증은 최소화하고 바로 최고로 건강한 상태로 돌아가는 것이 건강관리이다. 나는 고혈압과 당뇨병조차도 처음에는 약으로 치료하지만 결국 약 없이 완벽하게 조절하는 사람을 만나왔다. 독자들이 바로 이런 병을 예방하는 능력, 건강의 항상성을 유지하고, 혹 깨졌더라도 다시 회복하는 능력을 갖추도록 돕고자 한다.

이 책을 쓰면서 가장 어려운 부분은 '확실한 증거'에 근거해 글을 쓰는 일이었다. 현대의학을 공부한 나는 모든 부분에서 근거를 갖고 글을 쓰려고 노력했다. 그래서 어떤 사실을 기술하거나 주장할 때 권위 있는 국내외 교과서나 연구 논문을 근거로 삼았다. 하지만 어려운 부분도 있었다. 10가지 질문으로 건강나이를 체크할 때 실제 나이보다 많게 나왔다면 이것이 얼마나 정확한지에 대한 부분이었다. 컴퓨터 프로그램 계산 역시 아직 검증이 안 된 상태에서 10가지 질문으로는 한계가 있는 계산일 수 밖에 없었다. 하지만 경험과 증거를 바탕으로 가장 개연성이 높은 방법을 취하는 것이 올바른 학자의 태도일 것이다. 부족하지만 현재 취할 수 있는 최선의 방법으로 자신의 건강 상태를 파악해 이를 보강하고 개선하기 위한 발판을 마련하려고 했다.

이 책은 각 연령대별로 건강정보를 구성했기 때문에 자신과 가족의 건강을 좀더 잘 챙기고 싶은 사람에게 분명 도움이 될 것이다. 특히 건강의 중요성을 머리로는 알고 있는데 가슴으로 느끼고 실천하기 어려운 분들에게 도움이 될 것이다. 수명이 늘어나 오래 사는 데까지는 성공한 현대인들이 이제는 더욱 건강하고 활기차게 사는 데 도움이 되기를 바란다.

책을 쓰면서 다시 한 번 사랑하는 아내 남명자와 딸 하람이, 그리고 언제나 든든한 후원자가 되시는 두 분 부모님을 더욱 가슴으로 느끼고 감사하게 되었다. 원고를 세밀하게 검토하고 아이디어를 제공해준 가정의학과 전문의 송혜령 선생님, 출판을 도와주신 김영사 박은주 사장님께 감사를 드린다. 또한 백낙환 이사장님과 백수경 학장님을 비롯한 인제학원 가족들, 기독청년의료인회 회원들과 여울교회 교인들의 사랑과 지원에도 감사를 드린다. 어쩌면 내가 가장 감사를 드려야할 분들은 나를 믿고 찾아준 많은 환자와 가족들일 것이다. 이 분들은 자신들이 경험한 경과를 들려줌으로써 그 누구에게도 배울 수 없는 산 경험을 갖게 해주었다. 그 외에도 깊은 사랑과 관심 가져주신 모든 분들께 이 책이 조금이라도 보답하게 되기를 바란다.

김철환

| 차 례 |

| 들어가며 | 매일매일 건강한 삶을 시작하라 ···· 4

❶ 당신의 건강은 안녕하십니까

1. 나의 건강소양은 어느 정도일까? ···· 15
   나의 건강나이 측정하기
2. 평소 식사량과 음식의 종류를 점검하라 ···· 28
   내가 먹는 음식은 몇 칼로리 | 내가 먹는 식사의 칼로리 계산하기
3. 나의 신체활동은 충분한가 ···· 47
   운동량(METs)에 대한 이해 | 어떤 신체활동을 얼마나 해야 하는가?

❷ 10대 건강
평생 건강의 기초를 다진다

1. 건강한 성격 형성하기 ···· 59
   나의 성격은 어떠한가? | 건강한 성격을 가지려면 어떻게 해야 하는가 | 주의력결핍-과잉행동장애(ADHD) | 우리 아이도 '집단 따돌림'을 당할까?
2. 치명적인 유혹, 중독 ···· 74
   왜 청소년 중독 문제가 심각할까? | 청소년의 알코올 문제 | 니코틴 중독 | 인터넷 중독
3. 놓치지 말자! 꼭 알아야 할 건강 상식 ···· 92
   울긋불긋, 여드름 | 작은 키는 끔찍해! | 난 다리 밑에서 주워왔어요? | 치아와 치주 질환은 예방이 가능하다 | 두근두근, 불안과 공포 | 으아악! 악몽 | 과호흡증후군 | 실신 | 허리를 삐끗한 것 같아요 | 충분한 물을 마시자 | 눈 건강을 위협하는 것들

4. 잠깐! 잘못 알고 있는 건강 상식 … 120
   팔다리가 마르면 비만이 아니다? | 정전기가 자주 생기면 건강 이상 신호이다? | 입 냄새는 충치 때문이다? | 소화가 안 되면 위가 나쁜 것이다? | 포경수술은 꼭 받아야 한다? | 엄마! 나 성형수술하면 안 돼? | 청소년 자살은 뇌의 문제이다?

5. 10대 건강진단 체크 항목 … 140

3 20~30대 건강
건강의 황금기를 더 빛나게, 더 활기차게

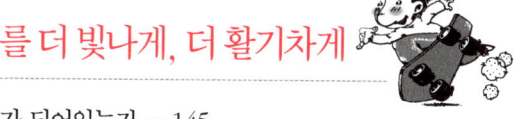

1. 나는 건강할 준비가 되어있는가 … 145
   건강은 사랑의 필요조건 | 나의 건강습관 체크하기 | 나의 음주 습관 체크하기 | 성공적인 금연법

2. 건강한 가족이 행복한 가정을 만든다 … 177
   결혼 전 건강진단, 해야 할까? | 건강한 아이를 만나기 위한 준비 | 우리는 가족 문제를 잘 해결하는가? | 우리집은 행복한 가정에 꼭 있어야 할 것을 갖고 있는가?

3. 놓치지 말자! 꼭 알아야 할 건강 상식 … 195
   스트레스를 이기는 방법 | 도시인의 운명, 빌딩 증후군 | 한여름에 으슬으슬, 냉방병 | 피로를 이기는 법 | 떠나기 전에 챙겨야 할 해외여행 건강 | 아직 장가도 안 갔는데 머리가 빠져요 | 무좀을 다스리는 법 | 회식한 다음 날만 되면 엄지발가락이 아파요 | 방심은 금물! 간질환 | 결핵은 소리 없이 다가온다 | 에이즈를 이해하자 | 뜨거운 고통, 화상 | 아이가 이물질을 삼켰을 때 | 설사

4. 잠깐! 잘못 알고 있는 건강 상식 … 233
   비타민이나 영양제를 따로 보충하면 건강에 좋다? | 너무 말라서 걱정이다? | 감기를 빨리 낫게 하려면 주사를 맞아야 한다? | 콘돔을 쓰면 성병은 걱정없다? | 우유를 많이 마시면 요로 결석에 잘 걸린다? | 여성 흡연은 성적 평등의 상징이다?

5. 20~30대 건강진단 체크 항목 … 248

④ 40~50대 건강
몸이 보내는 신호에 적극적으로 응답하라

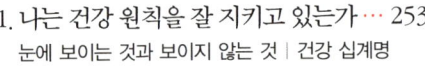

1. 나는 건강 원칙을 잘 지키고 있는가 ··· 253
   눈에 보이는 것과 보이지 않는 것 | 건강 십계명

2. 나의 식사 습관은 적절한가 ··· 261
   식사 습관 체크하기 | 채식주의는 권장할 만한가?

3. 알수록 든든하다! 암 이야기 ··· 270
   암은 왜 생기는가? | 암을 어떻게 조기발견할 것인가? | 암은 차라리 건드리지 않는 것이 좋다? | 암을 예방하는 방법 | 암과 음식 이야기

4. 놓치지 말자! 꼭 알아야 할 건강 상식 ··· 298
   나의 성기능 점수는? | 뒷목이 뻣뻣한 이유 | 늘 궁금한 혈압 이야기 | 현대인의 건강을 위협하는 대사증후군 | 과로사 | 마음의 병 | 소중한 눈, 소홀히 관리하지 말자 | 위급한 질병의 신호 | 치질을 예방하려면

5. 잠깐! 잘못 알고 있는 건강 상식 ··· 344
   성인은 예방접종이 필요 없다? | 건강진단, 꼭 받아야 하나? | 콜레스테롤은 나쁘다? | 간식은 필요하다? | 헬리코박터, 꼭 치료해야 하나? | 마라톤은 위험하다? | 폐경, 두려워만 하지 말자!

6. 40~50대 건강진단 체크 항목 ··· 368

 60세 이후 건강
장수의 시대, 성공적인 노화가 핵심이다

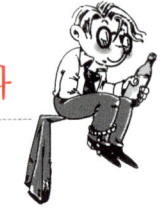

1. 백세까지 건강하게 살 수 있을까? ··· 373
   나의 남은 삶은 어느 정도일까? | 장수의 비결

2. 나의 뇌는 건강한가 … 381
   내 건망증, 정상이야? 병이야? | 기억력에 문제가 생겼다면 어떤 병에 걸린 것일까? | 나 치매 맞아? | 나는 치매를 예방하는 습관을 갖고 있는가?

3. 그대, 장수를 꿈꾸는가 … 391
   장수 이야기 | 심각한 지병이라도 잘 관리만 하면 장수한다 | 당뇨병의 이해와 자가 치료 | 관상동맥질환 | 뇌중풍 | 관절이 아픈 이유 | 섬유근통증후군 | 골다공증 | 우울증

4. 놓치지 말자! 꼭 알아야 할 건강상식 … 429
   노인도 성생활을 즐긴다 | 여름을 나는 요령 | 환절기 건강 관리 | 목구멍이 아플 때 좋아지게 하는 법 | 길 위의 위험에서 자유로워지자!

5. 잠깐! 잘못 알고 있는 건강 상식 … 441
   피곤할 때는 링거 한 병이 최고? | 나이 들수록 보양식으로 영양을 보충해야 한다? | 손발이 차거나 어지러우면 혈액순환이 안 된다? | 얼굴이 돌아가면 침으로 치료해야한다?

6. 60대 이후 건강진단 체크 항목 … 450

⑥ 습관이 좋아지면 몸이 웃는다

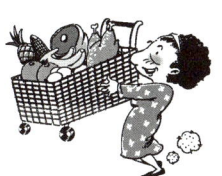

잠들어 있던 건강 DNA를 깨워라 … 455

우리가족 건강을 부탁해요

당신의 건강은 안녕하십니까

나의 건강 소양은
어느 정도 일까?

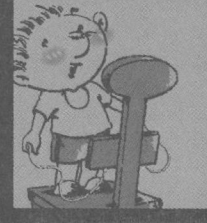

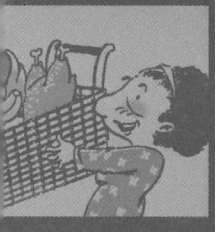
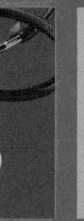

평소 식사량과
음식의 종류를
점검하라
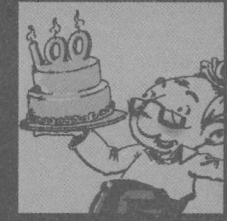

나의 신체활동은
충분한가
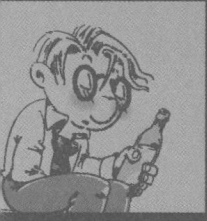
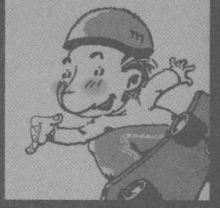
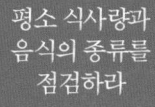
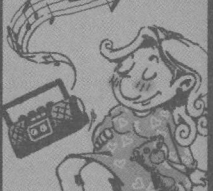

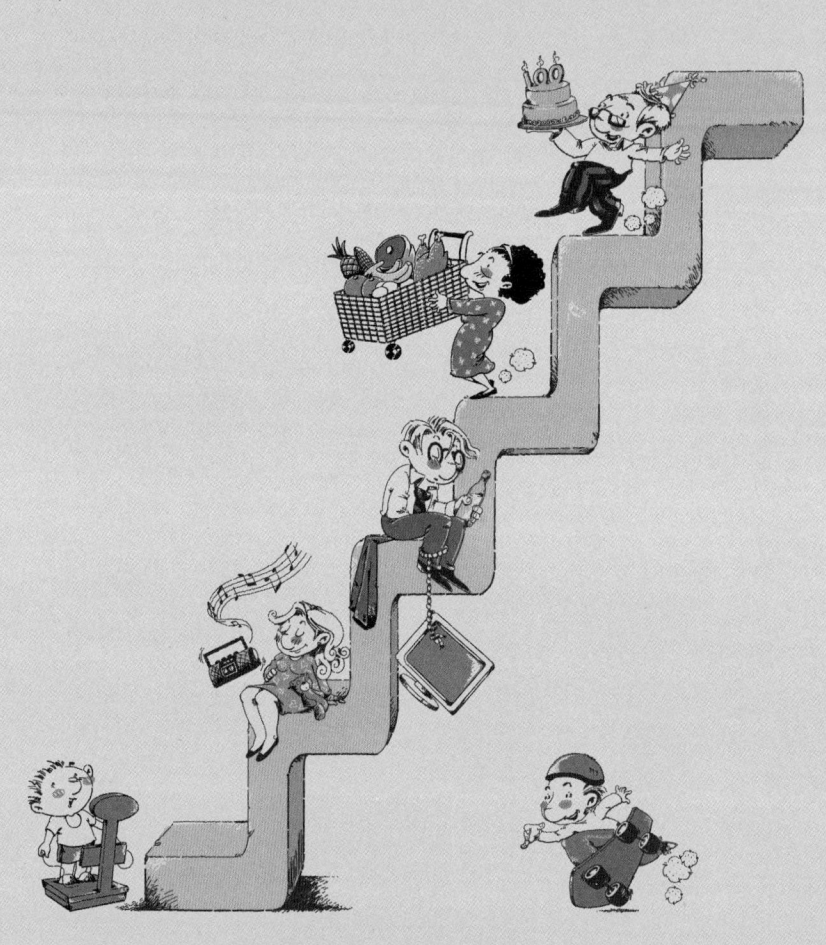

나의 건강 소양은 어느 정도일까?

"현재 내 건강 상태는 어떤가?"
"나이에 비해 건강은 좋은가? 앞으로 평생 건강할까?"
"나는 건강에 대해 얼마나 알고 있으며 얼마나 잘 실천하고 있는가?"
"지금 이대로 가도 되는가?"

만약 이런 질문에 관심이 있다면 다음 평가를 시작해보라. 그러면 당신의 건강 지식과 소양, 건강나이, 식습관, 그리고 신체활동이 어느 수준인지 확인할 수 있을 것이다. 자신의 건강 상태를 정확하게 아는 것, 좋은 먹는 습관을 갖는 것, 그리고 몸을 충분히 움직이는 것 세 가지는 건강의 3요소이다. 자, 이제 건강의 3요소를 평가하고 아는 길로 출발해보자.

'아는 것이 힘이다.'

건강도 마찬가지이다. 건강은 저절로 주어지지 않으며, 나를 건강하게 하는 것이 무엇인지, 그리고 내 건강을 위협하는 것이 무엇인지 알고 피할 것은 피하고 취할 것을 취해야 건강이 찾아온다. 지금 아무 증상이 없다고 건강한 것이 아니다. 미래에 발생 가능한 질병의 위험요인을 갖고 있다면 결코 건강한 것이 아니다. 몇 년 내 심각한 질병이 찾아오는데 지금 증상이 없다고 나쁜 습관을 계속할 수는 없지 않은가? 청소년 시기부터 건강의 중요성에 대해 이해하고 실천하는 건강한 습관을 가져 평생 건강의 기초로 만들어야 한다.

혹시 나이가 들어 건강하겠다고 유난 떠는 것이 무슨 의미가 있냐고 생각하는가? 건강생활을 실천하는 데 늦은 때는 없다. 담배 때문에 폐가 이미 나빠진 사람도 담배를 끊으면 기능이 15% 회복되고 계속 담배를 피우는 사람보다 사망률은 1/3로 떨어진다. 심지어 암에 걸린 사람도 건강습관을 어떻게 하느냐에 따라 항암치료의 효과가 달라진다. 건강에 늦은 때란 없다.

먼저 나는 건강에 대해 얼마나 알고 있나, 즉 건강소양을 알아보자. 건강소양이란 건강에 관한 정보를 읽고, 이해하고 실천할 수 있는 능력이다. 건강소양이 낮으면 건강 실천도 부실하고 약을 먹는 데 오류를 범할 수 있다. 의사의 권고사항을 기억하거나 따를 수 있는 능력이 떨어지며, 필요한 때 의료를 적절히 이용할 수 있는 능력이 저하된다. 결과적으로 건강소양이 낮으면 병에 더 자주 걸리고 더 중한 병에 걸리고 입원을 하게 될 위험도 높아진다는 것이 지금까지의 연구 결과이다.

나의 건강소양은 어느 정도일까? 다음 표를 보고 체크해보자.

다음 중 맞으면 'O', 틀리면 'X'를 표시하세요.

1) 건강을 결정하는 가장 중요한 요인은 유전, 즉 타고나는 것이다. ☐O ☐X

2) 살 안 찌는 음식은 없다. ☐O ☐X

3) 혈압이 낮게 측정되면 고혈압보다 위험하다. ☐O ☐X

4) 포경수술은 꼭 받아야 한다. ☐O ☐X

5) 콘돔은 에이즈 등 성병을 예방하는 가장 효과적인 방법이다. ☐O ☐X

6) 자연피임법(주기법)은 자연스럽고 성공률이 높은 피임법이다. ☐O ☐X

7) 감기를 빨리 낫게 하려면 주사를 맞아야 한다. ☐O ☐X

8) 비타민이나 영양제를 따로 보충하는 것은 누구에게 꼭 필요하다. ☐O ☐X

9) 출혈이 있을 때는 피가 나는 부위를 직접 눌러 막는 것이 가장 좋은 지혈 방법이다. ☐O ☐X

10) 흡연은 나쁘지만 스트레스 해소에 도움이 된다. ☐O ☐X

11) 술은 조금만 마셔도 몸에 나쁘다. ☐O ☐X

12) 여성은 남성호르몬이 전혀 없다. ☐O ☐X

13) 매일 운동하는 것은 위험하며 일주일에 한두 번 운동하는 것이 좋다. ☐O ☐X

14) 아침 식사도 점심, 저녁만큼 먹는 것이 좋다. ☐O ☐X

15) 어른도 예방접종이 필요하다. ☐O ☐X

만약 위의 문제에서 정답을 12개 이상 골랐다면 건강소양이 충분하다고 볼 수 있다. 정답이 적을수록 건강소양이 부족하다고 판단되므로 앞으로 이 책을 통해 좀더 정확하고도 다양한 건강 상식을 알고 실천하게 되기를 바란다.

위의 질문과 관련해 좀더 자세하게 설명하면 다음과 같다.

1) 건강을 결정하는 가장 중요한 요인은 유전이 아니라 생활습관이다. 부분적으로 보면 선천성 기형이나 당뇨병처럼 유전이 중요한 요인이 되기도 하지만 전체 건강을 놓고 보면 생활습관이 가장 큰 영향을 미친다. ☞ 참조 256쪽

2) 살 안 찌는 음식은 있다. 오이, 홍당무, 토마토, 다이어트 콜라 등은 칼로리가 없고, 녹차나 설탕, 크림 없는 커피 등도 거의 칼로리를 무시할 정도이다. ☞ 참조 44쪽

3) 혈압이 낮게 측정되면 고혈압보다 위험한 것이 아니고 오히려 반대이다. 팔이 가는 사람일수록, 혈관이 몰랑몰랑 부드러울수록 혈압은 낮게 측정된다. 심장병이나 실혈(失血)처럼 심각한 질병이 아닌데 혈압이 낮게 측정되더라도 병이 아니다. 오히려 심혈관계 질병의 위험이 낮다고 볼 수 있다. ☞ 참조 316쪽

4) 포경수술은 받지 않아도 된다. 세계 대부분의 남자들은 포경수술을 받지 않았다. ☞ 참조 130쪽

5) 콘돔은 에이즈 등 성병을 예방하는 가장 효과적인 방법이다. 물론 완벽하지 못하지만 말이다. ☞ 참조 239쪽

17쪽 답 5), 9), 14), 15) 만 O, 나머지 모두 X

6) 자연피임법(주기법)은 자연스러울지는 몰라도 성공률은 매우 낮은 피임법이다. 그래서 임신하면 언제든지 아이를 낳을 생각이 아니라면 이런 피임법을 써서는 안 된다. ☞ 참조 241쪽

7) 감기를 빨리 낫게 하려면 주사를 맞아야 한다는 잘못 알려진 상식이 만연되어 있다. 감기 바이러스는 주사제나 먹는 약으로 없앨 수 없다. 감기는 증상을 줄여주면서 스스로 면역을 획득할 때까지 기다리면 되는 병이다. 감기에 주사 맞고 약물 부작용 때문에 먼저 세상을 떠난 사람도 있다. ☞ 참조 237쪽

8) 비타민이나 영양제를 따로 보충하는 것은 누구에게나 필요한 것이 아니다. 입으로 음식을 골고루 먹을 수 있다면 따로 비타민 등 영양제를 복용할 이유가 없다. ☞ 참조 233쪽

9) 출혈이 있을 때는 피가 나는 부위를 직접 눌러 막는 것이 가장 좋은 지혈 방법이다. 코피이건 머리나 사지, 혹은 몸통에서 출혈이 있을 때 바로 압박하는 것이 가장 좋은 치료법이다. ☞ 참조 227쪽

10) 흡연은 나쁘고 스트레스 해소에도 도움이 안 된다. 스트레스를 받을 때 담배를 피우면 긴장이 줄어드는 것 같지만 실제 이런 느낌은 니코틴 부족 증상에 빠졌다가 니코틴이 공급되면서 느끼는 증상에 불과하다. 금연한 후 스트레스 정도를 측정하면 금연 전보다 훨씬 낮은 수치를 확인할 수 있다. ☞ 참조 164쪽

11) 술은 조금만 마시면 오히려 몸에 좋다. 술이 나쁜 것은 지나쳤기 때문이다. ☞ 참조 151쪽

12) 여성도 남성호르몬을 일부 갖고 있고 폐경기 후, 피하지방이 많을수록 더욱 더 그렇다. 그래서 체중이 많을수록 산부인과의 문제가 많이 생기고, 나이가 들면서 더 남성의 기질을 닮아간다. ☞ 참조 364쪽

13) 격렬한 운동을 하는 사람은 매일 운동하는 것보다 일주일에 1~2일 은 쉬는 것이 좋지만 보통의 운동은 하루도 쉬지 않고 매일 하는 것이 좋다. 물론 격렬하지 않은 운동이라도 일주일에 1~2일 쉬는 것도 괜찮다. ☞ 참조 53쪽

14) 아침 식사도 점심, 저녁만큼 먹는 것이 좋다. 그래야 아침에 필요한 에너지를 축적된 지방의 분해에만 의존하지 않게 되고, 적절한 에너지 균형을 유지할 수 있다. 하루 필요한 열량은 세 끼로 나누어 먹거나, 아침 30%, 점심 35%, 저녁 35%로 분배해서 먹는 것이 좋다.
☞ 참조 235쪽

15) 어른도 예방접종이 필요하다. 독감, B형 간염, 여행지에 따라 황열 등 어른도 필요한 예방접종이 있다. ☞ 참조 344쪽

건강하려면 건강과 관련된 올바른 지식이 충분해야한다. 이 책 각 장의 '꼭 알아야할 건강상식'과 '잘못 알려진 건강상식'은 건강소양을 높이고 건강지식을 충전하는 데 도움을 줄 것이다. 그 다음 문제는 마음 자세와 실천이다.

건강을 전체적으로 챙기지 않고 특정한 음식이나 건강식품을 먹는 것으로 건강투자를 다 했다고 생각해서는 안 된다. 어떤 특정한 건강법, 즉 운동, 요가, 반신욕, 채식주의 등을 개별적으로 적당히 활용하는 것은 도움이 되지만 그 한 가지로 건강해지기를 기대하면 안 된다. 아무리 건강관리를 잘 한다고 하지만 비타민 한 가지만 부족해도 건강을 잃는 것처럼 우리 건강은 통합적이고 유기적으로 연결되어 있다. 건강은 골고루, 적당히, 채질에 맞게 먹고, 마시고, 움직이고, 쉬는 데서 온다.

습관을 바꾸는 것은 어렵지만 좋은 습관으로 바뀌기 시작하면 스스로 즐거워진다. 몸과 마음이 즐거운 것, 더 건강해지고 행복해지는 것, 바로 우리가 꿈꾸는 것이 아닌가?

나의 건강나이 측정하기

현재 그 사람의 나이보다 더 정확하게 건강 상태를 반영하는 것이 건강나이*이다. 즉, 나이가 30세라고 하더라도 건강습관이 좋으면 건강나이는 25세와 같고, 반대로 건강습관이 나쁘면 건강나이는 35세와 같다. 가까운 예로 결혼 상대자가 연하이건 연상이건 더 젊고 건강하기를 바라지 않는 사람은 없을 것이다. 그런데 나와 결혼할 사람이 30세인데 건강나이는 35세라면, 더군다나 남성은 여성보다 평균 수명이 5~7세 적은데 현재 나이 차이까지 더한다면? 아마 결혼하기도 전에 혼자 살 기간을 먼저 따져보아야 할 것이다. 한번 따져보자. 만약 현재 나이 차이가 세 살이라면, 그리고 건강나이는 실제 나이보다 5세가 많다면 이렇게 계산된다.

나이 차이 3세, 건강나이 차이 5세, 한국 남성의 평균 수명이 7세 정도 낮은 것을 더하면 15년(3+5+7)이 된다. 이 남성은 여성보다 세상

---

*현재 가장 정확한 건강나이 측정법은 강북삼성병원 가정의학과 신호철 교수가 개발한 컴퓨터 프로그램이다. 직접 방문해 서비스를 받아야 하는 불편이 있기는 하지만 가장 신뢰할 만하다. 또 국민건강보험공단 홈페이지(www.nhic.or.kr)에서 '건강나이 알아보기' 서비스를 제공하고 있다.

을 15년 빨리 떠난다. 그래도 되겠는가? 한 가지 더 첨부할 것은 15년 빨리 떠난다는 것이 이 남성이 세상을 떠날 때까지는 건강하고 돈도 잘 벌고 잘 살다가 자연의 순리대로 세상을 떠난다는 것을 의미하는 것이 아니다. 건강나이가 많을수록 평소 건강상태도 나쁠 가능성이 높고 그래서 여러 기능도 낮은 상태로 살 가능성이 높다. 이런 사람들은 짧고 굵게 사는 것이 아니라 짧고 가늘게 산다. 건강이 나쁘면 경제 활동도 어렵고, 더구나 중년부터 중병으로 몸져누워 지낼 가능성이 높다. 결혼하기 전 나중에 병든 남편 뒷바라지로 고생할 가능성까지 고려하라고 얘기하는 것은 너무 비인간적인가?

 자신의 건강나이를 정확하게 계산하려면 매우 복잡한 방법과 로직(logic)을 거쳐야한다. 현재 한국인을 대상으로 하는 건강나이 측정 컴퓨터 프로그램이 나와 있다. 하지만 아직 이 방법은 병원을 직접 방문해야 하는 번거로움이 있어 다음과 같이 정확성은 다소 떨어지지만 간단하게 자신의 건강나이를 계산할 수 방법이 있다. 다음 안내를 따라가다 보면 간편하게 자신이나 가족의 건강나이를 측정하고 건강습관을 개선하는 계기를 마련할 수 있을 것이다. 한 번 연필을 들고 직접 자신의 건강나이를 측정해보기를 바란다.

✓ 건강나이 측정법

만약 당신이 치료가 필요한 심각한 심장 질환이나 중풍, 암, 간질환 등 주요 질병이 있는 경우, 이 측정법을 적용하는 것은 적절하지 않다. 하지만 고혈압이나 당뇨병 등 일반적인 성인병을 갖고 있는 경우에는 이용 가능하다.

'거의 먹지 않는다'의 '거의'는 월 1회 이하(확률로는 3.3% 이하)를 의미한다.

1 식생활 평가   년

다음 중 다섯 가지 중 몇 가지가 해당되십니까?

4개 이상 : -4   3개 : -2   2개 : 0   1개 : +2   모두 해당 없다 : +4

1) 항상 싱겁게 먹는다(보통 사람은 소금을 더 쳐서 먹는 정도를 말함).
2) 신선한 과일이나 채소를 거의 매 끼니 먹는다.
3) 검게 태운 음식을 거의 먹지 않는다.
4) 하루 세 번의 식사를 규칙적으로 먹는다.
5) 간식을 거의 먹지 않는다.

2 신체활동량 평가   년

1) 직업, 운동 습관, 취미 생활 모두를 고려할 때 나는 1주일에 5일 이상은 30분 이상 땀을 흘리거나 약간 숨이 찰 정도의 신체활동이 있다.   -3
2) 평균 일주일에 3회 이상, 한 번에 30분 이상 운동한다.   -3
3) 2)와 4) 중간   0

4) 운동을 전혀 하지 않거나 월 3회 미만한다.　　　　　　+2

③ 흡연　　　　　　　　　　　　　　　　　　　　　년

1) 전혀 피운 적이 없거나 15년 전에 끊었다.　　　　　　-1
2) 5~15년 전에 끊었다　　　　　　　　　　　　　　　1
3) 6개월~5년 사이 끊었다.　　　　　　　　　　　　　3
4) 하루 반 갑 미만의 흡연자　　　　　　　　　　　　　4
5) 하루 반 갑~1.5갑, 10년 이상 흡연자　　　　　　　　5
6) 하루 한 갑 반 이상, 10년 이상 흡연자　　　　　　　6
7) 현재 흡연자이지만 5) 6)에 해당 안 됨　　　　　　　4

④ 음주 평가　　　　　　　　　　　　　　　　　　년

1) 전혀 마시지 않거나 마시더라도 주 2회 이하, 한 번에 2잔(여성은 1잔) 이하로 마신다.　　　　　　　　　　　　　　　　　　　0
2) 1주일에 3회 이상 주량은 소주 2홉 반병, 혹은 3잔(여성은 2잔) 이하로 마신다.　　　　　　　　　　　　　　　　　　　2
3) 평균 일주일에 1~3 회이고 평균 주량 4~7잔(여성 3~5잔)　　1
4) 평균 일주일에 4회 이상이고 평균 주량 4~7잔(여성 3~5잔)　2
5) 월 1~4회 소주 1병 넘게(8잔 이상) 마신다.　　　　　2
6) 월 5~8회 소주 1병 넘게(8잔 이상) 마신다.　　　　　3
7) 주 3회 이상으로 소주 1병(8잔 이상) 마신다.　　　　　5

(* 어떤 술이건 그 술잔으로 한 잔의 양은 비슷하다)

5 스트레스 평가 (지난 한 달 동안의 스트레스를 기준으로 대답하세요)   년

| 0개 : -1 | 1~2개 : 1 | 3개 : +2 | 4개 이상 : +3 |

1) 정신적으로나 육체적으로 감당하기 힘든 어려움들을 느낀 적이 있습니까?
2) 자신의 생활신념에 따라 살아가려고 애쓰다가 좌절을 느낀 적이 있습니까?
3) 처한 환경이 인간답게 살아가는 데 부족하다고 느낀 적이 있습니까?
4) 미래에 대하여 불확실하게 느끼거나 불안해한 적이 있습니까?
5) 할 일들이 너무 많아 정말 중요한 일들을 잊은 적이 있습니까?
6) 잠을 잘 자기가 힘듭니까?

6 안전   년

| 0개 : +3 | 1개 : +1 | 2개 : 0 | 3개 : -2 |

1) 현재 직업이나 취미가 위험하지 않고 생명을 위협하는 사고의 위험성도 거의 없다.
2) 차에 타면 안전벨트를 항상 착용한다(승용차 앞자리뿐만 아니라 뒷좌석에 탈 때, 그리고 버스에 탈 때도 모두 착용하는 것을 의미함).
3) 어디를 갈 때마다, 어떤 일을 할 때마다 안전을 중요하게 생각하고 행동하는 습관이 배어 있다.

7 건강검진   년

1) 나는 2년에 1회 이상 건강검진을 받는다.   -1

2) 나는 전혀 건강검진을 받지 않는다.   2

3) 1)과 2)의 중간   1

8 비만도   ___년

| 남성 표준체중(kg) = 키(m) × 키(m) ×22 | 여성 표준체중(kg) = 키(m) × 키(m) ×21 |

1) 표준체중 : 표준체중의 90~110%   -1

2) 과체중 혹은 저체중 : 표준체중의 110~119% 혹은 80~90%   1

3) 경도 비만 혹은 저체중 : 표준체중의 120~129% 혹은 75~80% 미만   2

4) 고도 비만 혹은 고도 저체중 : 표준체중의 130% 이상 혹은 74% 이하   5

9 위험요인   ___년

다음 위험 요인 중 몇 가지를 갖고 있는가?

1) 고혈압   3(잘 조절되는 경우 1)

2) 당뇨병   3(잘 조절되는 경우 1)

3) 고지혈증   2(잘 조절되는 경우 0.5)

4) B형간염바이러스 보유자   3

5) 지방간   1

(* 만약 지난 2년 내 건강 체크를 받지를 않아서 다음과 같은 병이 있는지 없는지 모른다면 있는 것으로 간주한다. 그리고 정확한 것은 빠른 시간 내에 확인하기를 권한다. 모른다고 해서 없는 것이 아니다.)

만약 위의 표에서 결과의 합계가 '-5'가 나왔다면 그만큼 건강나이는 5년 젊은 것이다. 만약 '+5'가 나왔다면 건강나이는 5년 더 나이가 든 것이고 또 그만큼 건강의 위험요인이 많다는 뜻이다. 이런 사람들은 앞으로 갖고 있는 건강위험요인이 해결되지 않으면 결국 다른 사람들보다 훨씬 일찍 질병에 걸리거나 사망에 이를 수 있다.

자, 어떻게 하겠는가?
"건강위험요인이야 어떻게 하나? 인명(人命)은 재천(在天)인데 운명으로 받아들이자" 할 것인가? 아니면 현재보다 더 건강하고 젊어지는 방법을 지금부터 실천할 것인가? 빨리 실천할수록 위험요인은 줄어들고 건강나이는 젊어진다.

평소 식사량과
음식의 종류를 점검하라

건강을 결정하는 것이 여러 가지 있지만 세계적인 학자들은 그 중 가장 중요한 것이 먹는 것이라는 데 동의한다. 대충 먹고 배설해도 살아가는 데 지장이 없는 것 같지만 먹는 것은 건강의 가장 중요한 주춧돌이라는 것이 많은 연구에서 증명하고 있다. 먹는 것은 뇌를 비롯한 신체 각 기관의 성장과 발달, 노화와 면역 기능에 가장 중요한 영향을 미친다. 그러므로 우리는 먹는 것과 관련된 기본적인 지식이 있어야 하고 매끼니 먹는 것을 잘 챙겨 먹는 습관을 가져야 한다.

먹는 것과 관련해서 우리가 알아야 하고 실천할 것은 다음 보건복지부의 〈한국인을 위한 식생활 지침〉에 잘 요약되어 있다. 자, 한번 체크해보자. 나는 다음 10가지 중 몇 가지나 실천하고 있는가?

1. 다양한 식품을 골고루 먹자.
2. 정상 체중을 유지하자.
3. 단백질을 충분히 섭취하자.

4. 지방은 총 열량의 20% 정도를 섭취하자.
5. 우유를 매일 먹자.
6. 짜게 먹지 말자.
7. 치아 건강을 유지하자.
8. 술, 담배, 카페인 음료 등을 절제하자.
9. 식생활 및 일상생활의 균형을 이루자.
10. 식사는 즐겁게 하자.

위의 내용 모두를 잘 실천하는 것이 목표이다. 한두 가지가 좀 부족하다면 앞으로 고쳐나가면 되지만 많이 실천하지 못한다면? 큰 결심이 필요하겠다.

다음 페이지의 표를 활용해 우선 자신의 식사하는 습관을 구체적으로 평가해보자.(인제대학교 임상영양연구소 김경아 영양학 박사 제안)

✓ 식사 습관을 확인하자!

다음은 당신의 식사습관에 대해 알아보고자 하는 문항들입니다.
해당하는 곳에 ○표 해 주시기 바랍니다.

사항	매일	5~6일/1주	3~4일/1주	1~2일/1주	0일/1주
1. 아침식사를 규칙적으로 한다.					
2. 음식은 배가 부를 때까지 먹는다.					
3. 안 먹다가 한꺼번에 몰아서 많이 먹는다.					
4. 저녁이나 야식을 많이 먹는다.					
5. 군것질을 많이 한다.					
6. 채소나 나물, 과일을 자주 먹는다.					
7. 고기나 기름진(튀김, 볶은 것 등) 음식을 자주 먹는다.					
8. 콜라, 사이다와 같은 청량음료를 자주 먹는다.					
9. 외식이나 잔치에 가게 되면 과식을 하게 된다.					
10. 패스트푸드(피자, 햄버거 등)를 자주 먹는다.					

* 각각의 항목에 대한 평가는 다음과 같다. 당신은 각각의 항목에서 어디에 해당되는가?

1. 아침식사를 규칙적으로 한다.

아침식사를 거르게 되면 공복시간이 길어져 점심때 쯤 식욕이 왕성해지고 저녁에는 더 큰 공복감을 느끼게 된다. 따라서 점심과 저녁식사에 과식을 초래하게 된다. 또한 아침과 저녁 중 식사의 양과 내용이 같더라도 체내에서는 아침식사는 에너지를 소모하는 방향으로 가나 저녁식사는 에너지 저장 쪽으로 간다. 따라서 체중을 줄이고자 할 때 세끼 식사를 규칙적으로 하되 식욕이 없더라도 아침식사는 간단하게라도 꼭 챙겨 먹어만 점심, 저녁 식사에서의 과식을 막을 수 있다.

매일, 주 5~6회	→ 잘하고 있습니다. 현재의 식습관을 계속 유지하세요.
주 3~4회, 주 1~2회	→ 조금 더 노력하세요. 규칙적인 식습관을 갖는 것은 매우 중요합니다. 한 주 또는 두 주를 기준으로 규칙적으로 식사하는 일수를 하루씩 늘려가 보도록 합시다.
주 0회	→ 매우 주의가 필요합니다. 처음에는 일주일에 1~2회만이라도 아침식사를 하는 습관을 길러보도록 노력하세요.

2. 음식은 배가 부를 때까지 먹는다.

음식을 배불리 먹게 되면 결국 열량을 과다섭취하게 된다. 또한 배불리 먹는 것은 배가 고파서라기보다 잘못된 습관 때문이라고 할 수 있다. 뇌의 포만중추에서 배부름을 느끼는 데는 20분 정도가 걸린다고 한다. 따라서 천천히 식사하는 습관을 들이면 식사량을 줄이는데 도움이 될 것이다.

매일, 주 5~6회	→ 매우 주의가 필요합니다. 처음에는 일주일에 1~2회만이라도 아침식사를 하는 습관을 길러보도록 노력하세요.
주 3~4회, 주 1~2회	→ 조금 더 노력하세요. 식사를 천천히 하는 것은 포만감을 느껴 식사량을 줄이는 데 도움이 됩니다. 식사 시 밥은 1/3정도 줄여서 섭취하면 열량섭취를 한 끼 당 100cal 정도 줄일 수 있으며 이때는 밥의 양만 줄이는 것이 아니라 반찬의 양도 함께 줄여야 식사량을 줄일 수 있습니다.
주 0회	→ 매우 주의가 필요합니다. 처음에는 일주일에 1~2회만이라도 아침식사를 하는 습관을 길러보도록 노력하세요.

3. 안 먹다가 한꺼번에 몰아서 많이 먹는다.

식사의 섭취가 불규칙한 경우 체내에서는 일단 섭취한 열량을 소모하기보다는 먼저 저장하려고 한다. 따라서 다이어트를 시작하고자 할 때 제일 중요한 것은 규칙적인 시간에 규칙적인 양을 먹는 습관을 만드는 것이 좋다. 한 번에 많이 먹는 것 보다는 여러 번 조금씩 나눠서 먹는 것이 더 좋다.

매일, 주 5~6회	→ 매우 주의가 필요합니다. 처음에는 일주일에 1~2회만이라도 규칙적으로 먹는 습관을 길러보도록 노력하세요.
주 3~4회, 주 1~2회	→ 조금 더 노력하세요. 식사를 규칙적으로 하는 것은 혈중 포도당 농도를 유지해 포만감을 오래 지속시켜 체중감량의 성공 요인이 될 수 있습니다.
주 0회	→ 잘하고 있습니다. 현재의 식습관을 계속 유지하세요.

4. 저녁이나 잠들기 전에 야식을 먹는다.

일반적으로 아침 식사 후에는 활동량이 많으나 저녁 식사 후에는 활동량이 적기 때문에 이때 섭취한 여분의 에너지는 소비되지 않고 지방으로 저장된다. 따라서 저녁은 가볍게 먹는 것이 좋다. 다이어트 기간에는 아침, 점심, 저녁식사의 비율이 3 : 2 : 1~1.5 로 섭취하는 것이 도움이 된다.

매일, 주 5~6회	→ 매우 주의가 필요합니다. 저녁 식사는 7시 이전에 마치는 것이 체중감량에 도움이 됩니다.
주 3~4회, 주 1~2회	→ 조금 더 노력하세요. 밤에는 활동량이 적고 인슐린 저항성이 생기므로 대부분 체내에 지방으로 저장됩니다. 특히 야식으로 먹는 식품의 대부분이 지방함량이 높은 고칼로리 식품들로 이런 식생활을 개선하면 체중감량을 성공할 수 있습니다.

| 주 0회 | → 잘하고 있습니다. 현재의 식습관을 계속 유지하세요. |

5. 군것질을 많이 한다.

대부분 군것질로 하는 과자, 빵, 초콜릿 등의 간식은 열량이 높은 것들이 많다. 과자의 종류나 식품에 따라 열량이 다르나 일반적으로 과자 한 봉지가 500~800kcal를 낸다. 밥 1공기 열량이 300kcal임을 감안하면 대단히 높은 열량이다. 따라서 체중조절 시에는 가급적 군것질을 제한하는 것이 바람직하며 공복감을 느껴 군것질을 하고자 할 때는 오이나 토마토 등 열량이 적은 식품으로 대체하는 것이 좋다.

매일, 주 5~6회	→ 매우 주의가 필요합니다. 저녁 식사는 7시 이전에 마치는 것이 체중감량에 도움이 됩니다.
주 3~4회, 주 1~2회	→ 조금 더 노력하세요. 밤에는 활동량이 적고 인슐린 저항성이 생기므로 대부분 체내에 지방으로 저장됩니다. 특히 야식으로 먹는 식품의 대부분이 지방함량이 높은 고칼로리 식품들로 이런 식생활을 개선하면 체중감량을 성공할 수 있습니다.
주 0회	→ 잘하고 있습니다. 현재의 식습관을 계속 유지하세요.

6. 채소나 나물, 과일을 자주 먹는다.

채소와 나물은 열량이 적기 때문에 다이어트 기간 중 충분히 먹어도 좋다. 뿐만 아니라 다이어트 시에는 열량섭취량 감소와 함께 식사섭취량의 감소로 인해 비타민, 무기질의 섭취가 줄어들어 빈혈 등의 영양문제를 초래하기 쉽다. 채소에는 비타민과 무기질이 많이 들어있으므로 충분히 먹어주는 것이 좋다. 또한 식이섬유소가 많아 체내에서 포만감을 주고 변비를 예방해 다이어트에 도움을 줄 수 있다.

| 매일, 주 5~6회 | → 잘하고 있습니다. 현재의 식습관을 계속 유지하세요.
| 주 3~4회, 주 1~2회 | → 조금 더 노력하세요. 채소나 나물은 열량이 적고 체중감량 시 부족하기 쉬운 비타민과 무기질의 좋은 급원이 됩니다. 뿐만 아니라 섬유소의 함량이 높아서 체중감량 시 발생하기 쉬운 변비를 예방하는 효과가 있습니다.
| 주 0회 | → 매우 주의가 필요합니다. 하루에 한번씩 의식적으로라도 채소 섭취를 증가시키기 바랍니다.

7. 고기나 기름진(튀김, 볶은 것 등) 음식을 자주 먹는다.

고기나 기름진 음식은 지방함량이 높아 열량을 많이 내므로 비만의 원인이 된다. 또한 고기나 튀김 등에는 포화지방이나 트랜스 지방이 많이 함유되어 있는데, 이들은 당뇨, 고혈압, 동맥경화 등 만성질환(생활습관병)의 발병 위험을 높일 수 있다.

| 매일, 주 5~6회 | → 매우 주의가 필요합니다. 기름진 음식의 잦은 섭취는 살을 찌게 할 뿐만 아니라 심장질환의 원인이 됩니다.
| 주 3~4회, 주 1~2회 | → 조금 더 노력하세요. 기름진 음식 대신 찌거나 구워서 기름기가 제거되거나 열량이 낮은 음식을 선택하세요.
| 주 0회 | → 잘하고 있습니다. 현재의 식습관을 계속 유지하세요.

8. 콜라, 사이다와 같은 청량음료를 자주 먹는다.

콜라나 청량음료는 높은 열량을 갖고 있으며, 당분의 함량이 많아 갈증해소에 도움이 되지 않는다. 또, 탄산음료 보다는 천연과일 주스가 좋다고 생각하거나 칼로리가 없다는 선전만 믿고 무조건 많이 마시지 않도록 한다. 콜라 100ml 의 열량은 40kcal 당분함량은 10.7g이다. 반면 오렌지주스는 45~55kcal에 12g이상의 당분이 들어있다. 게다가 과일을 주스로 먹게 되면, 씹어서 먹을 때 보다 포만감이 늦게 오기 때문에 더 많은 양을 마시게 된다. 따라서 물이나 녹차를 이용하도록 한다.

매일, 주 5~6회	→ 매우 주의가 필요합니다. 잦은 탄산음료의 섭취는 열량 섭취를 증가시키고 체중감량을 방해하는 요인이 됩니다. 하루에 한번은 물이나 녹차로 바꾸도록 합니다.
주 3~4회, 주 1~2회	→ 조금 더 노력하세요. 탄산음료의 섭취 횟수를 일주일에 한 번 씩만 줄여도 100cal 이상의 섭취에너지를 줄일 수 있습니다.
주 0회	→ 잘하고 있습니다. 현재의 식습관을 계속 유지하세요.

9. 외식이나 잔치에 가게 되면 과식을 하게 된다.

음식 자체의 맛을 즐기는 것이 필요하다. 외식이나 잔치에서 평소 즐겨 먹기 힘든 값비싼 요리가 나오면 '한 번쯤은 괜찮겠지…', '언제 다시 먹을지 모른다…'고 생각하면서 일단 많이 먹는 것은 다이어트 실패로 연결된다. 음식보다는 그날의 분위기에 의미를 부여하고, 음식을 덜 먹더라도 친구들과 함께하는 식사 시간이나 분위기를 즐기도록 한다.

매일, 주 5~6회	→ 매우 주의가 필요합니다. 잦은 고열양의 식사를 반복하는 것은 살이 찌는 지름길입니다. 맛을 제대로 느끼지 못한 채 그릇에 많은 양을 담아 한꺼번에 먹기보다는 분위기를 즐기면서 소량만 덜어서 먹도록 합니다.
주 3~4회, 주 1~2회	→ 조금 더 노력하세요. 허겁지겁 배를 채우기보다는 진짜로 원하는 음식만을 골라서 천천히 먹으면 체중감량에 성공할 수 있습니다.
주 0회	→ 잘하고 있습니다. 현재의 식습관을 계속 유지하세요.

10. 패스트푸드(피자, 햄버거 등)를 자주 먹는다.

패스트푸드는 대부분 고지방, 고열량 음식으로 자주 섭취하게 되면 열량 섭취가 필요량이나 목표량보다 증가하게 되어 체중관리에 도움이 되지 않고 오히려 비만을 초래하게 된다. 뿐만 아니라 포화지방의 함량이 높아 고혈압, 동맥경화 등의 심장 순환계 질환을 초래하게 된다. 그러므로 피자, 햄버거, 닭튀김 등의 패스트푸드의 섭취량을 줄여야 한다.

매일, 주 5~6회	→ 매우 주의가 필요합니다. 대부분의 기름의 함량이 높고 패스트푸드는 열량이 높아 체중 감량의 적입니다.
주 3~4회, 주 1~2회	→ 조금 더 노력하세요. 패스트푸드 대신 열량이 낮은 한식이나 일식 등을 선택하는 것이 좋습니다.
주 0회	→ 잘하고 있습니다. 현재의 식습관을 계속 유지하세요.

내가 먹는 음식은 몇 칼로리?

먹는 즐거움은 우리가 누릴 수 있는 가장 멋진 즐거움 중 하나이다. 젊을수록 쓰는 에너지도 많이 필요하고, 그래서 많이 먹어야 한다. 만약 젊은 사람이 먹는 즐거움을 모른다면? 심각한 병이 숨어 있을 가능성이 높다. 우울증이나 암, 결핵 등 심각한 병이 있으면 먹는 즐거움이 없어진다. 노인이 되어도 마찬가지이다. 왜 노인들이 치과에서 수백만 원, 수천만 원을 들여 틀니를 하고 임플란트를 하는가? 잘 먹지 못하고서는 삶의 즐거움도 건강도 없기 때문이다.

하지만 먹는 즐거움만 추구하다보면 편식하기 쉽고 비만을 불러올 수 있다. 아니, 비만까지는 아니지만 소위 S라인 몸매와는 거리가 멀어지게 된다. 먹는 즐거움을 누리면서 표준체중을 유지하고 멋진 몸매를 가질 수 있는 방법이 있을까? 당연히 있다. 이를 알려면 다음 순서에 따라 자신을 평가해보아야 한다.

첫째, 자신의 표준체중을 알아야 한다.
둘째, 표준체중과 평소 신체활동에 따라 자기에게 하루 필요한 칼로리는 얼마가 적당한지 알아야 한다.
셋째, 현재 자신이 먹는 식사의 칼로리를 계산한다.

이렇게 되면 현재 나에게 꼭 필요한 칼로리와 실제 먹는 칼로리 사이의 균형이 어떤지 알 수 있게 된다. 현재 필요한 에너지보다 많이 섭취하면 먹는 식사의 칼로리를 줄여야하고, 그 반대로 먹는 칼로리가 부족하다면 그만큼 늘리면 된다.

실제 자신이 섭취한 음식의 양과 칼로리를 확인하는 것은 쉽지 않다. 이럴 때 영양사의 도움을 받는 것이 가장 좋지만 그런 기회를 갖기 어렵다면 다음에 안내에 따라서 계산해보라. 그리 어렵지 않게 대략 자신에게 필요한 에너지와 공급되는 에너지의 균형을 파악할 수 있을 것이다.

자, 연필을 들고(계산기가 있다면 더 좋겠다) 다음 순서에 따라 계산해보자.

✓ 내 표준체중 알기

우선 나에게 필요한 에너지가 어느 정도인지 알아야 한다. 만약 내가 필요한 에너지보다 많이 먹으면 살이 찌고, 적게 먹으면 체중은 준다. 나에게 필요한 에너지는 표준체중에 가까이 갈 수 있는 정도의 에너지이다. 표준체중을 측정하는 방법이 여러 가지지만 다음 방법이 비교적 정확하다.

> 표준체중 : 남자 표준체중(kg) = 키(m)×키(m)×22
> 여자 표준체중(kg) = 키(m)×키(m)×21

만약 남성의 키가 170cm라면 표준체중은 1.7×1.7×22. 약 64kg이다.
만약 여성의 키가 165cm라면 표준체중은 1.65×1.65×21. 약 57kg이다.

아울러 참고로 체중으로 정상과 비만을 구분한다면 다음과 같다. 체중으로만 정상과 체중과다, 비만을 구분하는 것을 많이 이용하지만, 체지방 측정기로 몸 안의 지방량을 측정하면 체지방 과다나 비만을 더 정확하게 판정할 수 있다.

> 표준체중의 ± 10% : 정상
> 10~20% 초과 : 체중과다, 비만 경향
> 20% 이상 초과 : 비만
> 10% 미만 : 체중미달

☑ 내게 필요한 에너지(칼로리) 알기

내게 필요한 에너지는 신체활동에 따라 달라진다. 다음과 같이 계산한다.

신체활동이 없거나 약한 사람(운동 안 하는 학생이나 사무직 근로자, 집안 일 적은 주부)에게 필요한 하루 에너지는?	표준체중×25kcal
신체활동이 중등도인 사람(집안 일이 많은 주부)	표준체중×30kcal
신체활동이 많은 사람(주 5회 이상 규칙적으로 30분~1시간 운동하는 사람)	표준체중×35kcal
신체활동이 극로로 많은 사람(육체노동자, 주 5회 이상 1시간 이상 운동하는 사람)	표준체중×40kcal

주의할 점은 현재 체중에 필요한 칼로리를 곱하는 것이 아니고 표준체중에 곱하는 것이다. 즉, 회사원으로 주로 앉아서 일하고 운동량도 적은 사람이 키가 170cm이고 체중이 80kg이라면 이 사람의 표준체중은 64kg로 하루에 필요한 에너지는 64×25kcal=1,600kcal이다. 이 말은 이 정도의 칼로리를 꾸준히 먹으면 체중은 점점 줄어서 표준체중에 이르게 된다는 뜻이다. 표준체중의 10%까지는 정상으로 볼 수 있으므로 (64+64×10/100=)70kg를 목표로 잡는 것이 더 현실적일 것이다. 그렇다면 현재 체중 80kg에서 향후 약 10kg의 체중을 줄여야 하므로 빼야할 지방으로 대표되는 체중은 10×1000×9=90,000kcal[*]이므로

---
[*]10kg×1000g×9kcal=90,000kcal
탄수화물 1g은 약 4kcal, 지방 1g은 약 9kcal, 단백질 1g은 약 4kcal의 열량을 낸다.

하루 200kcal만 줄인다면 1년이 더 걸린다. 하지만 만약 먹는 것만 줄이지 않고 신체활동량을 늘려서 에너지 소비량을 늘린다면 더 빨리 목표 체중에 도달할 수 있다. 예를 들어 하루 빠르게 걷는 기회를 매일 30분만 늘린다면 약 150kcal를 추가로 소비하는 것이므로 일주일이면 체중으로는 150g 정도를 줄일 수 있다. 이런 식으로 식사조절과 함께 자신에게 맞는 운동을 꾸준히 한다면 표준체중에 도달하는 기간을 훨씬 단축할 수 있다.

☑ 내가 먹는 식사의 칼로리 계산하기

자신이 먹는 식사를 일기처럼 정리한 식사일기를 쓴 후 각각의 칼로리를 계산하는 것이 가장 정확한 방법이다. 이를 위해서는 영양사의 도움으로 먹는 식사를 모두 기록하고 이를 영양사가 일일이 계산하거나 캔프로와 같은 영양계산 컴퓨터 프로그램에 넣어 계산하게 된다.

이 책에서는 스스로 비교적 간편하게 계산하는 법을 제시한다. 먼저 내가 어제 하루 동안 먹은 모든 식품을 열거한다. 그리고 아래 식품 칼로리별 분류를 보고 그 식품의 칼로리를 모두 합하면 된다. 매일 먹는 식사량이 달라지므로 여러 번 반복하다보면 자신의 보통 하루 식사 칼로리를 알게 된다. 혹시 다음 표에 나온 음식이 아니라면 인터넷 검색을 이용하면 쉽게 보완할 수 있을 것이다. 자, 연필을 들고 계산해보자.

표 1-1 식품의 칼로리별 분류

	음식명	단위	Kcal
밥	쌀밥	1공기	300
	현미밥	1공기	246
	보리밥	1공기(200g)	300
	콩밥	1공기	254
	팥밥	1공기(90g)	310
	불고기덮밥	1인분	374
	제육덮밥	1인분	300
	오징어덮밥	1인분(420g)	430
	김치볶음밥	1인분(200g)	495
	잡채밥	1인분	480
	비빔밥	1인분	430
	잡탕밥	1인분	547
	짜장밥	1인분	1,010
	회덮밥	1인분(264g)	489
	카레라이스	1인분	402
	볶음밥	1인분	617
	오므라이스	1인분	662
	김초밥	1인분(10개)	500
	초밥	1개	33
	주먹밥	2개	320
	생선초밥	1인분(9개)	732
	유부초밥	1인분(10개)	800
죽	잣죽	1그릇	340
	팥죽	1그릇(150g)	156
국	동태국	1그릇(123g)	71
	콩나물국	1인분	60
	감자국	1인분(88g)	66

	음식명	단위	Kcal
국	미역국	1인분(50g)	110
	북어국	1인분(56g)	149
	오징어국	1인분(50g)	82
	미역오이냉국	1그릇	11
탕	감자탕	1인분	455
	해물탕	1인분	330
	알탕	1인분	140
	갈비탕	1인분	330
	삼계탕	1인분	633
	추어탕	1인분	200
찌개	김치찌개	1인분	204
	두부된장찌개	1인분	130
	부대찌개	1인분	343
	순두부찌개	1인분	110
	콩비지찌개	1인분	204
	동태찌개	1인분(175g)	145
	참치찌개	1인분	210
	청국장	1인분	200
전골	곱창전골	1인분	550
	쇠고기전골	1인분	148
	낙지전골	1인분	185
찜	계란찜	1인분	80
	닭찜	100g	290
	돼지갈비찜	100g	260
	북어찜	1/4마리	170
김치	깍두기	80g	25
	배추김치	100g(1컵)	30
	무생채	1인분	230
	오이김치	1그릇	47

	음식명	단위	Kcal
김치	열무김치	80g	17
반찬	미역줄기볶음	96g	69
	멸치볶음	3g	10
	호박볶음	100g	48
	두부부침	85g	94
	버섯볶음	128g	98
	달걀말이	78g(1인분)	140
	김구이	1장	11
	더덕구이	30g	45
	어묵조림	1그릇	114
	빈대떡	1인분	320
	호박전	1/4개	195
	파전	1인분	374
	새우튀김	1인분	260
	야채튀김	2개	261
	미나리나물	1그릇	40
	무나물	1인분	30
	해파리냉채	1그릇	189
	콩자반	1그릇	28
	게장	1인분	40
	명란젓	20g	20

　이렇게 계산한 칼로리(식사의 칼로리)가 나의 표준체중과 활동량으로 계산한 하루 필요한 칼로리와 비슷하다면 칼로리 측면에서는 현재 식사법을 그대로 유지해도 좋다. 만약 섭취하는 칼로리가 많다면 줄여야 하고 적다면 늘려도 된다.

음식을 먹는 이유는 단지 칼로리 때문만은 아니다. 무엇보다도 균형 잡힌 영양가 있는 식사를 해야 한다. 다음의 식사 원칙을 지킨다면 전문적인 영양사의 도움 없이도 어느 정도 원칙에 맞는 식사를 할 수 있고 이상 체중을 갖는 데도 도움이 될 것이다.

- 항상 일정한 시간에 일정한 양의 음식을 섭취하는 습관을 갖는다. 즉, 음식의 종류는 다양하게 변화를 시키되 하루 세 번, 일정한 양만큼의 음식을 먹는 것이 중요하다.
- 동물성 지방, 소금의 섭취는 최소한으로 줄인다.
- 곡류, 어육군류, 채소류, 지방, 우유, 과일 등 6가지 종류의 식품군에서 골고루 식품을 골라 매 끼니 먹어야 한다.
- 6가지 식품군을 잘 따져서 음식을 준비할 수 없는 경우에는 다음과 같은 식사법을 기억하면 좋다. 보통 한국인이 먹는 식사에서 밥을 세 숟갈 덜고 먹고, 단백질 섭취는 약간 늘리고, 야채는 많이 먹되 과일은 디저트 정도만 먹고, 간식은 절대 하지 않는 것이 좋은 식사법이다.
- 다음의 음식은 자유롭게 먹을 수 있다!
  - 홍차, 녹차, 다이어트 콜라, 설탕과 크림을 넣지 않은 커피
  - 기름기를 걷어낸 맑은 육수, 맑은 채소국, 오이, 배추, 양상추, 우무, 곤약, 한천, 김, 미역, 버섯

- 주의할 것!(전혀 먹지 말라는 뜻은 아니다. 하루 한 번 이하로 조금 먹으면 좋다)
  - 단순당이 많이 함유된 식품 : 사탕, 꿀, 잼, 케이크, 껌, 젤리, 단 쿠키, 초콜릿, 엿, 시럽, 양갱, 약과, 과당요구르트, 과일 통조림
  - 포화 지방이 많아 동맥경화증을 일으키는 해로운 식품 : 갈비, 삼겹살, 햄, 생선 통조림, 유부 등
  - 콜레스테롤이 너무 많이 함유된 식품 : 계란 노른자, 오징어, 굴, 새우, 생선 알(이런 음식은 콜레스테롤이 높은 사람만 주의하면 된다)

체중을 줄일 필요가 있는 사람에게 강조하고 싶은 말이 있다. "아니 땐 굴뚝에 연기가 날 수 없다!" 먹지 않았는데 살이 빠지지 않는다는 말은 성립하지 않는다. 나는 체중 조절이 필요한 사람들에게 이렇게 말한다.

안 먹고 빼려고 하지 말고 오히려 먹을 것을 먹으면서 빼라! 그래야 건강도 상하지 않고, 요요현상도 없고, 지속 가능한 체중조절이 된다.

다이어트 콜라, 오이, 홍당무, 토마토 등은 칼로리가 없다. 뻥튀기나 설탕, 버터는 조금 넣고 많이 부풀린 빵, 현미밥, 그리고 야채 반찬은 저칼로리 음식이다. 체중 조절을 할 때 칼로리가 높은 음식은 적게 먹

고 칼로리가 적은 음식으로 배가 부르게 해야 한다. 라면, 자장면, 자장밥, 볶음밥, 오므라이스, 곱창전골 등의 고칼로리 음식을 좋아하고 자주 먹는 사람이 체중 조절을 하는 것은 거의 불가능에 가깝다. 더구나 커피도 설탕과 크림을 넣고 여러 시럽까지 넣은 커피전문점의 커피를 좋아하면 대책이 없다. 설탕, 크림 안 넣은 커피나 녹차를 마시는 것만으로도 두 달이면 1kg의 지방이 줄어든다.

　건강한 식사습관은 건강의 기초이다. 즐겁게 먹으면서도 건강과 체중 조절에 도움이 되는 식사습관은 위에서 설명한 것처럼 자신에게 필요한 칼로리를 알고, 현재 먹고 있는 것의 칼로리를 계산해서 맞추어가는 연습으로 이루질 수 있다. 요리가 단지 경험만이 아닌 과학인 것처럼 먹는 것도 대충 먹고 싶은 대로 먹는 것이 아니라 구체적인 데이터로 따져서 먹어야 건강하다.

나의 신체활동은 충분한가

　우리 몸은 움직이지 않으면 병이 난다. 몸을 움직이는 방법 중 가장 즐겁고 효과적인 방법은 운동이다. 특히 청소년은 운동으로 몸을 튼튼히 하고, 학습으로 지적 능력을 키우고, 많은 경험을 하고 사랑을 받으면서 정서적으로, 사회적으로 풍부하게 자라야 한다. 그리고 이런 여러 가지 영역의 경험은 서로 영향을 주고받으면서 건강하고 잘 성숙된 인격체로 자라게 한다. 청소년도 성인과 마찬가지로 적어도 한 가지 운동을 주 2~5회 즐길 수 있어야 한다. 그래야 뼈와 근육이 튼튼해질 뿐만 아니라 깊은 수면을 유도해서 성장 호르몬이 충분히 분비된다. 청소년 시절 마지막 성장이 충분히 일어나도록 하려면 잠을 잘 자야 한다. 노인도 운동을 해야 성인병이 예방되고 잠도 4단계, 5단계의 깊은 잠을 잘 수 있다.

　어떤 운동이라도 좋다. 사람들과 어울릴 수 있는 운동(축구, 농구, 배드민턴 등), 혹은 혼자서 언제든지 할 수 있는 운동(줄넘기, 달리기, 헬스클럽에서 운동하기, 훌라후프, 춤추기, 수영, 자전거 등)을 해야 한다. 운동의 습관을 갖는 것은 평생 건강의 기초를 다지는 일이다. 따로 운동할 수 없다면 출퇴근 시간을 이용해서, 점심 시간을 이용해서, 틈나는 대로 걸어야 한다. 엘리베이터는 내려갈 때만 타고 모든 계단을 걷는 원칙도 권할만한 신체활동이다. 산에 오르거나 공원에서 뛰거나 헬스클럽에 가는 것만 운동이 아니고 몸을 움직이는 모든 신체활동이 운동이다.

다음에 설명하는 '신체활동측정 설문지(IPAQ)'는 자신의 신체활동 수준을 알 수 있도록 개발된 방법이다. 이 방법은 국제적으로 공인된 방법이며 우리나라에서도 오지연, 양윤준 등이 번역해 그 신뢰도와 타당도가 검증된 설문지이다. IPAQ로 신체활동을 측정해 60세가 되기 전에는 격렬한 수준 혹은 중등도 수준 정도의 신체활동을 하는 것이 좋다. 이 후에는 중등도 이하로 줄여도 좋다.

신체활동량은 그 사람의 직업과 관련된 활동량과 운동량, 그리고 취미활동을 모두 합한 것이다. 즉, 어떤 이유이건 몸을 쓰는 모든 활동의 총합을 의미한다. 최근 이런 신체활동량을 측정하는 장치가 개발되어 몸에 간단하게 부착하면 쉽게 객관적으로 신체활동량을 측정할 수 있다. 이런 측정법이 현재 연구에 쓰이고 있지만 앞으로 값이 싸지면 더 많이 활용될 것이다. 일상에서 신체활동을 측정하는 방법으로 만보기를 추천한다. 정확하지는 않지만 비교적 좋은 측정방법으로 활용할 수 있다. 하루 만보를 걸으면 좋고 최소한 6,000보는 넘는 것이 좋다.

다음 신체활동량 측정 설문지(IPAQ)는 계산이 조금 복잡하지만 정확하게 신체활동량을 측정할 수 있는 대안이다. 자, 바로 계산기를 들고 종이에 쓰면서 자신의 신체 활동량을 측정해 보자.

이 설문은 지난 7일 동안 당신이 신체활동에 소모한 시간에 대해 묻는 것이다. 학교나 직장, 집에서 하는 활동, 교통수단을 이용할 때 하는 활동, 여가 시간에 시행하는 활동, 운동 또는 스포츠 모두를 포함해 생각하고 답하길 바란다.

✓ 신체활동량 측정 설문

1. 격렬한 신체활동(A) 평가

귀하가 지난 7일 동안 하신 모든 격렬한 활동을 생각해 보십시오. 격렬한 신체활동이란 힘들게 움직이는 활동으로서 평소보다 숨이 훨씬 더 차게 만드는 활동입니다. 한 번에 적어도 10분 이상 지속한 활동만을 생각해 응답해주시기 바랍니다.

1) 지난 7일 동안 무거운 물건 나르기, 달리기, 에어로빅, 빠른 속도로 자전거 타기 등과 같은 격렬한 신체 활동을 며칠 동안 했습니까?

   일주일에 _____ 일
   ☐ 격렬한 신체활동 없었음 ☞ 3번으로 가세요.

2) 그런 날 중 하루에 격렬한 신체활동을 하면서 보낸 시간이 보통 얼마나 됩니까?

   하루에 _____ 시간 _____ 분
   ☐ 모르겠다/확실하지 않다

2. 중간 정도의 신체활동(B) 평가

귀하가 지난 7일 동안 하신 모든 중간정도 신체활동을 생각해 보십시오. 중간정도 신체활동이란 중간정도 힘들게 움직이는 활동으로 평소보다 숨이 조금 더 차게 만드는 활동입니다. 한 번에 적어도 10분 이상 지속한 활동만을 생각해 응답해주시기 바랍니다.

3) 지난 7일 동안 가벼운 물건 나르기, 보통 속도로 자전거 타기, 테니스 등과 같은 중간정도 신체 활동을 며칠간 했습니까? 걷기는 포함시키지 마십시오.

　　일주일에 _____ 일
　　☐ 중간정도 신체활동 없었음 ☞ 5번으로 가세요.

4) 그런 날 중 하루에 중간정도의 신체활동을 하며 보낸 시간이 보통 얼마나 됩니까?

　　하루에 _____ 시간 _____ 분
　　☐ 모르겠다/확실하지 않다

3. 가벼운 신체활동(C) 평가

지난 7일 동안 걸은 시간을 생각해 보십시오. 직장이나 집에서, 교통수단을 이용할 때 걸은 것뿐만 아니라 오락 활동, 스포츠, 운동, 여가 시간에 걸은 것도 포함됩니다.

5) 지난 7일 동안, 한 번에 적어도 10분 이상 걸은 날이 며칠입니까?

　　일주일에 _____ 일
　　☐ 걷지 않았음 ☞ 7번으로 가세요.

6) 그런 날 중 하루에 걸으면서 보낸 시간이 보통 얼마나 됩니까?

　　하루에 _____ 시간 _____ 분
　　☐ 모르겠다/확실하지 않다

다음 질문은 지난 7일 동안 주중에 앉아서 보낸 시간에 관한 것입니다. 여기에는 직장과 집에서 학업이나 여가시간에 앉아서 보낸 시간이 포함됩니다. 또한 책상에 앉아 있거나, 친구를 만나거나, 독서할 때 앉거나, 텔레비전을 앉아서 또는 누워서 시청한 시간이 포함됩니다.

7) 지난 7일 동안, 주중에 앉아서 보낸 시간이 보통 얼마나 됩니까?

하루에 _____ 시간 _____ 분
☐ 모르겠다/확실하지 않다

운동량(METs)에 대한 이해

METs(Metabolic eguibalents, 우리말로 '메츠'라고 읽는다)는 운동량을 측정하는 기본 단위이다. 1METs는 체중 1kg당 1분에 3.5ml의 산소를 소비하는 수준의 활동 또는 운동을 뜻한다.

> 걷는 것으로 대표되는 가벼운 신체활동(C)은 분당 3.3METs,
> 중등도의 신체활동(B)은 분당 4.0METs,
> 격렬한 활동(A)은 분당 8.0METs

앞에서 조사한 활동 시간에 각각 체중과 이 수치를 곱한 후 합하면 일주일 동안 소비한 총 METs가 계산된다.

예를 들어 어떤 사람이 일주에 두 번은 30분씩 뛰고, 한 번은 60분 산책을 한다면,

이 사람이 소비하는 에너지는,

> 30분×2회×8.0(=480METs)
> +60분×1회×3.3(=198METs)
> =678METs

이 사람의 1주일 신체활동량의 총합은 678METs로 아래 판정을 보면 중간 수준의 신체 활동을 한다고 판단할 수 있다.

1) 높은 수준의 신체 활동

: 다음 둘 중의 하나에 해당될 때
- 격렬한 신체활동(A)을 최소한 일주일에 3일 이상 1,500METs를 하거나 혹은
- 어떤 수준의 운동의 조합이건 7일 이상 주 3,000METs 이상 한 경우

2) 중간 수준의 신체 활동

: 다음 셋 중 하나에 해당될 때
- 격렬한 신체활동(A)을 최소한 일주일에 3일 이상 하루에 20분 이상 할 때
- 중간 정도의 신체활동(B)을 최소한 일주일에 5일 이상 하루에 30분

이상 할 때
　　• 어떤 수준의 운동의 조합이건 5일 이상 주 600METs 이상 한 경우
3) 낮은 수준의 신체 활동
　　: 위의 높은 수준이나 중간 수준에 해당되지 않는 신체 활동임

어떤 신체활동을 얼마나 해야 하는가?

　조선 말기 외국의 선교사들이 운동하는 것을 본 왕족과 양반들은 "왜 저렇게 힘들게 뛰어다니나? 종들 시키면 될 것을!"이라고 혀를 끌끌 찼다고 한다. 불행히도 우리나라 역대 임금 중 오래 산 경우가 많지 않은데 그 이유는 매일 산해진미로 식사량은 많은데 움직이는데 자기 힘을 쓰지 않아 당뇨병이 잘 생겼기 때문으로 추정하고 있다. 그리고 그 합병증인 감염, 심장병, 그리고 뇌중풍으로 세상을 떠났다. 세월은 달라졌지만 식사와 행동양식은 옛날 임금과 다르지 않은 현대인들이 많아졌다. 먹을 것은 넘쳐나는데 몸은 덜 쓰고 따로 운동도 안 하는 현대인에게도 가장 문제가 되는 것이 당뇨병이다. 스포츠 경기를 관람하는 것은 좋아하면서 막상 자신은 운동을 하지 않는다. 언제까지 남이 하는 운동 경기만 관전할 것인가?
　꼭 신체활동을 늘려야 하는 이유는 여러 가지이지만 가장 중요한 이유는 신체활동이 충분해야 건강하기 때문이다. 지금까지의 각종 연구 결과를 종합해 보면 신체활동이 늘어나면 심폐기능이 향상되고, 뇌경

색, 심장병의 주범인 동맥경화 덜 걸리며, 삶의 질이 높을 뿐만 아니라 수명도 연장된다. 또한 고혈압도 덜 생기게 되는데 고혈압 환자라도 규칙적인 운동을 하면 평균 혈압이 10mmHg 정도 감소한다. 신체활동이 특히 도움 되는 질병은 관상동맥질환, 고혈압, 당뇨병, 골다공증, 비만, 우울증 등의 심리적 질환이다. 이 외에도 신체활동이 늘면 골격근이 강화되고 지방의 분해가 증가되어 성인병을 예방할 뿐만 아니라 좋은 몸매도 유지할 수 있다. 또 뼈에 칼슘 침착이 늘어나 골다공증도 예방되고 자신감과 자긍심이 높아지며 성적 욕구도 증가된다. 이런 운동을 포함한 신체활동의 효과는 대단위 연구를 통해서 입증되었다.

그렇다면 어떻게 신체활동을 늘릴까?

신체활동은 운동과 직업과 관련한 몸의 움직임, 그리고 취미생활에서 몸을 쓰는 것 세 가지를 합친 개념이다. 따라서 직업으로 육체노동을 택하지 않는다면 따로 운동을 하던지 취미생활이 몸을 많이 써야하는 것이어야 한다.

운동도 습관이다. 자주 운동을 하다보면 운동이 주는 재미에 푹 빠지게 된다. 운동 시간은 운동의 종류에 따라 다르지만 보통 한번에 30~60분 정도, 일주일에 3~5회 하는 것을 목표로 한다. 만약 이렇게 운동을 할 수 없는 경우라면 차선책으로 주말마다 한 번에 몰아서 운동을 해도 되지만 무리하지 않도록 주의해야 한다. 운동의 종류는 개인마다 지속적으로 할 수 있는 것으로 잡는 것이 좋다. 각 개인마다 지속적으로 운동할 수 있는 것이라면 어떤 것이든 좋다. 예를 들어 수영장이나 에어로빅 학원을 다니는 것, 주말마다 등산하는 것, 집에다가 실내

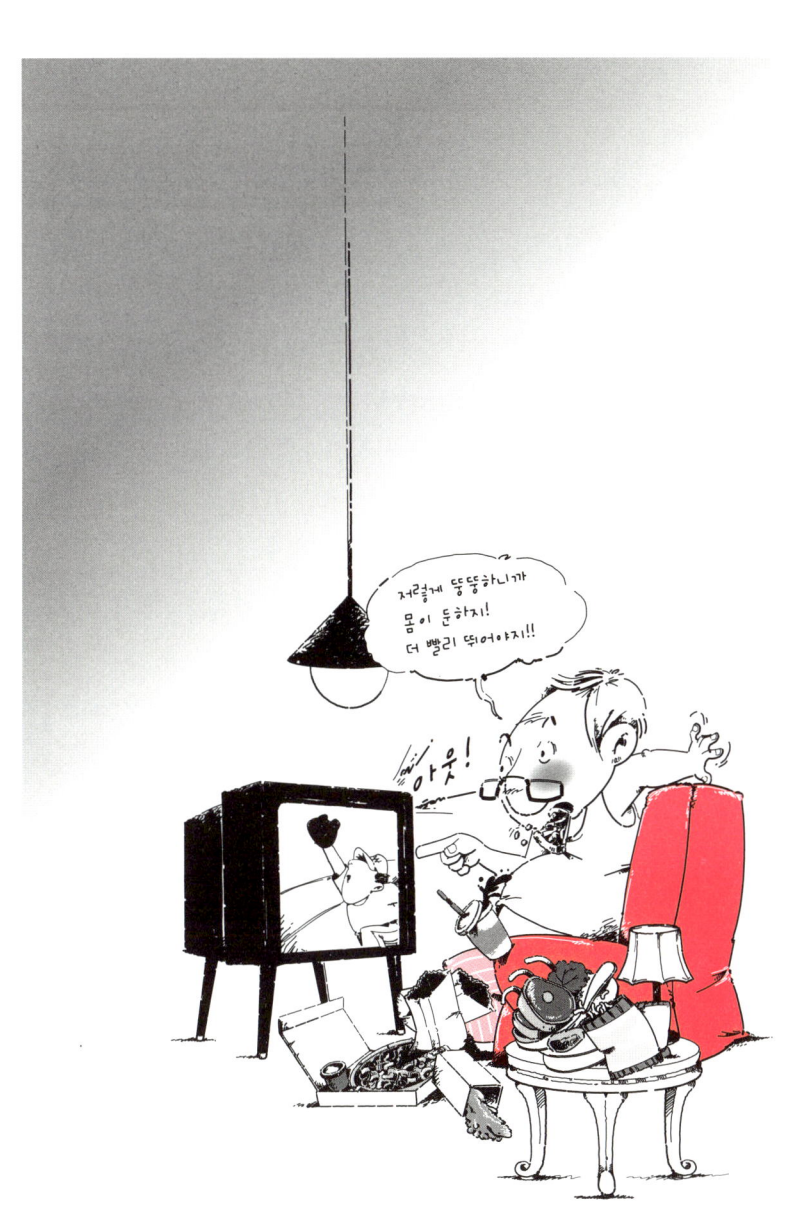

자전거 기구나 운동 기구를 놓고 수시로 하는 것 등 어떤 것이라도 스스로 재미를 붙여서 지속적으로 할 수 있는 것이라면 좋다.

걷기, 뛰기, 축구, 농구, 수영, 등산과 같은 유산소 운동과 헬스클럽에서 쓰는 기구 운동, 아령, 윗몸 일으키기, 팔굽혀펴기와 같은 무산소 운동을 적당히 섞어서 하는 것도 중요하다. 테니스, 스쿼시, 체조 등은 이 두 가지 요소가 다 섞여 있는 좋은 운동이다.

신체활동을 늘리는 것은 어릴 때부터 시작하는 것이 좋다. 하지만 50세부터 아니 노인이 되어서 뒤늦게 시작한다고 하더라도 나쁠 것이 없다. 다만 늦게 시작할수록 손상을 받을 가능성이 높으니 준비 운동을 철저히 하고 천천히 운동량을 늘려나가야 한다. 운동이 늦은 때는 없다. 늦었다고 생각할 때가 가장 빠른 때이다. 이제부터 운동으로 대표되는 신체활동이 주는 엄청난 효과를 누리기를 바란다.

평생 건강의 기초를 다진다
10대 건강

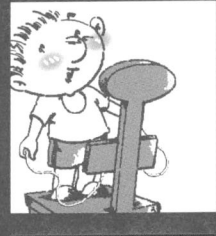

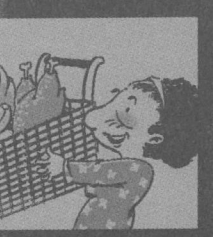

치명적인
유혹, 중독

건강한 성격
형성하기

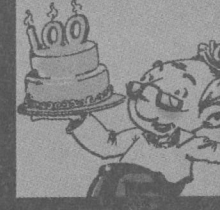

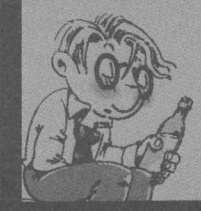

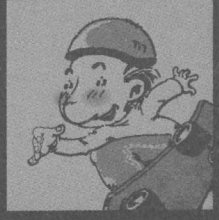

놓치지 말자!
꼭 알아야 할
건강 상식

잠깐!
잘못 알고 있는
건강 상식

10대 건강진단
체크 항목

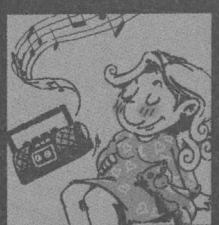

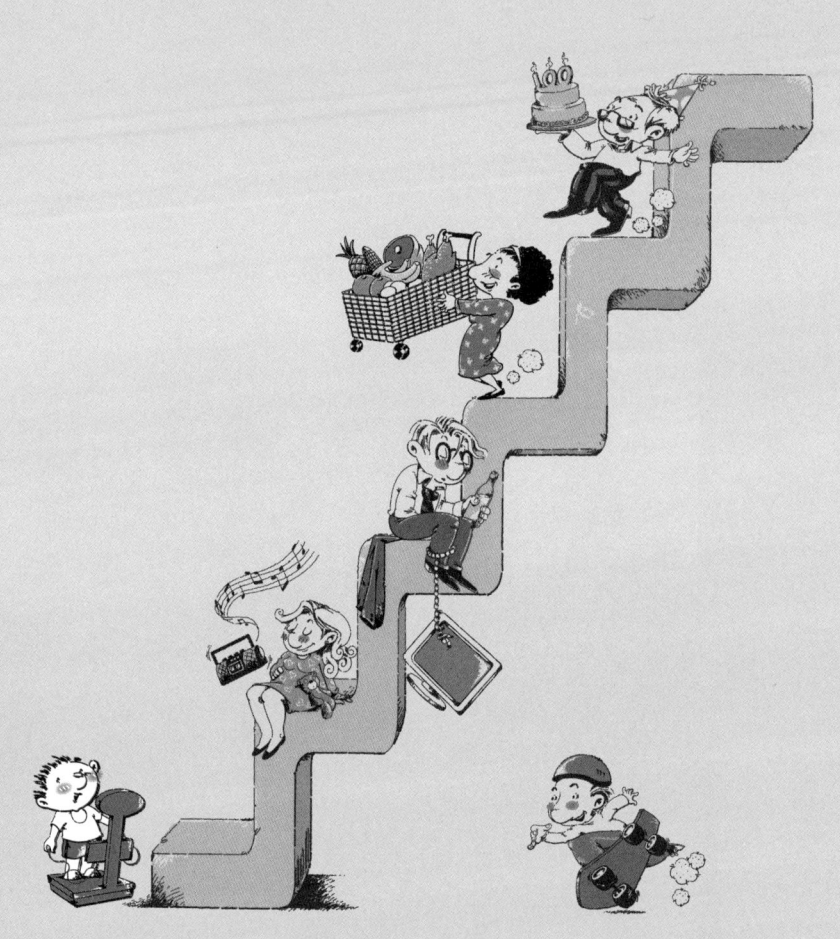

건강한 성격 형성하기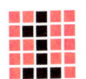

나의 성격은 건강한가?

여러분은 자신을 얼마나 알고 있는가? 성격, 장점과 단점, 건강 상태, 실력 등 자신을 아는 것은 평생 행복과 성공의 출발이다. 왜냐하면 자기를 모르고서는 자기 계발과 자기 발전이 있을 수 없고, 다른 사람을 알 수도 없기 때문이다. 얼마나 많은 사람들이 자신의 내면을 직시하지 못하고 방황하는가? 얼마나 많은 사람들이 바로 옆에 있는 가족이나 친구, 동료를 이해하지 못해 불화를 겪는가?

사람을 이해하는 데 가장 기본적인 것은 성격이다. 성격 하나로 그 사람의 모든 것을 판단할 수는 없지만 성격이 인간 형성의 기본을 차지하는 것은 분명하다. 성격이 바로 그 사람을 결정하는 특성이기 때문이다. 성격은 각 개인의 독특한 사고와 행동, 감정과 반응 양식을 결정하는 정신생리적 체계이다. 성격은 몸과 마음에 영향을 끼치고 성격으로 인해 문제가 생기기도 하고 해결되기도 하며, 성격으로 인해 건강과 행복이 찾아오기도 하고 자기 파괴적인 삶으로 가기도 한다.

성격은 평생 거의 변하지 않는 것이 특징이다. 그 사람만의 독특한 특징은 나이가 들어도, 교육을 받아도, 종교를 바꾸어도 변하지 않는다. 성격의 종류도 다양해서 어떤 유형으로 한정 짓기가 쉽지 않지만 크게 보면 몇 가지 유형으로 분류할 수 있다. 그렇게 분류해서 각 개인마다의 특성을 파악하고 자신의 스타일을 이해하는 노력이 필요하다. 아울러 매일 부딪히는 가족과 친구의 성격을 파악하고 잘 대처한다면 일상에서 생기는 많은 문제를 예방할 수 있다.

그렇다면 좋은 성격, 바람직한 성격이 있을까?

어떤 성격이 반드시 좋다고 할 수 없지만 '건강한 성격'과 '건강하지 못한 성격'은 있을 수 있다. '건강한 성격'은 어떤 것일까?

'건강한 성격'을 가진 사람은 밝고 긍정적이며 안정적이고 성숙하다. 또한 자신의 능력을 잘 발휘하며 자아실현을 위해 노력해 이를 이루는 사람이다. 이들은 독특한 개성이 있으면서도 남과 잘 어울리고 더불어 살 줄 알며 현실을 이해하고 적응해나가는 사람이다. 한마디로 독특한 개성을 가졌으면서도 원만하고 성숙한 사람을 말한다. 이런 사람을 만나면 편안해지고, 얘기할수록, 만나면 만날수록 흥미가 생기고 인생에 도움이 되는 사람이라는 것을 느낀다. 건강한 성격을 가진 사람은 자신의 특성을 감추려고 하지 않고 잘 드러내면서도 다른 사람의 장점을 높이 사고 잘 감동하고 그 감동을 잘 표현한다. 남의 요구를 잘 들어주지만 부당한 요구에 휘둘리지 않고, 자신의 요구를 적절하게 드러내어 남의 도움을 받기도 한다.

반대로 '건강하지 못한 성격'은 그 성격 때문에 자신이 괴롭거나 혹은 자신은 괴로워하지 않으면서 남을 괴롭게 하는 사람이다. 위에서 설명한 건강한 성격과는 반대되는 성격이며 정도가 심해지면 인격의 문제까지 발전한다. 정신의학에서는 이를 '인격장애' 라는 정신심리적인 질환의 하나로 취급한다. 이런 인격 장애 수준까지 이른 성격 이상은 치료가 어렵고 그 자신도 살아가면서 평생 여러 어려움에 봉착하게 된다. 인격장애는 전체 인구의 10% 내외가 갖고 있는 것으로 보고될 만큼 드문 병은 아니다. 이렇게 흔하다보니 언제든지 어디서든지 인격장애를 가진 사람과 만나게 된다. 인격장애를 가진 사람이 처음부터 문제를 드러내지 않기 때문에 처음에는 인식하기 어렵다. 인격장애에 대한 지식이 없는 사람은 이런 사람을 독특한 성격으로 이해하기도 한다. 실제로 교재를 짧게 하거나 결혼 전 선을 볼 때 이런 사람이 매력 있다고 느껴서 결혼에 이르기도 한다. 심지어 오래 사귄 후에도, 혹은 결혼한 다음에도 이를 알아차리지 못하는 경우도 있다. 많은 어려움을 당하거나 파탄에 이른 후에야 알아차리는 경우도 흔하다.

보통 사람들은 이들의 인격을 바꾸거나 교화할 수 없다. 따라서 섣불리 이들을 바꾸려고 하지 말고 최소한의 공적인 관계 이상으로 발전하지 않는 것이 바람직하다. 가족 중에 이런 사람이 있다면 그 사람이 가진 건강 문제를 이유로 정신과 의사를 만나서 상담할 수 있는 기회를 갖는다면 도움을 받을 수 있다.

혹시 가족이나 친구나 직장 동료 중에 다음과 같은 인격장애가 있는지 살펴보자.

☑ 인격장애는 크게 A, B, C 형 3가지로 분류한다

A형 인격장애는 괴상하고 왜곡된 인격으로 그 대표적인 예는 편집성(paranoid) 인격장애이다. 이들은 거의 모든 사람과 사건과 사물을 의심하고 불신한다. 유머도 없고 자신의 책임도 부정하고 남에 대한 의심과 질투심, 적개심이 너무 과도하다. A형 인격장애 중 분열성(schizoid) 인격장애가 있는데 이런 성격을 가진 사람은 평생 동안 사회적인 관계를 형성하거나 공적인 일을 하지 못한다. 누구에게도 냉정하고 무관심하며 자기만의 세계에서 외롭게 살아간다.

B형 인격장애는 극적이고 감정적인 인격을 가진 사람으로 대표적인 예는 히스테리성(histerionic) 인격장애이다. 이들은 자주 상황에 맞지 않게 극적이고 자기과시적이다. 때로 흥분을 잘하며, 억지로 과장하거나 미화해서 남의 주의를 끌려는 행동을 쉽게 하고, 잘 웃고 또 잘 운다. 또 다른 예는 자아도취성(narcissistic) 인격장애인데, 자신을 있는 그대로 보고 받아들이지 못하고 과대망상과 자만심, 자기 연민이 과도한 사람이다. 모두가 자기를 알아주고 주목하고 있다고 생각하고 그래야만 한다고 생각한다. 만약 주위 사람들이 자기를 칭찬하고 주목하지 않으면 화를 내고 금방 우울해진다. 또 다른 예로 반사회성(antisocial) 인격장애가 있는데, 어릴 때부터 싸움, 무단 결석, 도둑질, 거짓말, 성적 문란 등으로 부모를 많이 괴롭힌다. 이들은 양심이 부족하고 다른 사람을 괴롭히면서도 자신은 전혀 괴로움이 없으며 때로 심각한 범죄를 저지르기도 한다. 성인이 되어서도 한 가지 일을 지속적으로 할 수 없어서 보통 사람들은 하기 힘든 이런 저런 일을 전전하거나 가족과 친척에게

반복적으로 돈을 받아내는 등의 수법으로 괴롭히기도 한다. 타인과의 관계에서 결혼 전 여성에게 처음 몇 번의 만남에서는 매력 있게 보여 결혼도 하지만 부모 역할, 남편 역할을 못하고, 가족학대, 음주운전 등 갖가지 규칙 위반으로 점철된 인생을 살아간다. 또 하나의 예로 경계성(borderline) 인격장애가 있다. 이런 사람은 그야말로 '경계성'이어서 때로는 정상적이고 때로는 이상하고, 때로는 평온하다가 갑자기 감정을 절제하지 못하고 분노를 폭발시킨다. 자기상해, 일시적 정신병, 상사와의 불화, 낭비, 정체성 상실 등을 잘 보인다.

불안하고 겁 많은 C형 인격장애의 예로 회피성(avoidant) 인격장애가 있는데 이들은 항상 불안한 듯 보인다. 열등 콤플렉스에 빠져있어서 어디든 나서지를 못하고 자기 주장을 펴지 못한다. 회피성 인격장애를 가진 사람은 의존형(dependent) 인격장애를 동시에 갖고 있는 경우도 많은데 모든 결정을 다른 사람, 즉 부모나 배우자에게 의존하며 스스로 어떤 판단도 잘 내리지 못한다. 편집 충동성(obsessive compulsive) 인격장애도 있는데 이들은 어떤 일에 집중하면 완벽을 추구하고 조금이라도 변동이 생기면 매우 불안해한다. '전체 상황'을 이해하고 일의 우선순위를 정하는 능력이 없어서 사회적인 능력은 크게 떨어지지만 때로는 편집적으로 집착하는 어떤 일에서는 큰 성과를 이루기도 한다.

이러한 인격장애는 결과적으로 자신과 타인을 모두 불행하게 만드는 성숙하지 못한 상태라고 할 수 있다. 문제는 이런 성격 장애는 잘 고쳐지지 않고 의사의 도움을 받으려고 하지 않아서 정신과 의사들조차도 잘 다루기 힘들다는 것이다.

그래서 더 살펴봐야 할 문제가 "이런 성격장애, 인격장애의 원인은 무엇이고 어떻게 좋은 성격과 인격을 형성할 것인가?"이다. 아직 현대 의학이나 심리학에서 이 문제를 완전히 해결하지 못했지만 지금까지 나온 연구 결과를 요약하면, 성격은 유전적인 요인도 있지만 중요한 것은 태아 때는 물론 태어나 자라면서 부모의 사랑을 듬뿍 받는 것과 함께 다음과 같은 다양한 경험을 하면 좋은 성격을 갖게 된다는 것이다.

건강한 성격을 가지려면 어떻게 해야 하는가?

반두라(Albert Bandura)라는 행동주의 학자는 건강한 성격을 소유하려면 다음과 같은 경험이 필요하다고 했다.

첫째, 다양한 모델을 풍부하게 관찰하는 경험이다. 많은 사람을 만나고 여행을 통해 사물을 관찰하는 경험을 키우는 것이다.
둘째, 교육과 학습의 기회이다. 적절한 교육과 훈련은 학습 능력을 키우고 다양한 간접경험을 통해 지식과 지혜가 커지며 아울러 자기조절 체계를 갖추게 된다.
셋째, 성공과 실패의 경험을 통해 얻는 문제해결 능력이다. 성공의 기쁨과 함께 실패의 경험이 상처로 남지 않고 교훈으로 간직하는 경험을 해야 한다.
넷째, 자신의 가치를 느끼고 자기효능감을 키우는 것이다. 부모로부터 충분한 사랑을 받고, 크건 작건 목표를 정해서 이를 달성하기 위해 노력하고 결국 성취하는 경험을 통해 자기효능감이 커간다.

다섯째, 자신이 좋아하는 것에 집중하고 그렇지 않은 것에 노력을 낭비하지 않는 가치관이다. 살아가면서 '선택과 집중'이 필요하다는 것을 깨달아야 하며 남과 어울리면서도 자신만의 집중력을 키우는 것이 중요하다.

부모가 아이의 경험을 풍부하게 만들어주고 다양한 외부 자극을 통해 자신을 형성해 가도록 이끌어야 하는 것이다. 이런 기본적인 경험, 노력과 함께 필요한 것이 있다. 바로 성격평가를 받는 것이다. 이 책에 성격 유형을 알 수 있는 설문지를 소개하고 바로 직접 체크할 수 있도록 하고 싶었지만 저작권 문제 때문에 불가능했다. 만약 여러분이 자신이나 자녀의 성격 유형을 알고자한다면 설문지를 제공하고 따라 하면 성격 유형을 분류해서 정보를 제공하는 인터넷 사이트를 이용하라. 그렇게 비싸지 않고도 유용한 정보를 제공하는 사이트가 여러 곳이 있다.

만약 더욱 정확하게 성격 유형을 알고 필요한 상담을 받기 원한다면 정신과의사나 심리학자를 만나서 평가를 받는 것이 좋다. 각 정신과 병의원이나 심리연구소 등에서는 이런 서비스를 제공하고 있으므로 전화나 인터넷으로 예약한 후 이용해보기를 바란다.

우리들의 아이들이 이런 과정을 통해서 건강한 성격과 성숙한 인격을 갖춘 사람으로 자라는 것은 부모뿐만 아니라 우리 사회 구성원 모두의 책임이다. 아울러 교육 시스템과 사회, 문화적인 환경을 건강하고 교육적인 환경으로 바꾸는 일에 투자하는 것은 그 어떤 투자보다 가치가 있고 우선순위가 높다.

주의력 결핍 - 과잉행동장애(ADHD)

얼마 전 모 방송사가 주의력 결핍-과잉행동장애(ADHD:Attention Deficit-Hyperactivity disorder)의 폐해를 알리면서 이 문제를 완화하는 데 쓰이는 약물이 마약과 같은 의존이 이루어질 가능성이 있으며, 돌연사를 유발할 수 있다는 방송을 내보냈다. 하지만 대한소아청소년정신의학회 등에서는 이런 약물은 의존성이 크지 않으면 돌연사도 문제가 안 된다는 다른 연구 결과를 공개하면서 반박했다. 이에 정부나 방송사는 현재 우리나라의 주의력 결핍-과잉운동장애아 40만 명 중 6만 명만이 치료를 받고 있고 나머지는 아무런 의학적 도움을 받지 못하고 있는 현실을 부각해야 한다고 주장했다. 어떤 주장이 옳은 주장인가?

어떤 약물이건 오남용의 기회는 항상 있는데 특히 주의력 결핍-과잉운동장애에 쓰는 약은 이 아이들의 학습효과를 높여준다는 것이 아주 매력적일 수 있다. 그래서 이 약은 벌써 소위 강남 아줌마들을 중심으로 머리 좋아지고 성적 올라가는 약으로 알려지기도 했다. 문제는 주의력 결핍-과잉운동장애 수준까지는 발전하지 않은 아이도 성적이 나쁘다는 이유로 이런 약을 복용할 수 있다는 점이다. 이런 아이들은 약이 아니라 다른 방법으로 아이를 지도하고 기회를 주어야 하는데 손쉽게 약으로 해결하려는 일부 부모와 이에 영합하는 의료인들이 문제를 야기한 것이다. 하지만 치료가 필요한 아이들이 아직도 정확한 진단과 치료를 받지 못하고 있는 현실은 안타까울 뿐이다.

어떤 문제이건 문제 해결의 출발점은 정확인 문제 인식과 분석이다. 우선 진단부터 정확히 해보자. 주의력 결핍-과잉운동장애는 다음과 같은 경우에 진단을 내린다.

✓ 주의력 결핍 – 과잉행동장애 진단 기준

다음 문항에서 '주의력 결핍의 증후' 문항 중 6개 이상이나, '과잉행동-충동성 증후' 문항 중에서 6개 이상을 지난 6개월 동안 지속적으로 보였을 경우, 주의력 결핍-과잉행동장애가 의심된다.

1. 주의력 결핍의 증후
- 세부 사항에 주의를 기울이지 못하고 학교 활동이나 기타 활동에서 부주의로 인한 실수를 저지른다.
- 주의가 지속적으로 유지되지 못한다.
- 사람들이 이야기를 할 때 귀를 기울이는 것 같지 않다.
- 지시를 잘 따르지 않고 맡겨진 책임을 다하지 않는다(반항성 행동이나 지시를 이해 못한 것이 아닐 때).
- 과제와 활동을 조직화 하는 데 어려움이 있다.
- 정신적인 노력을 지속적으로 투입해야 하는 일을 회피하고 싫어한다.
- 과제나 활동에 필요한 것(공책, 연필, 장난감 등)을 종종 잃어버린다.

- 외부 자극에 의해 쉽게 산만해진다.
- 매일매일 해야 하는 일과들을 잊어버린다.

2. 과잉행동 – 충동성 증후
- 손이나 발을 계속 만지작거리거나 꼼지락거린다.
- 자리에 앉아 있어야 하는 상황에서 자리를 뜬다.
- 마구 돌아다니고 기어오르는 부적절한 행동을 보인다(안절부절 못하는 주관적 느낌만 있을 수 있다).
- 조용하게 놀거나 조용한 활동을 하기 어렵다.
- 때로는 발동기가 달린 것처럼 행동을 멈추기 어렵다.
- 끊임없이 말을 한다.
- 질문이 다 끝나기도 전에 답을 쏟아 놓는다.
- 순서를 기다리기 힘들다.
- 다른 사람을 방해하거나 끼어든다(대화나 게임 중간에 끼어든다).

아이의 행동이 위의 진단기준에 해당될 뿐만 아니라 다른 정신질환이 없고, 사회적 기능, 학업수행, 작업기능 측면에서 문제가 있다는 분명한 증거가 있어야 한다. 또한 이런 증상들이 7세 이전에 시작해야 하며, 학교나 집, 놀이터, 작업장 등 2개 이상의 환경에서 증상이 광범위하게 관찰될 때 진단을 내린다. 이와 같이 주의력 결핍-과잉운동장애의 진단 기준은 엄격하다. 단지 산만하고 학업 성취도가 낮다고 진단하는 것이 아니다. 마지막 확진을 위해서는 소아청소년정신의학을 전문으로

하는 정신과 전문의의 세심한 평가를 받아야 한다.

주의력 결핍-과잉운동장애를 치료하기 위해서는 심리사회적 중재, 행동조절 훈련, 약물치료 세 가지가 필요하다. 이와 같은 치료는 선진국과 우리나라에서 연구를 통해 효과가 입증된 방법이다.

심리사회적 중재는 심리적인 측면과 학습, 행동의 측면, 그리고 사회적 기술을 평가하고 결핍-과잉운동장애와 연관된 여러 영역을 평가하고 개선할 수 있도록 부모와 자녀가 함께 교육하는 것이다. 행동조절 훈련은 약 3개월의 개인 혹은 집단상담으로 이루어진다. 부모의 일관성 있는 행동과 지침을 중요하게 가르치며, 아이가 바람직한 행동을 했을 때는 보상을, 바람직하지 않은 행동을 했을 때는 일관성 있게 잘못을 알게 하고 불이익을 주는 교육을 한다. 아울러 약물도 중요한데 주로 각성제를 사용한다. 각성제는 안정성이 확보되고 부작용이 예측 가능한 전통적인 약부터 새로 개발된 약까지 다양하게 사용되고 있다.

주의력 결핍-과잉운동장애의 문제는 20~30%만이 성인이 되기 전 완전히 해결되며 나머지는 성인까지 지속된다. 나이를 먹을수록 과잉행동은 줄어들지만 부주의, 충동성, 관계 맺기 어려운 증상은 지속되거나 더욱 눈에 띄게 나타날 수 있다. 특히 적절한 치료를 받지 못하면 사고와 손상, 학업성취 저하, 직업을 갖기 어려움, 성적 행동장애, 범죄, 약물남용 등의 여러 문제가 생길 수 있다. 따라서 자신이 신뢰할 수 있는 정신과 선생님을 정하고 꾸준히 상담하고 치료하는 노력을 기울여야 한다.

2008 베이징 올림픽 수영 8관왕에 빛나는 수영스타 펠프스도 어릴적

주의력 결핍-과잉행동장애를 갖고 있었다. 가족과 전문가가 함께 노력하면 해결 못할 문제는 없다.

우리 아이도 '집단따돌림'을 당할까?

집단 따돌림, 소위 왕따 현상은 우리나라만의 현상도 아니고 우리 시대의 현상만도 아니며 청소년의 문제만도 아니다. 다른 나라에도 있고 과거에도 있었고 어른들의 세계에도 있다. 다만 최근 개인의 인격과 권리가 더 중요해지는 데 반해 집단 따돌림 현상은 더 심해지고 그에 대한 보도도 늘어났기 때문에 이 문제가 사회문제 표면으로 떠오른 것이다.

청소년의 경우 조사에 따라 다르지만 20~30% 학생들이 집단 따돌림을 경험했고, 70%가 자기 반에 한 명 이상의 왕따 학생이 있다고 응답했다. 이들이 당하는 것은 상대 안 하고 무시하기, 다른 아이와 못 놀게 방해하기, 싫어하는 별명이나 말로 바보 취급하기, 시비걸기, 빈정거리기, 면박이나 핀잔주기, 지나갈 때 발 걸고, 분필이나 물건 던지기, 물, 도시락 반찬, 소지품 뺏기, 때리기 등 당하는 학생의 신체적, 정신적 괴로움은 매우 크다.

혹시 나는 집단 따돌림을 당하고 있지 않은가? 혹시 우리 아이는 그 피해를 당하지 않는가? 우선 집단 따돌림 피해를 잘 당하는 아이의 특성을 살펴보자.

- **성격** : 내성적이고 부정적이며, 자존감이 낮고 피해의식에 사로잡힌 경우가 많다.
- **사고** : 대인관계의 어려움이 있으며 자폐적이거나 비현실적 사고를 하는 경우가 있다.
- **정서** : 분노, 외로움, 불안, 우울, 무력감을 호소한다. 이는 주로 집단 따돌림의 결과이지만 다시 원인으로 작용하기도 한다.
- **행동** : 상황에 부적절하고 상대의 호감을 얻기 힘든 행동. 자기표현 능력의 부족, 회피적 행동, 엉뚱한 행동을 보인다.

이 네 가지 영역에서 정상적인 수준에 이르지 못해서 결과적으로 대인관계 형성과 유지에 어려움이 많다.

이런 특성을 가진 아이가 다음과 같은 행동을 보인다면 실제 집단 따돌림을 받는 아이일 수 있다. 조기 발견은 조기 문제 해결을 가져온다. 유심히 살펴보자.

1) 학교에서의 행동
- 안색이 기운 없어 보이거나 아파 보인다.
- 혼자 멍하니 있는 경우가 많으며, 가끔 무엇인가 두려워하는 기색을 보인다.
- 친구의 심부름을 많이 하며, 싫은 소리를 들어도 반항하지 못한다.
- 주로 혼자 있는다.
- 친구들에게 비난이나 욕을 자주 듣는다.

- 지각과 결석이 많아진다.

2) 가정에서의 행동
- 하교 후 피곤해하고 혼자 있고 싶어 한다.
- 근심에 잠겨 있거나 말이 없어진다.
- 화를 잘 내는 등 감정조절을 못하는 것 같다.
- 집안의 돈을 몰래 가져간다.
- 손발에 작은 상처를 입고 있다.
- 옷, 노트, 가방에 낙서나 흠집이 많다.
- 학교에 가길 싫어하고, 전학 보내 달라고 조른다.
- 다른 아이의 괴롭힘에 대한 피해를 자주 말한다.
- 두통이나 소화불량 등 신체증상을 호소한다.
- 지각과 결석이 잦아진다.

한국이나 일본은 친족과 지역 연고를 중요시하는 문화가 발달했다. 자기 지역, 자기 문화에 대한 우월감이 강해서 타지역, 타문화와의 교류가 부족하다. 여기에 한 개인의 인격과 권리보다는 집단의 질서와 성취를 중요시하는 문화이다. 이것이 집단 따돌림의 한 원인으로 지목된다. 따라서 개인의 인격과 권리를 존중하는 문화와 사회, 정칙적인 제도 개선과 함께 우리끼리만 친하게 지내는 '패거리 문화', '지역 이기주의', '집단 이기주의'를 개선하는 사회 문화적인 노력도 함께 필요하다.

가정과 학교에서 아이들과의 상담 통로가 항상 열려 있어야 하고 자주 속 깊은 얘기를 나눌 수 있도록 평소 가정과 학교 교육이 이루어져야 한다. 누구에게나 자기계발을 돕고 소집단 활동, 동아리 활동 등에 참여하며 정서적인 안정을 주는 교육이 필수적이다.

학교마다 집단 따돌림을 예방하려는 노력을 보이고 최근 성과를 보이고 있는 것은 참으로 다행스럽다. 부모와 함께 우리 사회 구성원들이 아이들에게 좋은 교육 환경을 만들고 우리 사회를 건전하게 바꾸어가는 것은 언제나 중요하고 필요한 일이다.

치명적인 유혹, 중독

우리나라 청소년들의 중독 실태를 보면, 흡연율 28%, 음주율 28.6%, 성관계 경험률 5%, 우울증 경험률 41.4%, 자살시도 경험률 5.5%이다. 이것은 2007년 질병관리본부가 전국 800개 중·고교생 8만 명을 대상으로 실시해 최근 발표한 청소년 건강 행태 관련 조사의 결과이다. 흡연 혹은 음주를 시작하는 나이가 각각 12.5세, 13.1세로 1988년 조사 때보다 각각 2.5년, 2년 빨라졌다. 여학생의 경우 흡연율은 성인 여성의 2배에 이른다. 또한 흡연하거나 술을 마시는 청소년은 그렇지 않은 청소년보다 자살 시도율에서 3배, 성 경험률에선 10배나 높게 나타났다. 술, 담배는 청소년의 사회적 일탈의 통로이며 또한 부추기는 요인이기도 하다.

왜 청소년 중독문제가 심각할까?

이것은 청소년기에는 자기 가치관이 확실하지 않고 자신의 가치에 대한 믿음도 약해 무언가에 쉽게 빠져들기 때문이다. 스타에 대한 관심이 커 열정적으로 팬클럽 활동을 한다거나 단짝 친구와만 지내려고 하는 것, 핸드폰이나 게임기에 집중하는 것 등이 청소년기의 대표적인 모습이다.

술, 담배, 게임, 인터넷, 핸드폰, 성(性) 등에 대한 탐닉이 지나쳐서 중독이 되는 것은 청소년 자신은 물론 가족에게까지 고통을 준다. 다이어트 한다고 야단법석이다가 결국 포기해 요요 현상으로 더 살찌는 다이어트 중독, 성형수술에 대한 집착이 지나쳐서 남들은 다들 그만하면 괜찮다고 하는데 본인은 만족을 못하고 이곳저곳을 요구하는 성형수술 중독도 최근 청소년들 사이에서 일어나고 있는 심각한 문제이다. 가끔 하는 게임이야 생활의 활력소가 될 수 있지만 다음 날 학교 가야하고 해야 할 일이 있음에도 밤새 게임에 빠지는 게임중독이 그렇다. 하루에 열두 번 메일과 미니홈피를 체크해야 직성이 풀리고, 계속해서 과로와 수면부족을 일으킬 정도의 컴퓨터 중독, 게임 중독은 심각한 수준이다.

누구든 어떤 대상에 중독이 되면 '내성'과 '금단 증상'이라는 특징적인 증상을 보인다. '내성'이란 전에 느꼈던 만족을 얻기 위해서는 더 많은, 그리고 더 자극적인 물질이 필요한 상태가 진행되는 것이다. 따라서 갈수록 중독된 물질의 사용은 늘어난다. 중독의 또 하나의 증상은 금단증상인데 이것은 중독된 물질에 수 시간 혹은 며칠 노출되지 않으면 불안, 우울, 초조와 함께 중독된 물질을 엄청나게 원하는 욕구가 생기는 것이다.

중독은 어떤 중독이건 진행될수록 매우 심각한 결과를 초래하므로 처음부터 중독에 빠지지 않도록 주의해야 한다. 특히 청소년 시절의 담배는 또 다른 중독이나 청소년 비행으로 이끄는 촉매제 역할을 한다. 그리고 인터넷, 게임, 쇼핑, 핸드폰, 섹스, 일처럼 우리 생활에 필수적인 것들은 아무리 좋더라도 일정한 원칙을 정해서 절제하는 훈련을 해야 한다. 일주일에 하루는 일을 완전히 쉬는 것, 한 달에 하루는 핸드폰 없이 컴퓨터도 켜지 않고 사는 것도 중요한 훈련법이 될 수 있다. 하루 정도 핸드폰을 하지 않는다고, 하루 정도 컴퓨터를 켜지 않는다고 자기 생활이 엉망이 되지 않는다. 대신 자기 주변의 가족과 친구가 눈에 들어오고 운동과 같이 건강과 스트레스 해소에 도움이 되는 것들에 친숙해질 것이다. 청소년이 스스로 이런 규칙을 지킬 수 없다면 부모가 강력하게 설득하고 제제해서라도 규칙을 반드시 지키도록 해야 한다.

성격이 쉽게 바뀌지 않는 것처럼 성격처럼 중독도 한번 빠지면 고치기 힘들다. 그러므로 청소년들은 가정과 학교에서 삶을 즐기면서 또한 절제하는 훈련을 하도록 하고, 중독을 일으키는 것들보다 더 유익하고 재미있는 것들이 많다는 것을 배워야 한다. 즉, 가족의 사랑, 친구와의 우정, 운동을 비롯한 많은 여가활동, 독서, 공부와 연구, 종교 등 중독을 일으키는 것들보다 오랫동안 우리 자신과 삶을 건강하고 풍부하게 하는 것들에 친숙하도록 기회를 제공받아야 한다. 가정과 학교, 사회가 청소년들이 장차 건전한 인격을 갖춘 인간으로 살아갈 수 있도록 안정되고 풍부한 삶의 경험을 제공하는 곳이 되어야 한다.

☑ 중독 탈출 계획을 세워라

사실 청소년이건 어른이건 혼자서 중독에서 벗어나기는 힘들다. 주위의 따뜻한 배려와 함께 전문적인 치료가 필요하다. 니코틴 중독도 심한 경우 의사의 상담을 받고 처방을 받아 약을 복용해야 한다. 나는 그동안 10년 넘게 금연 클리닉을 운영하면서 여러 니코틴 중독 환자들을 만나왔다. 누구든지 중독에서 벗어나고픈 의지만 있다면 길은 얼마든지 있다. 알코올 중독, 마약 중독이라도 치료 프로그램에 참여해서 적극적으로 치료하면 누구든지 벗어날 수 있다. 인터넷 중독이나 핸드폰 중독처럼 쉽게 벗어날 것처럼 보이는 것도 심한 경우에는 이를 전문적으로 치료하는 정신과 의사의 도움을 받는 것이 좋다.

어른도 같은 일상의 반복이 지겨울 때가 있는데 청소년들이야 어떠하겠는가? 그래도 그들 나름대로 각자의 삶을 끌고 가는 에너지를 충전하며 살아간다. 누군가는 미래를 꿈꾸며, 누군가는 부모의 기대에 부응해 얻는 칭찬을 힘으로, 누군가는 친구들과 노는 재미로, 누군가는 멋진 연애를 꿈꾸며, 누군가는 곧 어른이 되어 자유롭게 사는 것을 꿈꾸며 일상의 힘든 과정을 이긴다.

청소년에게 운동이나 오락 등의 취미생활은 스트레스 해소와 함께 새로운 동력을 얻는 기초가 된다. 그런데 취미생활이 일상의 의무나 책임을 잘 견딜 수 있는 힘을 주는 것이 아니라 자기 발전에 지장을 주고 자신과 남에게 피해를 주는 취미나 일탈 행동으로 변한 경우를 종종 만난다. 사랑이 지나치면 집착이 되듯 좋아하는 정도가 지나친 것이 중독이다. 인터넷 게임이나 친구들과 어울리는 것 같은 행동이 지나치면 문제가 된다. 아무리 좋은 것도 지나치면 부족한 것보다 못하다는 것이 동서고금의 진리이다. 좋은 친구와 형제와 놀이를 하면서, 부모와 노는 법을 배우고 함께 여행하면서 자연스럽게 다양한 삶의 즐거움을 터득하도록 돕는 것이 중독을 예방하는 가장 좋은 길이다.

청소년의 알코올 문제

☑ 어릴 때부터 어른들에게 술을 배우면 술버릇이 좋다고?

유교 문화권에서 제사의식은 집안의 중요한 행사이며 집안의 남녀노소가 모두 모이는 자리이다. 제례가 끝나면 모두 마음이 좀 느긋해지고 이런 저런 담소와 함께 술상이 벌어진다. 이런 익숙한 풍경 가운데 하나가 어른들이 아이(정확히 말하면 남자)들 크는 것을 대견해하면서 어른들 앞에서 술을 배워야한다고 아이들에게도 술을 조금씩 따라주는 모습이다. 어른이 주는 것을 아이들이 거절할 수 없는 법, 아이들은 조금씩 술을 맛보는 색다른 경험을 하게 된다.

우리나라 사람 중 술을 분해하는 두 가지 효소를 갖고 있는 경우가 30% 정도 되므로, 10명 3명의 아이는 술을 한 모금만 마셔도 얼굴이 발갛게 변하고 가슴이 뛰고 머리가 아프고 어지러운 경험을 한다. 이 경험은 매우 고통스러워서 이를 겪은 아이들은 다시는 술을 마시지 않으려고 한다. 하지만 10명 중 7명의 아이들은 술을 한 모금 마신 정도로는 아무런 반응도 일어나지 않는다. 어른들은 이렇게 술을 잘 마시는 아이를 대견스럽게 생각하고 술을 조금 더 주기도 한다. 역시 술은 어른들 앞에서 배워야 한다면서 말이다.

하지만 어른들 앞에서 술을 조금씩 마셔본 아이들이 정말 주도(酒道)를 잘 배우게 될까? 아직 이 분야에 대한 연구 결과가 축적되지 않아서 정확한 증거를 대기는 어렵지만 정신과 의사들은 술을 일찍 경험하는 것이 결코 좋지 않다고 조언한다. 술을 일찍 경험하면 술이 주는 쾌감을 일찍 알게 되고 술에 대한 경계심도 약해진다는 것이다. 술이 주는 쾌감도 큰데 술 잘 마신다고 어른들에게 칭찬까지 받으니 이 아이들에게 술을 마시는 것은 남자답고 어른다운 멋진 행동이 아닐 수 없다. 술은 니코틴이나 다른 마약과 같이 뇌의 쾌락 중추를 자극하는 물질이다. 이런 술을 일찍 경험할수록 그 기쁨의 기억이 오래 남고 강해진다. 따라서 어른들이 아이들에게 너무 일찍 술을 따라주고 배우게 하는 문화는 결코 바람직하지 않다.

한국인의 음주량은 동구권의 몇 개 나라를 제외하면 세계 최고 수준이다. 알코올 남용자를 포함하면 알코올중독자는 서양의 2배이다. 음주운전으로 인한 교통사고도 매년 3만 건이 넘으며, 음주운전 교통사고 사망자도 매년 1,000명에 육박한다. 음주 사고, 술 먹고 폭행을 하거나 당하는 일 등 술 문제로 병원 응급실을 찾는 경우도 응급실을 방문하는 전체 환자의 1/4에 이른다.

더 큰 문제는 술 문화이다. 우리나라의 술 문화는 시급히 수정이 필요한 수준이다. 한 포털사이트의 '직장인의 술문화'에 관한 여론조사를 보면 우리나라 직장인 중 절반 이상이 술을 마신 뒤 외박을 한 경험이 있으며, 외박할 때 4명 중 1명꼴로 밤새 술을 마시는 것으로 조사됐다. '집에 못 들어갈 정도로 술을 마신 적이 있다'(52.6%), '술 때문에 건강이 격정된 적이 있다'(71.3%), 술을 마시면 보통 2차까지 간다'(70.0%) 등 상당수의 직장인들이 건강이 염려될 정도로 술을 마시고 있다. 그리고 이런 술 문화는 좋은 쪽으로 변화되고 있다는 증거도 없다.

또 다른 예로 중·고등학생들과 대학생의 음주 문제를 들 수 있다. 우리나라의 경우 알코올 중독환자가 되는 '문제음주'의 시작은 20대 때 31.6%, 30대 때 33.5% 등 20~30대 젊은 층에서 65% 이상이 차지하는 것으로 나타났고, 10대 때도 5.1%에 달한다. 우리나라의 알코올중독은 성인 남성의 20%에 이를 정도로 심각한데 성인의 음주가 그대

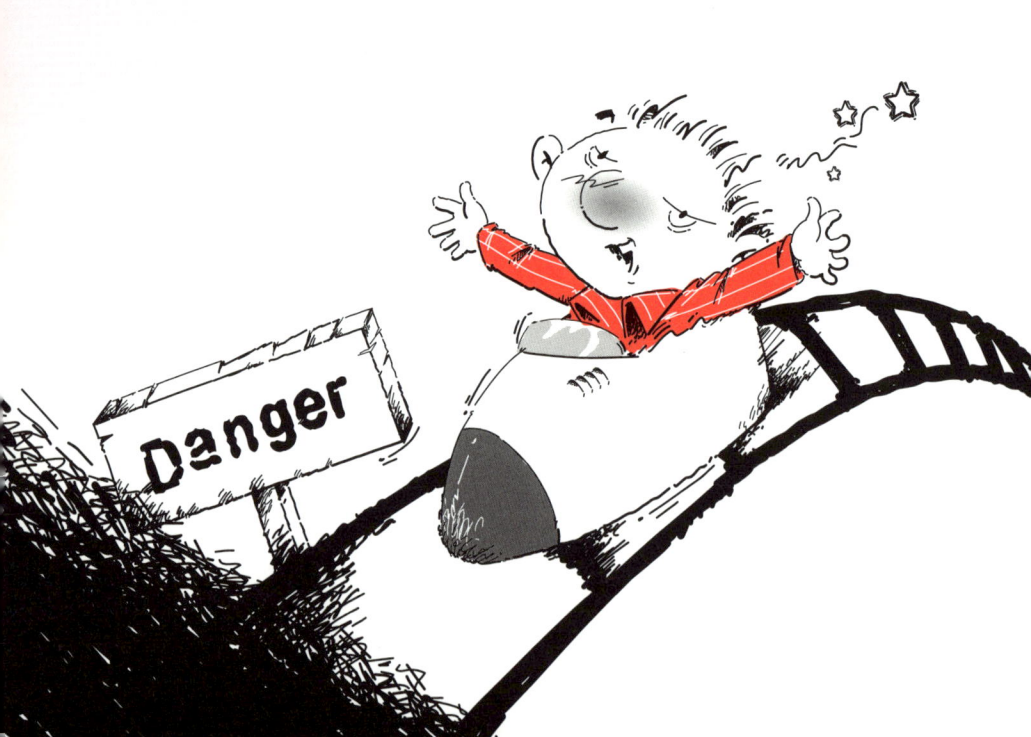

로 청소년들에게 전달되고 있다. 이제 우리나라에서 술은 중년 남성뿐만 아니라 젊은이들에게도 흔한 사회 문제가 되고 있다.

2005년도 청소년건강행태조사 결과를 보면 15세부터 18세 청소년 중 지난 한 달 간 음주를 한 경험이 29.8%에서 있었다. 이 중 62.1%는 폭음이었다. 결국 우리 15세 이상의 전체 청소년 중 18.5%의 아이들이 한 달에 한 번 이상 취하도록 술을 마신다는 것이다.

대학생들의 경우 더 심하다. 한국대학생알코올문제예방협회(http://www.bacchus.or.kr)가 2006년 조사한 자료에 의하면 대학생 중

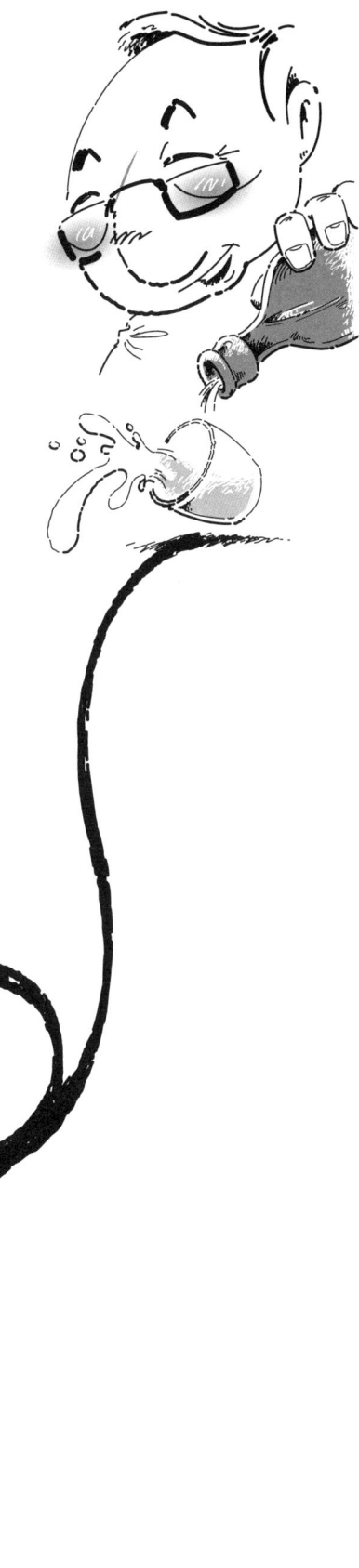

22.3%는 거의 매일, 6.6%는 주 3~4회 취한다고 응답했다. 여대생의 경우 남학생과 다르지 않았고, 한 자리에서 5잔 이상을 마시는 폭음 비율도 다르지 않았다.

다른 조사에서는 61.1%(남학생 68.4%, 여학생 48.9%)가 음주 후 ▲경제적 곤란(25.4%) ▲친구와의 다툼(16.7%) ▲폭력(14.3%) ▲법규 위반(11.9%) ▲성추행(4.7%) ▲음주운전 사고(2%) ▲성폭행(0.6%) 등의 원치 않는 불쾌한 경험을 했다고 응답하고 있어 술은 대학생의 중요한 건강문제이며 동시에 행동 문제임을 알 수 있다.

성인들과 마찬가지도 청소년과 대학생들의 술 문화를 건전하게 만드는 일은 우리 모두의 과제일 것이다. 이 문제 또한 어른들의 술문화를 건전하게 바꾸지 않고서는 불가능하다. 아울러 대학생들에게도 술과 담배 등 중독과 건강과 관련된 교양과목을 수강하도록 해 정확한 정보를 주는 것이 필요하다. 아울러 건전하고 건강한 다양한 대학생 문화를 장려하고 이를 경험하도록 돕는 것이 필요하다.

니코틴 중독

☑ 왜 청소년 흡연이 문제인가?

우리나라 성인 남성의 흡연율은 점차적으로 감소해 2006년 처음으로 50% 이하로 내려갔고 현재 약 45% 정도이다. 하지만 안타깝게도 여성과 청소년의 흡연인구는 점차 증가하고 있다. 최근 조사에 의하면 초등학교 학생들의 흡연율은 0.5~3%정도인데, 이 같은 수치는 몇몇 학교에서 설문지로 얻은 자료이기 때문에 학교에 따라 실제로는 훨씬 높을 수 있다. 특히 일부 아이들의 경우 초등학교 학생들도 중·고등학교 학생들과 몰려다니면서 흡연하는 경우도 있는 것으로 보고되고 있다. 학교에 따라서 초등학교 5~6학년 어린이들의 흡연율을 4.7%로 보고한 자료도 있다. 이렇게 학생들의 흡연이 저연령화 추세를 보이고 있는 것은 심각한 문제가 아닐 수 없다. 중·고등학생의 경우는 훨씬 높아서 이들의 흡연율은 각각 4.3%와 12.9% 정도이다. 이는 지역에 따라 학교에 따라 편차가 심해 학교에 따라서는 50% 이상이 흡연하는 경우도 보고될 정도이다. 청소년들의 흡연율은 계속 완만하게 증가하고 있어 고등학교 3학년이 되면 30~40% 학생들이 담배를 피우는 것으로 조사되고 있다. 이것은 미국학생 10%, 일본학생 20%보다 훨씬 높은 수치이다.

세포 조직의 분화와 성숙이 완성되지 않은 청소년이 담배의 50여 가지 발암물질과 수 백 종류의 독성 물질에 노출되는 것은 참으로 심각한 문제이다. 담배의 독성 물질과 발암물질은 청소년의 DNA에 고목나무의 매미처럼 매달려 세포의 돌연 변이를 유도한다. 그리고 이런 현상은 담배에 일찍 노출될수록 확률이 높아진다. 그래서 미국 국립암연구소는 다음과 같이 경고하고 있다.

"18세 이하 청소년이 담배를 피우면 유전인자에 영구적인 변형이 생기므로 비록 담배를 끊어도 암 발생 위험은 그대로 지속된다. 담배로 인한 암 발생의 위험은 담배를 얼마나 오래, 얼마나 많이 피웠는가 보다는 얼마나 일찍 피우기 시작했는가가 더 중요하다."

일찍 흡연을 시작할수록 니코틴 중독의 정도는 심해져서 담배를 더 많이 피우고 더 끊기 힘들다. 한 연구는 흡연 시작 연령이 1세 빨라질수록 심한 니코틴 중독에 빠질 확률이 10%씩 높아진다고 보고하고 있다. 또한 청소년기에 흡연을 시작한다는 것은 첫 일탈행위를 시도했다는 점에서 또 다른 일탈로 이어진다. 청소년의 흡연은 각종 비행과 연결되고 있는 것이다.

☑ 청소년 금연의 관건은 어른들의 금연이다!

청소년 흡연을 낮추기 위해 어른들이 할 일이 많다. 시급히 필요한 것으로는 담뱃값 인상과 청소년 담배 판매를 단속하는 것이다. 세계보건기구를 비롯해 선진 보건당국 모두는 청소년 흡연율을 줄이는 가장 효과적인 방법이 담뱃값 인상이라는 것을 증명하고 있고 이를 권고하고 있다. 세계은행이 발표한 조사결과에 의하면 담뱃값을 10% 인상하면 청소년 흡연률이 약 14% 감소하고 흡연을 시작하는 청소년도 12% 감소하는 효과가 있다고 한다. 특히 청소년은 담뱃값 인상에 성인보다 민감해 청소년 흡연 방지를 위해 일정기간 동안 대폭 담뱃값을 인상할 필요가 있다는 주장도 있다. 그렇지만 국회의원을 비롯한 흡연자 단체의 반대로 담뱃값 인상이 제대로 되지 않고 있다. 흡연권보다 우선적으로 생각해야 할 것이 청소년의 건강권이 아닐까 생각한다.

어른들이 해야 할 일의 또 하나는 청소년에게 담배를 판매하는 것을 강력하게 단속하는 것이다. 현재 법으로는 청소년에게 담배를 팔지 못하도록 되어있지만 이를 비웃기라도 하듯 언제든지 담배를 구입할 수 있다는 청소년들이 많다. 편의점의 판매 순위 1위는 담배인데 그 담배를 파는 점원 중에 미성년자가 많다는 것도 참으로 아이러니이다. 담배 자판기 성인 인증을 교묘하게 풀어놓은 상혼이 판을 치고 있고, 담뱃가게에서 담배를 청소년에게 팔아도 행정당국이 이를 제대로 감독하지 않고 있다. 적극적인 담배 가격 인상이 어렵기만 한 일이라면 가정과 학교, 보건복지부와 교육인적자원부, 그리고 시민단체들이 나서서 청소년의 흡연을 예방하는데 더욱 적극적으로 나서야 할 것이다.

청소년의 흡연은 한번 시작되면 끊는 것이 쉽지 않고 후유증을 남기기 때문에 무엇보다 예방이 중요하다. 그렇다면 어떻게 해야 할까? 가장 중요한 것은 어른들이 모범을 보이는 것이다. 부모와 교사가 흡연하면서 학생들에게 금연을 강조할 수 있을까? 실제 담배를 피우는 초중고 학생 대부분의 부모가 흡연자이다. 동서양을 막론하고 부모의 흡연여부가 학생들의 흡연에 영양을 미치고 있다. 교사 자신은 흡연하면서 아이들만 금연하라고 하는 것은 오히려 아이들의 반발을 일으킨다. "선생님도 피우시면서 우리들은 왜 못 피우게 하나요?" 라는 반박에 "너희들은 미성년자이기 때문이다"라는 해명만으로 학생들의 흡연을 막을 수 있을까? 교육은 말이 아닌 체험으로 이루어지는 것인데 흡연자인 부모나 교사의 말을 흡연 학생이 잘 들을까? 청소년의 흡연 문제를 해결하는 데 가장 중요한 것은 부모와 교사의 금연이다. 필자의 경험으로 아버지가 가장 확실하게 금연할 수 있는 방법은 자녀와 약속하는 것이다. 자녀가 흡연한다면 함께 금연을 약속하고, 아이가 좀더 공부를 잘 하기를 원한다면 아빠는 금연을, 자녀는 성적 향상을 약속해보라. 내기를 거는 등 재미있게 진행해도 좋다. 일석이조의 효과를 체험할 수 있을 것이다.

청소년을 올바로 이끄는 가장 중요한 수단은 어른들의 사랑과 인내와 모범이라는 점을 잊지 말기 바란다.

"부모님,
그리고 선생님.
여러분의 아이들이 담배를 배우지 않기를 진정 원하십니까?
그렇다면 여러분이 먼저 금연해주십시오!
여러분의 아이들을 몸과 마음을 병들게 하는 흡연으로부터 지키려면 먼저 솔선수범을 보여 주십시오.
그래야 아이들이 담배로 시작되는 청소년 비행과
약물중독 등 중독의 시작을 막을 수 있다는 것을 아시지 않습니까?
그래도 금연이 어렵겠습니까?"

☑ 니코틴 중독이 심하면 전문가의 치료를 받아야 한다

니코틴 중독은 급격히 일어나서 청소년 중에서도 중독이 심한 경우가 있다. 내가 경험한 가장 어린나이의의 중독자는 중학교 1학년 여학생이었다. 이 여학생은 친구들, 선배들과 어울리면서 담배를 피우기 시작했는데 여러 번 학교에서 걸리고 정학을 당한 후에도 금연을 하기 어려웠다. 조사해보니 이 여학생의 니코틴 의존도는 담배를 많이 피우는 어른과 같은 수준이었다. 그러니 단순한 의지만으로는 끊기가 어려웠다. 이런 경우 청소년에게 쓰지 않는 것으로 되어있지만 니코틴 패치를 쓸 수밖에 없다. 여학생은 금연클리닉에서 치료를 받았고 현재 금연을 잘 유지하고 있다.

니코틴에 얼마나 심하게 의존되어 있는지는 다음 의존도 평가 설문지의 점수로 파악한다.

✓ 파거스트롬 니코틴 의존도 설문지

1. 하루에 보통 몇 개비나 피우십니까? ( )
(0) 10개비 이하 (1) 11~20개비 (2) 21~30개비 (3) 31개비 이상

2. 아침에 일어나서 얼마 만에 첫 담배를 피우십니까? ( )
(3) 5분 이내 (2) 6~30분 사이 (1) 31~1시간 사이 (0) 1시간 이후

3. 금연구역(도서관, 극장, 병원 등)에서 담배를 참기가 어렵습니까? ( )
(1) 예 (0) 아니오

4. 하루 중 담배 맛이 가장 좋은 때는 언제입니까? ( )
(1) 아침 첫 담배 (0) 그 외의 담배

5. 오후나 저녁시간보다 오전 중에 담배를 더 자주 피우십니까? ( )
(1) 예 (0) 아니오

6. 몸이 아파 하루 종일 누워있을 때에도 담배를 피우십니까? ( )
(1) 예 (0) 아니오

니코틴 의존도 판정

위의 6개 질문을 10 점 만점으로 ( ) 안의 점수를 더한다.
'0~3점 : 낮음, 4~6점 : 중등도로 높음, 7~10점 : 매우 높음'으로 판정한다.

만약 어른을 포함해서 청소년이 위의 니코틴 의존도 검사에서 4점 이상이 나왔다면 니코틴 의존이 꽤 심해서 혼자 의지만으로는 담배를 끊는 것이 쉽지 않다. 어른의 경우 하루 10개비 이상을 피우거나 니코틴 의존도 검사의 점수가 4점 이상이면 니코틴 패치나 껌이나 먹는 약을 쓴다. 청소년의 경우에는 이 모든 약이 금기로 되어있으나 중독이 심한 경우 신중하게 판단해서 의사의 지도하에 니코틴 패치나 껌은 사용할 수 있다.

청소년의 경우 자신이 흡연자인 것을 떳떳하게 얘기할 수 없으므로 정확하게 답변하지 않는 경우가 많다. 특히 여학생의 경우에는 묻는 것만으로는 정확한 답을 얻기가 어렵다. 하지만 어떤 사람이 정말 담배를 피우는지 혹은 끊었는지 알기 위해서는 호기일산화탄소(숨을 내 뱉을 때 나오는 일산화탄소량)를 측정하거나 소변에서 코티닌(흡연시 발생하는 니코틴 대사산물)을 측정하면 정확하게 알 수 있다. 따라서 담배를 끊지 않고 끊었다고 속일 수는 없다.

☑ 청소년 금연법

담배 피우는 청소년이 담배를 끊도록 도우려면 흡연 청소년이 무엇을 원하는지, 그리고 그를 둘러싼 환경은 과연 그의 행복을 돕는 환경인지를 파악해야 한다. 왜냐하면 흡연 학생 다수가 담배의 위해성에 관심이 없고 자신이 담배를 피우면서 겪게 되는 부모님이나 선생님의 걱정이나 제재에도 별 관심이 없기 때문이다. 흡연 학생의 관심은 흡연으로 멋있어 보이고 어른이 된 느낌에 젖어보고 또 스스로 자신에게 무언가

(담배와 니코틴)를 줄 수 있음에 안도하는 것이다.

학생들이 처음 흡연을 하게 되는 동기 중 가장 첫 번째가 '호기심'이며 그 다음이 '친구와 어울리기 위해서'이다. 따라서 이들의 호기심을 긍정적으로 돌리고, 흡연하는 친구와 어울리지 않아도 될 만큼 재미있고 보람 있는 일을 만들어주면 흡연의 동기도 자연스럽게 줄어든다. 공부뿐만 아니라 스포츠, 예술 활동, 동아리 활동 등 다양한 여가활동을 통해 보람과 재미를 느낄 수 있도록 가정과 학교에서 배려해야 한다. 이렇게 공부나 친구관계, 취미생활이나 미래를 위한 투자를 하는 데 재미를 느낀 청소년은 흡연과 같은 유혹도 쉽게 이겨낼 수 있다. 이런 부모나 학교의 배려가 없이 비난과 처벌로 금연을 시키는 것은 한계가 있고 교육적으로 문제가 있다.

위에서 설명한대로 니코틴 의존도가 심한 청소년은 전문가의 치료를 통해 중독에서 벗어나도록 도와야 한다. 하지만 니코틴 의존도가 3점 미만인 청소년의 경우에는 흡연의 동기와 흡연 상황을 파악하고 그가 처한 호기심과 고민, 양가감정, 열등감 등 복잡한 마음을 어루만져 주어야 한다. 결국 상담자는 그의 마음과 교감할 수 있어야 흡연 문제도 해결해줄 수 있는 것이다.

그렇다고 부모님이나 선생님이 흡연 자체를 용인하거나 묵인하라는 뜻은 아니다. 정해준 룰을 어긴 것에 대한 책임을 느낄 수 있도록 훈계하고 벌을 주어야 한다. 하지만 더욱 중요한 것은 그의 마음을 읽고 담배의 대안을 제시해주면서 자신의 가치와 미래의 희망을 갖도록 해주는 것이다. 청소년 흡연 문제는 흡연 자체를 금지하는 것으로 끝나지 않으며 청소년의 가치관, 자기 존중감, 그리고 그들의 문화와 연결되어 있다는 점을 강조하고 싶다.

인터넷 중독

중독을 최신 뇌 연구를 근거로 정의하면 '쾌락 중추를 자극하는 것에 의존과 내성이 나타난 상태'이다. 뇌의 쾌락 중추는 누구나 자극에 흥분하고 그 즐거움을 기억해서 다음에도 또 자극이 되도록 원한다. 인터넷을 통한 게임이든 채팅이던 블로그 관리든, 남의 사진 훔쳐보기든 인터넷의 자극에 뇌의 쾌락 중추는 흥분한 것이다. 문제는 어느 정도의 흥분이야 문제가 없지만 의존이 일어나고 계속 자극의 강도를 올리기를 원하는 상태, 즉 중독이 된다는 것이다.

상식적인 수준에서는 때로 도가 지나치더라도 그 이상의 행동은 조절할 수 있고 더구나 부모님이나 선생님이 자신의 행동을 비난하면 스스로 자제하게 된다. 하지만 인터넷 중독에 빠지는 청소년이나 어른들은 충동조절장애를 갖고 있는 사람들이다. 쾌락 중추의 자극과 기억장치와 이성적인 판단을 하는 시스템의 상호작용을 통해 행동의 조절이 이루어지는데 이 시스템이 고장이 난 것이다.

인터넷 중독에 빠지면 건강이 나빠지는 것은 물론 정신적으로 대인기피증이나 우울증에 빠지기 쉽다. 폭력적인 게임이나 영화는 폭력성을 증가시켜서 문제를 일으키기도 한다. 따라서 이런 상태에 빠진 것이 감지되면 적극적으로 아이와 상담하거나 여행을 하거나 다른 프로그램에 참여하도록 한다든지 상황을 바꾸어야 한다. 그래도 해결이 안 되면 정신과 상담을 받아야 할 정도로 인터넷 중독도 심각한 중독이다.

아이들이 인터넷 중독에 빠지지 않게 하려면 평소 규칙적인 생활습관을 갖고 다양한 활동을 하도록 해주어야 한다. 부모는 아이의 얘기를 많이 들어주고 자신의 요구를 논리적으로 얘기하도록 도와주어야 한다. 떼쓴다고 아이의 요구를 들어주면 안 되며 자신의 충동을 충동적으로 요구하고 만족하는 경험을 차단해야 한다.

인터넷은 필수적인 문화이다. 아이들이 이 문화를 누리는 것은 바람직하지만 부모는 아이들과 함께 룰을 정하고 이를 지키도록 적절하게 통제해야 한다. 하루 2시간, 혹은 주말에만 5시간 등 컴퓨터 이용 시간을 정해야 하며, 이를 지킬 수 있도록 컴퓨터는 거실과 같은 공유공간에 있어야 한다.

컴퓨터 사용과 관련해서 룰을 정할 때부터 아이들을 참여시키고 함께 정한 규칙은 잘 지키도록 지도해야 한다. 그리고 아이들의 다른 프라이버시는 존중해주어야 한다. 무엇보다도 부모가 자신을 사랑하고 있다는 것을 느끼도록 하는 것이 자녀들이 인터넷 중독에 빠지지 않도록 하는 첩경이다.

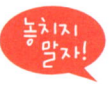 ## 꼭 알아야 할 건강 상식

울긋불긋, 여드름

여드름은 청춘의 심볼인가? 아니면 피부병에 불과한가?

답은 둘 다이다. 여드름은 사춘기가 시작되면서 호르몬이 왕성하게 분비되어 생긴 피부병이다. 테스토스테론, 난포 호르몬, 프로게스테론, 부신피질 호르몬, 뇌하수체 호르몬 등 성호르몬을 주축으로한 호르몬 분비가 왕성해지면 기름을 만드는 피지선이 갑자기 활동이 왕성해진다. 그런데 피지들이 모공을 통해 모두 빠져 나가지 못해 모낭과 피지선에 축적되는 것이 여드름이다. 피지의 분비는 30세 전후를 정점으로 서서히 감소하지만 40세 이후에도 과다 분비되는 사람은 그 때까지 여드름을 갖게 된다.

여드름은 처음에는 피부의 모공 주위에 작은 뽀루지가 생기는데 자세히 보면 하얀 색을 띈다. 시간이 지나면 하얀 색이 공기 중의 먼지나 피부 표면의 때 등과 반응하면서 검은 색으로 변한다. 이때는 세수를 아침저녁으로 하고 모공을 덮는 케라틴을 줄여주는 약을 바르면 깨끗하게 잘 낫는다. 하지만 이 시기를 지나면 모공 속으로 세균이 진입하기 시작해 염증을 일으키게 되고 빨갛게 부어오른다. 이때는 혼자서 치료할 수 없고 의사의 도움을 받아야 한다. 바르는 약과 먹는 약을 적절하게 함께 사용해서 가라 앉혀야 한다. 그렇지 않으면 나중에 흉터가 남거나 더 많은 시간과 비용을 들여서 치료할 수밖에 없다.

"여드름 치료를 받아도 그때뿐, 다시 여드름이 난다"고 하면서 치료를 소홀히 하는 경우도 있다. 여드름은 호르몬 자극을 받는 상태에서는 30~40대까지 계속되는 것이므로 다시 안 생기도록 하는 방법은 없다. 치료를 소홀히 하면 흉터가 남고 스스로도 자신감이 떨어지므로 잘 치료받아야 한다. 집에서 손톱으로 눌러 짜면 흉터가 더 잘 생긴다.

여드름을 잘못 치료하는 것도 문제이다. 여드름이 체질 때문이니 체질을 바꿔야 한다고도 하고, 장이 좋지 않으니 장을 다스리는 약을 먼저 쓰라고도 한다. 이는 잘못 알려진 상식이다. 여드름이 어떤 음식 때문에 생기는 것이 아니며, 음식을 가려먹는다고 낫지도 않는다. 너무 과도한 지방 섭취나 술을 많이 먹는 것, 그리고 과중한 스트레스가 나쁠 뿐이다.

작은 키는 끔찍해!

요즘 학생들은 누구나 '큰 키'를 원한다. 부모의 심정도 마찬가지이다. 키가 더 컸으면 하는 소망은 키가 작은 사람뿐만 아니라 평균키를 가진 사람도 갖고 있다. 그래서 키를 크게 한다는 영양제가 히트 상품이 되는가 하면, 키를 늘리는 기구도 팔리고 있다. 심지어는 키를 크게 하는 '사지연장수술'도 받는 사람이 있을 정도로 큰 키에 대한 욕구는 크다.

키를 결정하는 가장 중요한 요인은 '유전 요인'이고, 그 다음으로 '영양', '잠', '운동'이다. 자녀의 키는 유전적인 요인이 가장 큰 영향을 미친다. 이 때문에 자녀의 키는 부모의 키를 닮지만 부모 세대가 충분한 영양섭취를 하지 못해 평균키가 작다면 영양섭취를 충분히 한 자녀의 키는 부모의 키를 훨씬 능가할 수 있다.

키가 크는 데에는 '유전 요인'과 '영양 섭취' 외에도 '깊은 잠'과 '운동'이 꼭 필요하다. 왜냐하면, '성장 호르몬'은 깊은 잠에 빠질 때, 또 운동을 열심히 할 때 잘 분비되기 때문이다. 그렇다면 '아예 성장 호르몬을 맞으면 키가 커질 게 아니냐'고 말하기도 하고 실제 이런 주사를 맞기도 한다. 하지만 '성장 호르몬 요법'은 선천적으로 성장 호르몬이 부족한 경우에만 효과가 있을 뿐, 보통 사람들에겐 부작용만 크고 효과도 없다. 즉, 성장호르몬을 맞으면 성장이 촉진되는 것은 사실이지만 결과적으로 성장이 멈춘 후 최종의 키는 성장호르몬을 맞은 사람이나 맞지 않은 사람의 차이가 미미하다. 따라서 성장호르몬을 맞는 방법은 성장호르몬이 부족한 사람에게 쓰는 것이지 단지 키가 작은 사람에게 키를 키울 목적으로 쓰지는 않는다는 점을 강조하고 싶다.

현재까지 키를 키울 수 있는 유일한 방법은 '사지연장수술법'이다. '일리자로프 수술법'이라고 하는 '사지연장수술'은 특별히 고안된 장치를 팔이나 다리에 장착하고 뼈를 인위적으로 골절시켜, 바로 이 골절된 부위에서 하루 0.3~1mm 씩 뼈가 늘어나는 원리를 이용한 방법이다. 이 수술법은 키를 확실하게 크게 할 수는 있지만 돈과 시간과 노력이 너무 많이 든다. 수술 후에 특별한 장치를 다리에 달고 있어야 하기 때문에, 6개월에서 1년 동안은 활동을 할 수가 없다. 이 수술법은 보통 '소아마비'나 '사고' 등의 이유로 사지가 짧거나 심하게 휘어져 있을 때 이용하는 방법이다. 수술로 인해 '얻을 수 있는 이익'과 '잃을 수 있는 것'을 잘 견주어 보면 쉽게 결정하기 어려운 수술법이다.

키가 작아 고민인 사람들에게 역사적으로 키는 작았지만 성공한 사람이 많다는 것을 상기해주고 싶다. 나폴레옹, 사르코지 프랑스 대통령, 축구 스타 펠레나 로마리오 등 키는 작지만 기죽지 않고 잘 산 사람들이 많다. 키는 결코 성공의 열쇠도 아니고, 좋은 배우자를 만나는 필수 조건이 아니라는 점을 기억하라.

난 다리 밑에서 주워왔어요?

혈액형은 지난 20세기에 발견한 인류의 위대한 발견 20가지 안에 들 정도로 의학사에 길이 남는 대단한 발견이다. 혈액형 발견은 출혈로 생명을 잃어가는 수많은 생명을 구했다. 현재 혈액형을 분류하는 방식은 여러 가지가 있지만 가장 많이 쓰는 방법은 ABO 방식과 Rh 방식이다.

사람의 ABO계 혈액형은 A, B, O 세 가지 유전자 중 두 가지를 무엇을 갖느냐에 따라 A형, B형, AB형, O형 네 가지 혈액형이 있다는 것을 모르는 사람은 없다. 혈액형은 멘델의 유전법칙에 따라 유전되는데 자녀들이 중학교에서 멘델의 유전법칙을 배우면 집안에 큰 분란이 일어나는 경우가 있다. 자녀가 부모의 혈액형으로 미루어 자신과 같은 혈액형은 나올 수 없다는 것을 깨닫게 된 경우이다. 예를 들어 아버지가 AB형이고, 어머니가 O형인 경우에는 자녀는 A형 또는 B형밖에 될 수 없다고 배운다. 그런데 자신은 AB형이라면 난리가 난다. "나는 다리 밑에서 주어왔나?" 부모는 "불륜인가? 병원에서 애기가 바뀌었나?" 등 온갖 상상을 하게 된다. 정말 그럴까?

이런 경우는 대부분은 부모가 자신의 혈액형을 잘못 알고 있기 때문이다. 혈액형 검사를 할 때 착각을 할 수도 있고, 또 잘못 기억하고 있는 것이다. 다시 혈액형 검사를 받고서 자신의 혈액형을 잘못 알고 있는 사람은 엄청 비난을 받게 될 것이다.

그런데 아버지가 AB형이고, 어머니가 O형인 경우인데 AB형 자녀가 태어날 수 있다. 이것을 시스AB형이라고 한다. 이런 경우는 염색체 한 곳에 A, B 유전자를 모두 갖고 있는 경우이다. 따라서 AB형과 O형의 부모가 결혼해도 A형, 혹은 B형의 자녀가 아닌 AB형 혈액형의 자녀가 생길 수도 있다. 세상에 예외 없는 법칙은 없는 법이다. 이렇게 설명을 해도 유전자검사까지 받는 부부가 있기는 하지만.

ABO 혈액형 이외에 Rh방식의 혈액형 분류가 있다. 보통 Rh양성(+), Rh음성(-)이라고 부른 것이다. 우리나라 사람은 99% Rh 양성이다. Rh음성은 서구인들은 15% 정도로 흔하지만 우리나라 사람의 1%만 해당된다. 간혹 Rh 음성의 자녀를 두거나 자신이 해당되는 경우 걱정하는 분들이 있다. 피가 필요할 때 구할 수 없을까봐 걱정되기 때문이다. 그러나 생각해보라. 자신의 인생 중 사고나 특수한 질병으로 인해 대량 수혈이 필요하고 그 때 마침 피가 부족할 확률이 얼마나 되겠나? 있지 않을 일, 걱정해도 해결되지 않은 일을 걱정할 이유가 없다.

Rh 양성과 Rh 음성인 부부가 아이를 무사히 낳을 수 있느냐는 질문을 받는다. 여성이 Rh음성이 경우에 우선 첫 아이를 임신해서 낳는 데는 문제가 없다. 그리고 첫 번째 아이를 분만한 후에는 로감이라는 특수한 약을 투여하면 두 번째 아이를 가질 때 생길 수 있는 문제를 예방할 수 있다. 만약 첫 번째 아이를 낳거나 유산한 후 로감을 맞지 않으면 두 번째 임신할 때는 약 50% 정도에서 문제가 발생할 수 있다. 모두 다 심각한 문제는 아니지만 문제를 예방하는 것이 좋다.

혈액형과 성격과의 관계를 많이 얘기하지만 사실은 관련성이 없다. 예를 들어 A형 성격이 있는데 이는 혈액형 A형과는 상관이 없다. 심장병은 A형에서 잘 생기고, 위궤양, 십이지장궤양은 O형에게서 잘 생긴다는 얘기도 있지만 별 관련은 없다. O형이면 이기적이지만 아기자기하다는 것도 맞지 않는다. 더구나 혈액형을 고칠 수 있는 것도 아닌데 그런 속설을 믿을 이유도 없지 않은가?

이럴 땐 이렇게!

당황하지 말자! 코피

코피가 자주 나는 이유는 피곤하거나 기력이 떨어졌기 때문일까? 아니다. 코를 후비거나, 심하게 푸는 습관 때문이다. 코를 자꾸 건드리는 것만 피해도 코피는 잘 나지 않는다. 코피가 나는 부위는 95%에서 키셀바하 플렉수스라고 하는 코의 앞부분인데, 이 부위는 코 점막 바로 아래 모세혈관 덩어리가 많이 모여 있는 부분이어서 조금만 건드려도 코피가 잘 난다.

코피가 날 때는 당황하지 말고 고개를 약간 앞으로 숙인 후 코 앞부분의 물렁한 부위를 지긋하게 눌러 준다. 고개를 뒤로 젖히거나, 코에 종이나 솜으로 틀어막는 것은 좋은 방법이 아니다. 고개를 앞으로 숙인 채 코의 앞부분을 10분 정도 계속 눌러 주는 방법을 써라. 코피가 멈춘 후에도 솜으로 콧구멍을 막아야 하는 것은 아니다. 코피가 멈춘 후에 어떤 자극을 주지 않으면 다시 코피가 나지 않는다.

코를 건드리지 않았는데도 코피가 나는 경우 중에 조절되지 않는 심한 고혈압, 혈액응고장애를 일으키는 간질환이나 혈소판 감소증, 백혈병, 재생불량성 빈혈 등이 있을 수 있는데 이런 병은 흔한 병이 아니다.

긁어 부스럼이라는 말이 있듯이 우리 몸의 어떤 기관이건 자꾸 건드리는 것은 꼭 고쳐야할 습관이다. 코도 자꾸 건들거나 후비지 말자.

치아와 치주질환은 예방이 가능하다

치과의사는 아니지만 진찰을 이유로 매일 사람들의 입 속을 들여다보기 때문에 이와 잇몸에 병이 있는 사람들을 자주 만난다. 그런데 문제는 정작 이들은 자신의 이와 잇몸의 병에 대해 전혀 무지하고, 자신의 문제를 고치려고도 하지 않는다는 것이다.

예방치의학을 전공한 교수의 얘기를 들어보면 치아우식증(충치)과 치주염(풍치)을 비롯하여 치과질환 대부분은 예방 가능하다고 한다. 충치 예방 사업이 잘 되어있는 선진국 중에는 충치를 가진 사람이 오면 실습하는 치과대학생들이 우르르 몰려드는 나라도 있다고 들었다. 그만큼 어릴 때부터 구강관리를 잘 하면 충치, 치주염은 예방이 가능한 질병이라는 것이다. 하지만 치과 질환은 예방이 가능한 질병임에도 불과하고 우리 국민들이 겪는 고통이 얼마나 크며, 또 돈과 시간은 얼마나 드는가?

개인적인 차원에서 충치와 치주염을 예방하기 위해 꼭 알고 실천해야 하는 것들을 요약해보았다.

- 식후에 이를 닦고, 특히 잠자기 전에는 반드시 이를 닦아야 한다. 이를 닦는 방법도 중요한데 한번 치과의사나 위생사에게 배우기를 바란다. 대부분의 사람들이 틀린 이 닦는 방법에 익숙해 있다. 꼭 올바른 이 닦는 법을 배워라.
- 치간 칫솔이나 치실을 이용하라. 칫솔만으로 이를 닦던 시대는 지났다. 치간 칫솔이나 치실을 이용하지 않는 사람은 이를 제대로 닦는 사람이 아니다.
- 단 음식과 탄산음료는 피하고, 인스턴트 식품처럼 잘 가공된 음식보다는 가능한 한 덜 가공되고, 덜 조리된 음식물을 먹는 것은 이의

건강뿐만 아니라 우리 건강에도 좋다. 입에 좋은 것이 몸에 좋은 것이 아니다. 이런 식사습관은 어릴 적부터 키우지 않으면 평생 고치기 힘들다.

- 만 6세 이후 처음 나오는 영구치는 치아우식증이 잘 생길 수 있기 때문에 불소 도포나 이의 골짜기를 매워주는 치료를 꼭 받도록 하라.
- 누구나 년1회 정도는 치과를 방문해 검진과 필요한 치료를 받는 것이 필요하다. 이와 잇몸의 병도 병이 생긴 후에 돈과 시간을 많이 써가면서 고생하지 말고 미리 예방하는 것이 최선의 방법이다.

두근두근, 불안과 공포

초등학교 6학년 때의 일이다. 나는 소도시인 평택의 초등학교를 다니고 있었다. 당시 담임선생님은 나에게 수업시간 중 6개 반을 돌아다니며 공지 사항을 전하라고 하셨다. 내가 다니던 초등학교는 4학년 때부터 남녀가 따로 반편성이 되었기 때문에 여학생과 교실에서 만날 일은 없었다. 이 때문에 6학년 4반부터는 여학생 반으로 들어가야 했다. 나는 여학생 반에 들어서는 순간을 지금도 잊지 못한다. 문을 노크하고 교실에 들어서는 순간 여자 아이들이 모두 나를 쳐다보는 것 같았고 순간 얼굴이 달아오르고 가슴이 뛰고 다리가 후들거리고 말이 나오지 않았다. 간신히 쪽지만 전하고 나올 수 있었는데 그 후로 나는 여자들만 있거나 여자들이 섞여있는 모임에서는 말을 못했다. 나중에는 남자들만 있어도 여러 사람 앞에서는 발표를 하거나 노래를 부르기가 어려웠다. '사회공포증'이라는 홍역을 치른 것이었다.

공포는 내가 경험했던 사회 공포증부터, 다른 사람의 눈을 쳐다보기 두려운 응시 공포증, 여러 사람이 모인 곳에 갈 수 없는 광장 공포증, 높은 곳에 올라가지 못하는 고소 공포증, 특정 동물, 어둠, 비행기, 폐쇄 공간, 공중화장실, 치과, 피나 상처를 목격하는 것, 주사 맞는 것에 심각한 공포를 느끼는 특정 공포증까지 매우 다양하다. 최근에는 공해 공포증, 에이즈 공포증, 방사능 공포증을 겪는 사람도 있다.

누구나 공포를 경험한다. 이 세상에서 일어나는 수많은 무서운 일을 전혀 겁내지 않는 강심장은 없다. K2라는 깎아지는 절벽으로 이루어진 산을 배경으로 한 영화의 주인공인 실베스타 스텔론은 높은 곳을 무서워하는 고소 공포증을 갖고 있고, 중국을 통일한 용감한 진시황도 죽음의 공포에 시달렸다. 사람마다 정도의 차이가 있을 뿐 공포는 누구나 경험하는 것이다. 공포는 인간이 외부의 엄청난 자극으로부터 자신을 보호하고 심리적으로 안정해가는 과정의 자연스러운 현상인 것이다. 그러나 공포가 너무 지나쳐서 일상생활과 사회생활에 지장을 준다면 그것은 병적인 공포이다. 가령 비둘기 공포증 때문에 공원에는 가지 못하고, 고소공포증 때문에 건물이나 아파트 3층 이상은 못 올라가고 낮은 산도 올라가지 못한다면 문제이다. 결국 혼자서는 아무 일도 못하고 누군가가 옆에서 도와주어야만 하는 경우도 있다.

공포증을 치료할 때 전통적으로 가장 많이 사용했던 방법은 노출기법, 또는 범람기법(flooding)이라는 방법이다. 예를 들어 고소공포증을 갖고 있는 사람을 3층부터 시작해서 차츰 차츰 4층, 5층, 6층…10층으로 경험을 하도록 도와줌으로써 결과적으로는 공포의 대상에 노출이 되어도 공포를 느끼지 않도록 하는 것이다. 만약 비둘기 공포증을 갖고 있다면 처음에는 비둘기를 상상하도록 해주고, 다음 단계로 비둘기 그림을 보게 하고, 비둘기를 멀리서 보게 하고, 마지막 단계로 비둘기에 가까이 가거나 만지도록 하는 과정을 겪게 한다. 때로는 공포의 대상에 갑자기 노출시키는 방법을 쓰기도 했다. 이 방법은 공포증을 앓는 사람이 협조만 해준다면 매우 좋은 치료법이 되지만 공포증을 갖고 있는 사람들이 이런 노출을 하려고 하지 않을뿐더러 공포 대상에 노출된 후 공포증이 더 심해지거나 공황발작이라는 심각한 심리적인 문제를 더 얻는 경우가 있어 정신과 의사의 지도하에 시도해야 한다.

　만약 어떤 사람이 중요한 시험을 앞두고 있는데 시험 시간만 되면 가슴이 떨리고 불안해져서 제 실력을 발휘할 수 없다면 이때는 신경안정제나 베타차단제라는 약을 미리 쓰면 그 시간을 잘 넘어갈 수 있다. 이런 방법은 근본적인 치료는 아니지만 힘든 상황을 극복하는 것을 도와줌으로써 공포의 대상을 극복하는 경험이 축적되도록 해서 결국 공포증에서 해방되는데 도움을 준다. 만약 공포증을 갖고 있다면 그 사실을 숨기거나 회피만 하지 말고 의사의 도움을 받아서 치료하는 것이 필요하다. 처음에는 어려울 것 같아도 한두 번 자신도 할 수 있다는 경험을 하게 되면 공포에서 벗어나는 열쇠를 찾게 된다.

으아악! 악몽

신석기, 구석기 시대의 인류가 이 땅에서 살면서 가장 중요했던 일은 생존 그 자체였다는 사실을 지금 우리가 실감할 수는 없다. 고고학의 많은 증거들은 우리 조상들이 주위 부족과의 전쟁, 들짐승의 공격, 자연재해, 먹을 것을 구하는 일, 질병으로 항상 가슴 조리며 살았다는 것을 알려주고 있다. 이들은 이런 과정에서 엄청난 공포를 경험하고 결국 죽음에 이르는 경우가 자주 있었기 때문에 삶 자체가 그야말로 투쟁이었다. 이들은 가족의 고통과 질병과 죽음을 일상적으로 경험하면서 살 수밖에 없었다. 그 당시 어른들은 자라나는 아이들에게 항상 고통과 죽음이 엄습할 수 있는 삶의 과정에서 어떻게 살아가야 하는지, 조심하고 두려워해야할 것이 무엇인지 알려주었을 것이다.

우리 인류가 자연 환경을 조절하고 질병을 예방하고 치료해서 평균 수명이 20세를 넘은 것은 1900년대에 와서이다. 우리나라도 1950년대까지 평균 수명이 30세가 안되었고, 영아사망률은 20%를 넘었다. 그러니 누구나 살면서 부모나 형제들의 죽음을 자주 경험하였을 것이다.

그런데 인류가 자연을 통제할 수 있게 되고 수명을 늘리고 삶의 풍요로워지자 곧 자연으로부터의 보복을 당하고 있다. 환경 문제가 바로 그것이다. 결국 예나 지금이나 우리 인류는 이 땅에서 살면서 완전한 자유와 행복을 누릴 수 없으며 원초적으로 질병과 고통으로부터 해방될 수 없다.

악몽은 고통과 죽음으로부터 완전히 자유로울 수 없는 우리 인간이

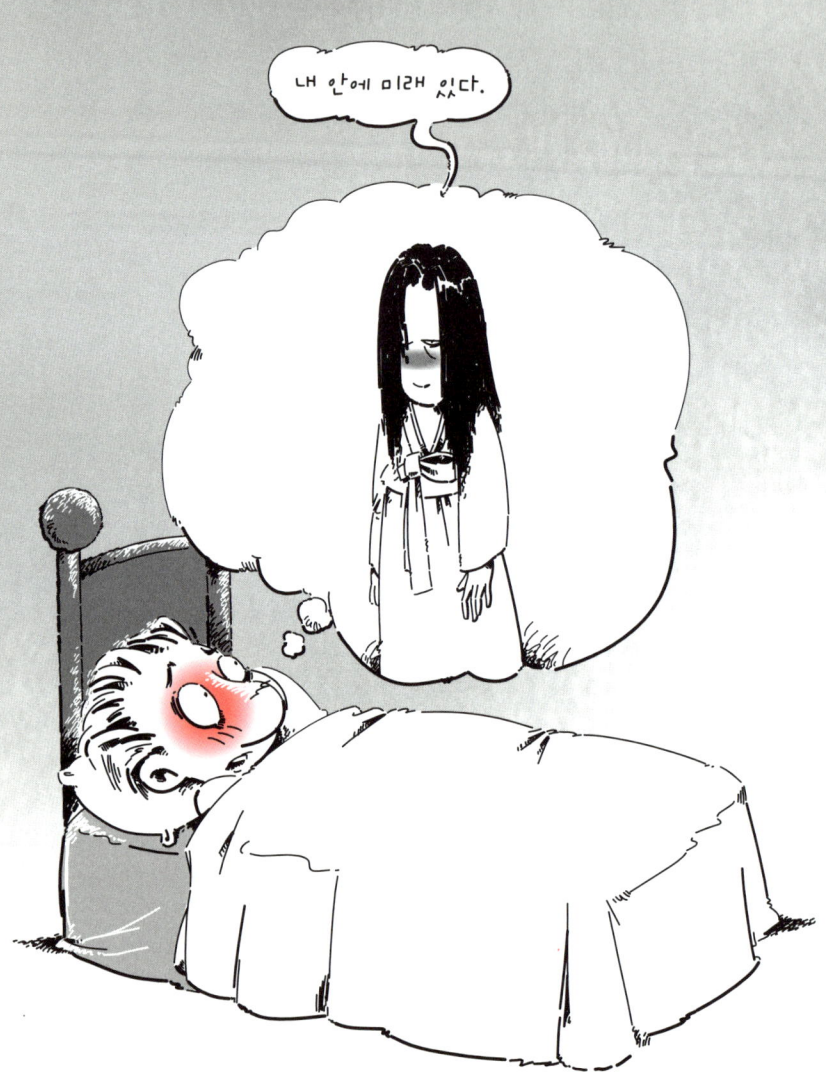

살아가면서 겪게 되는 공포를 미리 체험하는 매우 중요한 심리적인 과정으로 이해해야 한다. 꿈은 과거의 경험을 다시 되새기는 것이며, 앞으로 일어날 수 있는 일을 미리 경험함으로써 마음의 상처를 씻고 또 미래를 준비하는 매우 중요한 정신 현상이다. 악몽은 이런 과거 경험과 미래 준비 중에 공포와 관련된 꿈이다. 주로 새벽에 일어나고 생생하게 기억한다. 내성적인 성격을 가졌거나 예술가적인 기질이 있는 사람, 그리고 어려운 경험을 많이 한 사람일수록 잘 나타나는 것으로 알려지고 있다. 악몽이 너무 심해 잠 자체를 방해해서 일상생활에 지장을 주는 경우는 정신과 의사와 심리적인 상담을 받는 것이 좋고, 정신과 약을 복용해야 하지만 이런 경우는 드물다.

악몽과는 좀 다른 야경증이 있다. 야경증은 잠에 든 지 1~2시간 안에 무서운 소리를 지르거나 심하게 떨거나 땀이 나거나 숨이 차는 증상이다. 하지만 아이들은 잠에서 깨지 않으며 다음 날 일어나서도 무서운 꿈을 전혀 기억하지 못한다. 이런 야경증도 어떤 병이나 이상한 현상이 아니고 발달과정에서 일어나는 자연스러운 현상이다. 드물게 야경증이 너무 심해서 잠을 방해하기 때문에 다음날 일상생활을 할 수 없는 경우도 있다. 이때는 정신적 스트레스를 줄이고, 취침시간을 일정하게 갖으며, 평안한 환경을 조성하면 좋아지고, 약간의 안정제를 쓰면 더 빨리 좋아진다.

우리 조상들은 부엌에 가면 부엌귀신, 장독대에 가면 장독대 귀신이 있다고 생각한 것처럼 꿈에 나타나 우리를 공포로 몰아넣는 귀신을 가위 귀신이라고 불렀다. 그래서 위에서 설명한 악몽과 야경증을 구분하지 않고 모두 가위 눌렸다고 했으며, 심한 경우는 굿을 함으로써 이 귀신을 달래기도 했다. 결국 조상들뿐만 아니라 우리 현대인들도 살아가면서 누구나 겪게 되는 고통을 꿈으로 되새기고, 해소하고, 또 달래면서 살아가는 것이다. 지금 현대인들도 꿈에 나타나는 공포의 대상은 과거와 다르지만 똑같이 이런 악몽을 통해 어렵고 상처받았던 과거를 되새기고, 또 앞으로 일어날 수 있는 고통스런 일이지만 일어나기를 바라지 않는 마음에서 무의식으로 억제한 사건이나 상상이 꿈으로 현상화 되는 경험을 하게 된다. 악몽은 우리 정신 건강에 도움이 되는 무의식의 경험일 뿐이다.

과호흡증후군

응급실에서 오는 젊은 환자 중에 응급실에 들어올 때는 의식이 없이 들것에 실리거나 업혀서 들어오지만 불과 30분이 안되어 멀쩡하게 웃으면서 돌아가는 경우가 있다. 갑자기 의식을 잃고 쓰러져 모두를 놀라게 하지만 응급처치로 짧은 시간 좋아지는 병중에 과호흡증후군이라고 하는 병이 그렇다. 이 병은 정신의학의 선구자인 프로이드가 처음 기술했던 히스테리 전환장애의 하나인데, 전환장애는 심리적인 갈등이 신체 기능의 소실 내지 특이 증상으로 전환되어 나타나는 문제이다.

과호흡증후군은 심리적 갈등을 조절하지 못해 이 갈등이 호흡조절의 이상으로 발전, 숨을 과도하게 쉬기 때문에 생기는 병이다. 숨을 자주 몰아쉬게 되면 호흡수가 빨라지고 폐에서 이산화탄소가 밖으로 너무 많이 빠져나가면서 우리 몸의 산-염기 균형이 깨지게 된다. 즉 피가 알칼리로 변하는 알칼리혈증을 일으킨 것이다. 알칼리혈증이 진행되면 우리 몸 신경계 기능이 이상이 생겨서 어지럽고 근육이 경직되고 쓰러지게 된다. 한마디로 숨을 가쁘게 쉬면서 의식이 희미해지고 손발이 뒤틀리면서 쓰려져서 괴로워하다가 숨을 덜 쉬면 몇 분내 좋아지는 병이다.

이런 증상이 생기면 자기가 내쉰 숨을 다시 들이마시는 방법이 특효약이다. 손을 모아서 입과 코를 막고 숨을 쉬던지, 종이 봉지나 비닐 봉지로 입을 막고 숨을 쉬는 것이다. 이렇게 하면 과도하게 내뱉은 이산화탄소를 다시 흡수하는 효과가 있기 때문에 과호흡으로 인한 알칼리혈증을 완화시켜주어서 손발이 뒤틀릴 정도의 증상으로 발전하지는 않는다. 병원 응급실에서는 항불안제를 주사해서 빨리 안정화하기 때문에 증상이 빨리 좋아진다.

과호흡증후군을 일으키기 쉬운 환경은 개인적으로 매우 화가 날 때, 심리적인 충격을 받았을 때, 혹은 흥분했을 때, 스트레스를 받을 때 등 주로 심리적인 부담을 받을 때이다. 따라서 이 병을 예방하려면 가정과 학교와 사회가 인격을 올바로 성숙시키고, 또 개인적인 차원에서는 심리적인 스트레스를 적절하게 해소하는 스트레스 해소법 등 건강생활을 생활화하는 것이다. 그리고 한 가지 덧붙인다면 많은 사람들이 이용하는 지하철과 버스가 너무 붐비고 더운 것도 과호흡증후군의 유발요인이다. 지하철이나 버스가 덜 붐비도록 차량 운행을 늘리고, 아울러 실내 환경을 쾌적하게 바꾸는 것은 우리 삶의 질을 높이는 데 우선순위가 높은 정책이다. 정부와 지자체의 획기적인 대책이 절실히 요구된다.

실신

사람의 가장 중요한 특징의 하나는 똑바로 설 수 있다는 것, 즉 직립보행이 가능하다는 것이다. 그런데, 이렇게 설 수 있으려면 척추와 다리처럼 근골격계가 튼튼해야하고, 아울러 우리 몸의 평형을 담당하는 기관인 내이(內耳)와 소뇌(小腦) 등의 신경 기능이 정상이어야 한다.

중고등학생 시절 조회 시간에 지루한 교장 선생님 훈시를 오래 듣다가보면 갑자기 쓰러지는 친구들이 있었다. 왜 그 친구들은 쓰러졌을까? 몇 가지 이유가 있는데 한 가지는 열피로라고 해서 직사광선을 오래 쪼여서 중추신경계가 일시적으로 제 기능을 하지 못하기 때문에 생기는 것이다. 이때는 시원한 곳에서 잠시 쉬게 해주면 금방 회복이 된다. 오래 서있으면, 심장으로 돌아오는 정맥피가 감소하면서 심장의 심박출량이 줄어들어 뇌로 가는 피의 양이 줄어드니까 실신하는 경우가 있다. 보통 사람들은 갑자기 일어나거나 자세를 바꾸어도 반사적으로 심박출량을 증가시키는 메커니즘이 잘 작동되기 때문에 그런 증상이 없지만, 평소 운동량이 부족하거나, 하체에 근육의 발달이 안 되어 있거나, 다이어트를 과도하게 하거나, 수분과 물 섭취가 부족한 경우엔 뇌로 가는 피의 양을 일정하게 유지하는 메커니즘이 잘 작동되지 않아 실신을 일으킬 수 있다. 여성은 지하철에 오래 서 있다가 쓰러지는 일도 자주 있다.

사람이 갑자기 쓰러지는 경우 간질이나 뇌질환, 심장질환 등 심각한 어떤 병이 있는 경우도 있다. 이때는 의식을 잃거나 손발이 떨리거나 눈이 돌아가는 등의 일시적인 실신과는 다른 증상을 보인다. 보통 경험하는 열피로나 기립성 저혈압과 같은 가벼운 문제는 평소 운동을 통해 심폐기능과 평형기능을 잘 유지하고, 또 근육을 튼튼히 하는 운동을 하면 예방된다.

허리를 삐끗한 것 같아요

우리 몸의 허리는 집의 대들보와 같다. 집을 잘 지으려면 기초와 주춧돌, 기둥, 지붕 모두 중요하지만 대들보를 가장 중요하게 여긴다. 그래서 대들보를 올릴 때 상량식(上梁式)을 치른다. 집을 짓는데 가장 중요한 대들보를 올리면서 집을 짓는 의미를 나누고 그 성공을 기리는 것이다. 우리 몸의 허리도 대들보와 같아서 튼튼한 허리를 갖는 것은 몸 전체의 건강과 직결된다. 다만 사람의 허리는 건물의 대들보와 달리 움직이는 기능과 척수라는 중추신경계를 보호하고 상지와 하지와 몸통과 내장으로 가는 온갖 신경을 내보내는 매우 다양하고 다이내믹한 작용을 갖고 있다.

그런데 우리 몸의 대들보인 허리가 불편한 사람들이 적지 않다. 왜 그럴까? 허리를 상하게 하는 첫 번째 요인은 자세와 습관이다. 앉아서 일할 때 불완전한 자세, 누워서 잘 때 엎드리는 자세, 오래 서있을 때 차려자세를 계속 유지하는 것, 무거운 것 들 때 허리를 이용하는 습관, 골프처럼 허리를 돌리는 운동을 무리하게 하는 습관 등이 가장 흔한 문제이다. 특히 오래 앉아서 일하는 직업을 가진 사람들은 자신에 맞는 의자에 올바른 자세로 앉아서 일하는 습관을 길러야 한다. 허리에 가장 좋은 의자는 똑바르고 바닥이 딱딱한 의자인데 푹신한 의자나 쿠션에 너무 오래 앉는 것은 금물이다. 의자에 앉아서 일을 할 때는 고개를 똑 바로 하고, 턱을 약간 안으로 잡아당기어 허리가 똑바로 되게 하고 배 근육에 힘을 주면서 가슴을 펴는 것이 좋다. 또 오래 앉을 경우에는 다리를 꼬고 앉는다든지 발에 발판을 얹어 무릎이 엉덩이보다 약간 높게 하는 것이 허리를 곧게 해서 허리에 받는 힘을 줄여주어 요통을 예방하는 요령이다. 공부를 할 때나 사무를 볼 때도 목과 허리를 반듯하게 가지도록 습관을 잘 들이자.

　허리를 상하게 하는 두 번째 요인은 복부 비만이다. 지렛대의 원리에 따라서 앞 쪽의 배가 나올수록 뒤쪽 허리가 당겨야하는 힘은 강해진다. 즉 척추를 지렛대의 축으로 척추 뒤쪽의 근육은 항상 과도한 힘을 유지해야한다. 이를 줄이기 위해 상체를 뒤로 넘기게 되는데 이런 자세는 척추에 부담을 주게 되어 결과적으로 척추의 퇴행성 질환이나 척추 협착증과 같은 병이 잘 생긴다.

　요통의 세 번째 원인으로 운동부족이 있다. 허리를 받쳐주는 것은 근육과 인대인데, 이 부분의 운동을 하지 않으면 근육과 인대가 척추를 충분히 받쳐주지 못해서 약간의 충격도 흡수 못하고 통증을 유발하는 문

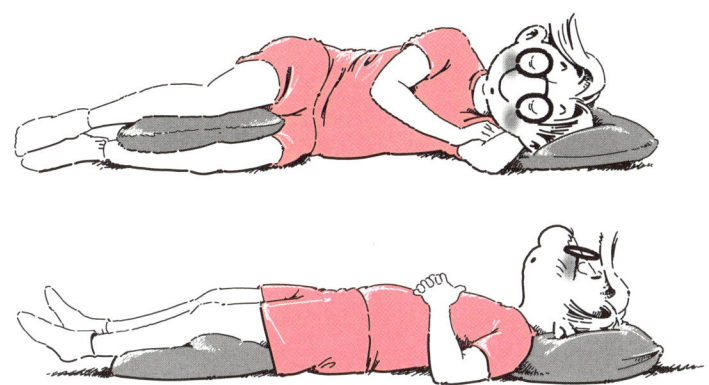

그림 2-1 허리에 좋은 취침 자세

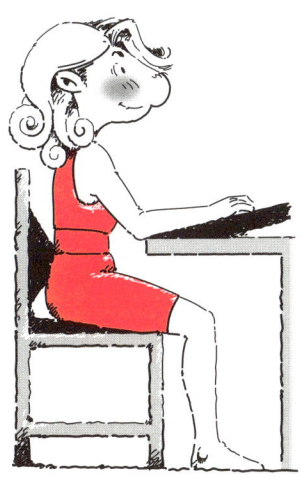

그림 2-2 올바른 앉는 자세

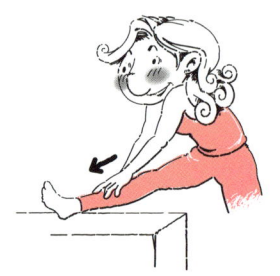

1. 서서 등 굽히기
발을 무릎 위 정도까지 올리고 양 팔을 발끝을 향해 뻗는다.

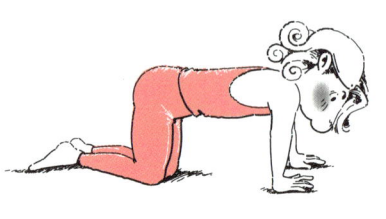

2. 고양이 등 운동
무릎과 양 손바닥을 바닥에 대고 고개는 고정시켜 정면 바닥을 보고 등을 서서히 위로 올린다.

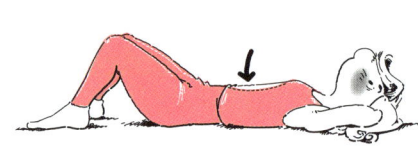

3. 누워서 엉덩이 들기
누운 상태에서 엉덩이를 들어올린다.

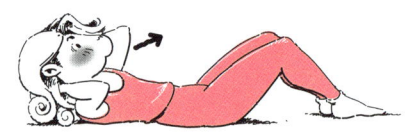

4. 누워서 윗몸 일으키기
양 무릎을 세운 상태에서 양팔을 앞으로 뻗어 윗몸을 일으킨다.
이 상태에서 손을 머리 뒤로하고 윗몸을 일으킨다.

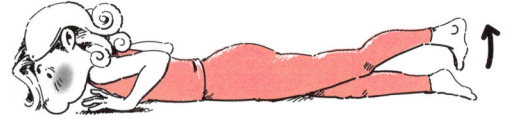

5. 엎드려 다리 들기
바닥에 엎드려 누운 상태에서 한쪽 다리만 들어올린다.

그림 2-3 허리를 강화하는 운동

제를 일으킨다. 요통을 갖고 있는 사람은 물론이고 허리가 아프지 않더라도 요통을 예방하는 운동을 포함해서 운동을 해야 한다. 다음 그림의 허리 운동을 기억해보자.

운동은 처음에는 흉내만 내도 좋다. 꾸준히 하다보면 익숙해지고 허리도 좋아지는 것을 느끼게 될 것이다. 중요한 것은 오래 허리가 아픈 사람일수록 낫는 데도 오래 걸린다는 것이다. 그러니 빨리 낫지 않는다고 실망하지 말고 꾸준히 운동하는 것이 중요하다.

요통이 일시적이지 않고 지속될 때는 의사의 진찰을 받아야 한다. 보통 가정의학과 의사나 정형외과, 신경외과 의사 누구라도 좋다. 요통의 정도가 통증을 심하게 느끼는 정도로 심하거나 요통이 1주일 내 좋아지지 않을 때는 의사의 진찰을 받는 것이 필요하다.

요통만큼 무성한 소문과 민간요법이 난무하는 병이 있을까? 민간요법은 그렇다 치고 의학적인 치료에서도 요통만큼 의사들 사이에 논란이 많은 병도 없을 것이다. 허리 디스크만 하더라도 교과서적으로는 보존적인 치료로 안 될 때, 혹은 방광증상을 유발할 정도로 진행된 디스크에서만 수술을 하라고 되어 있지만 이를 그대로 지키지 않는 경우가 허다하다. 그리고 일반인들은 "허리에는 칼을 대면 안 된다"라는 얘기가 있을 정도로 허리 수술을 받고 증상이 해결되지 않거나 합병증으로 고생하는 사람이 있다. 사실 요통 문제로 수술하는 경우는 대개 통상적인 방법으로 해결되지 않을 정도로 심한 디스크나 척추 협착증이고 실제로는 수술 받고 문제가 해결된 경우가 훨씬 많은데 왜 이런 소문이 난 걸까? 그것은 수술로 큰 이득을 본 사람들은 말이 별로 없지만 간혹 생기는 수술합병증으로 고생한 환자와 가족의 너무나도 생생한 증언 때문일 것이다. 다행히 대부분의 허리 통증은 수술로 치료하지 않아도 된다. 잠깐 아프다가 저절로 낫는 요통이 많고 오래 지속되는 요통이더라도 수술이 필요한 경우는 적다. 보통 허리가 만성적으로 아픈 경우는 만성요부염좌로 허리 디스크도 아니고, 척추 뼈에도 이상이 없지만 자세가 잘못되고, 척추를 이루는 근육과 인대가 약하기 때문에 생기는 병이다. 사람들은 허리가 갑자기 아프면 일단 뼈나 디스크 이상이라고 속단을 내리는 경향이 있다. 하지만 실제 대부분의 원인은 단순한 근육과 인대의 이상이다. 두 경우 모두 의사의 간단한 처방과 운동요법으로 쉽게 고칠 수 있는 문제이다.

요통도 어떤 병과 마찬가지로 예방이 중요하다. 요통을 예방하려면 위에서 설명한 세 가지 위험요인을 피해야 한다. 즉, 위에서 지적한 요통을 잘 일으키는 자세와 습관을 피하고, 복부 비만을 해결하며, 운동으로 허리를 강화해야 한다. 운동은 처음부터 잘 할 수 없다. 조금씩 흉내만 내도 좋다. 꾸준히 하다보면 익숙해지고 허리가 강해지는 느낌을 가질 것이다. 아울러 허리가 불편했던 사람도 꾸준히 하다보면 요통이 좋아지는 것을 느끼게 될 것이다. 빨리 좋아지지 않는다고 실망할 필요 없다. 원칙을 정해서 꾸준히 자기 몸을 만드는 것이 요통을 예방하는 지름길이라는 것만 기억하자.

충분한 물을 마시자

우리 몸은 무려 60%가 물로 이루어져 있을 뿐만 아니라 신진대사와 신체활동에 2~3리터의 물이 매일 필요하다. 더구나 일이나 운동으로 땀을 많이 내면 더 많은 물이 필요하다. 물은 신장(콩팥)에서 노폐물을 걸러내 소변으로 내보내도록 하고, 혈액과 체액의 농도를 일정하게 유지시켜 신체 각 기관이 잘 활동할 수 있도록 해준다. 수분이 부족해지는 현상을 탈수라고 하는데 탈수가 되면 혈액과 체액이 농축되어 신체기능이 떨어질 뿐만 아니라 콩팥에서 독소를 제거하는데도 문제가 생긴다. 물을 잘 마시지 않고 땀을 많이 내거나 운동량이 적으면 소변 찌꺼기가 굳어져서 돌(결석)이 생긴다. 탈수는 기관지에서 먼지나 세균을 제거하는 섬모세포의 활동을 저하시켜서 감염에 약하게 만들고, 입 안에 세균 번식을 조장해 입냄새의 원인도 된다. 또한 담배 생각이 날 때 이를 이겨내는 데도 물 한 잔은 요긴하다.

우리가 먹는 음식만으로는 이 정도의 물을 보충하기 힘들다. 최소한 하루 여섯 잔의 물을 따로 마시는 습관이 필요하다. 물은 자연 그대로의 찬 물이 가장 좋다. 깊은 나무뿌리와 흙과 바위 사이를 흐르는 물은 완벽하게 정수가 되었을 뿐만 아니라 미네랄이 풍부하고 물의 형태도 육각수로 세포에서 가장 잘 이용된다. 바로 이런 물이 선조들이 먹어왔던 물이며 많은 사람들이 좋아하고 건강에 좋다고 애용하는 물이다. 만약 이런 자연수를 마시는 것이 쉽지 않다면 정수기 물을 이용하는 것도 괜찮다. 정수방식에 따른 논란이 있지만 크게 문제가 되지는 않는다. 마시는 모든 물을 역삼투압 방식의 정수기를 통과한 물로 마시면 전해질 부족을 초래하지 않을까 걱정하는 사람도 있지만 전해질은 다른 음식에도 포함되어 있으므로 음식을 골고루 먹는 사람은 문제가 되지 않는다. 자연 그대로의 물이나 정수기 물도 마시기 어렵다면 물을 보리차, 둥글레차, 녹차로 끓여 마시는 것이 좋다. 특히 10세 이하 소아나 65세 이상의 노인, 그리고 병약자는 사시사철 약수도 끓여 마시기를 권한다. 왜냐하면 면역력이 떨어진 이들에게는 약수에 섞인 세균으로 인한 감염 사례가 종종 보고되기 때문이다. 여름철 약수는 각종 세균이 번식할 수 있고, 겨울철 약수에는 예시니아와 같은 특별한 세균이 자랄 수 있다. 예시니아는 온도가 낮은 물에만 사는 세균으로 겨울철 어린이 설사의 원인이 되기도 한다.

환절기에는 감기와 같은 호흡기질환이 흔하고, 갖고 있던 만성기관지염이 악화되기도 하는데 이때 가장 좋은 약은 물이다. 물은 가래를 부드럽게 해서 배출을 도와주고, 기침을 줄여주는 천연 진해제이기 때문이다. 감기, 기침에는 우리 선인들이 전통적으로 즐기던 녹차나 쌍화차, 생강차를 마시면 더욱 좋을 것이다. 하지만 카페인 때문에 설탕, 크림을 넣지 않은 커피라면 하루 세 잔, 녹차도 하루 다섯 잔 이상 권하지는 않는다. 호흡기 감염이 있을 때 열이 나거나 2차 감염으로 기침, 가래가 심해지지 않는다면 충분한 물을 마시면서 휴식을 취하면 약을 복용하거나 주사를 맞지 않아도 자연적으로 나을 수 있다.

평소에 갈증이 있을 때만 물을 마시지 말고, 아침에 일어나서 마시고 낮에도 자주 마시는 것이 좋다. 다만 식후 1시간 내에는 입가심 정도의 물 이외에는 안 마시는 것이 좋다. 소화액이 희석되어 소화장애를 일으킬 수 있기 때문이다.

　최소 하루 여섯 잔의 물을 마시라. 땀을 많이 흘리면 그만큼 더 마시고, 건조한 곳에서 일하는 사람은 더 자주 물을 많이 마셔야 한다. 그러면 호흡기도 편해지고, 변비도 해결되며, 피로회복에도 도움을 줄 것이다.　물을 충분히 마시지 않으면 탈수가 되는데 탈수는 우리 몸의 기능을 현저히 저하시키는 결과를 초래한다. 물을 자주 마셔 탈수를 미리 막는 노력이 필요하다. 물을 충분히 마시는 것은 한참 성장하는 벼에 물을 대는 것처럼 왕성하게 활동하는 우리 몸의 세포에 물을 대는 것이다.

눈 건강을 위협하는 것들

　눈은 우리 외모를 결정하는데 가장 큰 역할을 하는 기관이다. 맑고 촉촉한 눈망울은 얼마나 아름답고 사람을 밝게 만드는가? 눈은 사물을 보고 인식하는 기능 이외에 거리를 측정하고 평형 감각을 유지하는 데 결정적인 역할을 한다. 또 눈은 우리 몸 기관 중에서 가장 많이 움직이는 기관이다. 안구를 움직이는 6개의 근육과 눈꺼풀을 움직이는 근육은 우리 몸에서 가장 많이 움직인다. 시각의 기능을 담당하기 위해서, 그리고 눈을 위협하는 요소로부터 안구를 보호하기 위해 안구나 눈꺼풀은 매우 빨리 움직일 수 있어야 한다. 그래서 눈을 덮고 있는 눈꺼풀의 피부는 가장 얇고 부드러워 움직임에 저항이 가장 적다. 눈꺼풀을 움직이는 근육과 안구를 움직이는 6개의 근육은 가장 반응이 빠른 근육으로 이루어졌다. 눈으로 들어오는 빛은 각막, 동공, 렌즈와 유리체를 통과하는데 이 기관은 그 어떤 물보다, 수정보다 맑고 선명하다.

그런데 선명한 구조와 섬세한 기능을 갖는 눈도 이런 저런 위험에 노출되어 있어 때로는 눈 때문에 불편을 느끼고 심한 경우 실명에 이르게 된다. 청소년의 눈을 위협하는 가장 큰 위협은 사고이다. 사고는 우리 몸 어느 곳이든 손상을 입힐 수 있겠지만 눈 손상도 드물지 않다. 교통사고도 눈 손상의 중요한 원인이고 아이들이 장난감을 갖고 놀다가 부주의해서 손상을 입는 수가 있다. 가을에 밤송이를 따다가 멀쩡하게 떨어지는 밤송이를 피하지 못해 각막 손상을 입는 경우도 있다.

눈을 위협하는 것 중 자외선도 있다. 과도한 자외선 노출은 백내장을 일으킨다. 선글라스는 멋뿐만 아니라 눈을 보호하는 중요한 도구이다. 여름 해변이나 겨울 스키장에서의 자외선은 오래 노출되지 않아도 문제가 된다. 어린이건 노인이건 선글라스를 쓰는 것을 주저하지 말아야 한다. 눈의 건강을 위협하는 것 중 특히 어린이와 청소년이 주의해야할 것은 강렬한 빛이다. 특히 텔레비전이나 컴퓨터의 드라마나 게임에서 나오는 번쩍거리는 빛은 간질발작을 유발한다. 이것을 광발작이라고 하는데 소아에서 드물지 않게 일어나는 발작이다. 다행히 지속적인 간질로 이환되지 않지만 반복되면 간질 발작으로 인한 뇌손상이 우려되므로 주의를 요한다.

보통 심하지 않은 근시는 질병은 아니다. 안경이 보편적인 교정법이다. 안과의사 중 안경을 쓰고 있는 의사가 얼마나 많은가? 안경이 전문가들에게도 통하는 좋은 근시 교정법이기 때문이다. 요즘 유행하는 라식(Lasik), 혹은 라섹(Lasek)을 비롯한 수술법은 완벽하지 않지만 갈수록 좋은 효과를 얻고 있다. 따라서 근시가 심한 경우 안과 전문의와의 상의를 통해 근시교정수술을 받는 것도 권할만하다.

눈의 피로도 흔한 문제이다. 너무 오랫동안 책을 보거나 핸드폰이나 컴퓨터 모니터를 주시해야한다든지, 너무 많은 것을 보고 집중하고 판단해야한다면 눈은 피로와 안구건조증으로 시달린다. 피곤한 것은 쉬면 낫지만 피곤이 반복되면 만성피로로 발전할 수 있다. 따라서 한 시간에 10분 정도라도 눈을 쉬게 해주는 것이 꼭 필요하다. 눈을 감고 있다든지 꽃이나 나무를 본다든지 먼 산을 바라보는 것이 좋은 방법이다.

잠깐! 잘못 알고 있는 건강 상식

팔다리가 마르면 비만이 아니다?

외모는 호리호리한데 옷을 벗고 보면 배만 뽈록 나온 사람이 많아지고 있다. 전에는 이런 체형이 40대 이후 아저씨, 아줌마들의 전매특허였지만 지금은 10대, 20대까지 배 나오는 청소년들이 늘고 있다. 얼굴은 그리 살이 찐 것 같지 않고 마른 것처럼 보이기까지 하는데 복부와 엉덩이와 허벅지의 피하지방은 장난이 아닌 것이다. 나는 이런 사람을 농담으로 '기만형 체형'이라고 부른다. 얼굴은 말라서 날씬한 것처럼 보이지만 실제는 비만한 자신을 속인다는 뜻으로 농담처럼 말한다.

자신은 그리 뚱뚱한 편은 아니라고 생각하지만 과연 그런지 따져보라. 체중으로 따지면 비만은 아니고 배는 좀 나왔다고 생각한다면 줄자를 가지고 자신의 배 둘레를 측정하라. 배꼽을 중심으로 편하게 숨을 쉬는 상태에서 배 둘레를 측정하라. 만약 남성의 배 둘레가 85cm 이상, 여성은 80cm 이상이면 마른 비만이라고 할 수 있다. 이 수준까지는 아니지만 5cm 이내로 근접하면 경계 수준이다.

마른 비만을 가진 사람들의 특징은 움직이기 싫어한다는 것이다. 신체활동측정 설문지(IPAQ)로 따져보면 낮은 수준의 신체활동량이 나오거나 아예 신체활동량이 없을 정도로 몸을 움직이는 것을 싫어한다. 대신 술은 좋아해서 주 1회 이상 소주 한 병 이상, 맥주 1,000cc 이상의 술을 마신다. 식사는 불규칙하고 자주 과식하는 편이다. 아침은 거르고 저녁은 많이 먹고 과일이나 술을 마시면서 컴퓨터나 텔레비전을 보는 것이 취미인 경우도 많다. 하지만 스트레스는 이리저리 많이 받는다. 이런 습관을 가진 사람은 지금은 괜찮더라도 곧 마른 비만이 되거나 아예 과체중이나 비만이 될 가능성이 높아진다.

당신은 얼굴에 살이 찌면서 날렵한 모습이 둔해 지고 배만 톡 튀어나오는 배 나온 아저씨, 아줌마 스타일로 변해가는 것을 받아들이겠는가? 아니면 꾸준히 몸 관리해서 스스로도 만족하고 누가 봐도 멋진 몸매를 갖고 살겠는가?

정전기가 자주 생기면 건강 이상 신호이다?

어쩌다가 차의 손잡이를 잡을 때, 남의 옷깃에 손이 스칠 때, 혹은 어떤 물건을 만질 때 전기가 흘러 깜짝 놀란 적이 있을 것이다. 바로 정전기 때문이다. 정전기는 시간이 지나도 그대로 있는 전기를 말하는데 주로 마찰에 의해서 잘 생긴다. 정전기는 한 가지 상황에서 발생하기 때문에 '전하'가 어느 한 곳으로 몰리면서 전체적으로 양(+) 또는 음(-) 전하를 띠게 된다. 우리 몸은 이런 정전기가 머물 수 있는 매체이기도 하다.

정전기는 건조하고 차가운 날씨가 이어지는 겨울철에 잘 생긴다. 여름철에는 정전기가 우리 몸에 축적되기 전에 공기 중의 수분을 통해 방전된다. 하지만 겨울철에는 우리도 느끼지 못하는 사이에 옷과의 마찰이 지속적으로 일어나 전기가 생겨서 방전되지 못하고 몸에 축적되기 때문이다. 정전기는 몸이 건조한 사람이나 정전기가 잘 발생하는 옷을 입고 활동하는 사람에서 더 잘 쌓인다.

우리가 가끔 깜짝 놀랄 정도로 자극적인 정전기의 양은 3,000볼트 이상의 고압이지만 실제 흐르는 전류의 양은 일상생활에서 쓰는 전류의 1/1,000에도 못 미친다. 따라서 상당히 놀라게 하는 정전기이지만 실제 건강에는 별 영향이 없는 것으로 알려져 있다. 현재 알려져 있는 정전기의 영향은 '피부자극 증상'이나 '통증과 근육수축이 반사행동이나 미세한 동작의 일시적 장애' 정도이다. 아토피를 갖고 있는 사람에게 정전기는 나쁘다고 알려져 있는데 이는 정전기가 아토피를 직접 악화시키기보다는 정전기에 의한 피부 자극 증상으로 인해 피부를 긁기 때문이다. 아토피는 긁는 것이 가장 나쁜데 바로 정전기가 이를 유발할 수 있는 것으로 알려져 있다. 정전기를 체질과 연관해 설명하는 인터넷 정보도 있고, 또 정전기가 심하게 일어나는 사람은 건강이 좋지 않다는 신호이니 정밀건강진단을 받으라는 사람도 있다. 하지만 이것은 아직은 근거가 명확하지 않은 주장이다. 대신 정전기가 때로는 사소하게 때로는 아토피를 악화시킬 정도로 심각하게 불편한 것이니 예방하는 지혜는 필요하다.

정전기를 예방하기 위해서 가장 중요한 원칙은 피부가 건조하지 않도록 해주고 체질적으로 피부가 건조한 사람은 보습제를 매일 쓰는 것이다. 특히 남성들은 몸에 로션이나 크림을 바르는 것을 어색해하지 말라. 이런 보습제는 야간 피부 가려움증도 예방하는 좋은 방법이다. 아울러 실내에는 어항이나 분수대를 설치하고 매일 물을 주는 식물을 키워서 건조한 것을 막아준다면 정전기도 막고 좋은 실내환경을 만들 수 있을 것이다. 건조한 날에는 실내에 가습기를 틀어주고 빨래할 때 정전기를 줄여주는 섬유유연제도 도움이 된다. 겨울에는 지성 모발이라도 샴푸 후에 린스를 사용하는 것이 좋고, 빗의 종류도 되도록 나무 손잡이로 된 브러시를 사용하고 나일론이나 플라스틱 소재의 브러시라면 사용하기 전에 물에 살짝 담갔다 쓰면 정전기를 막을 수 있다.

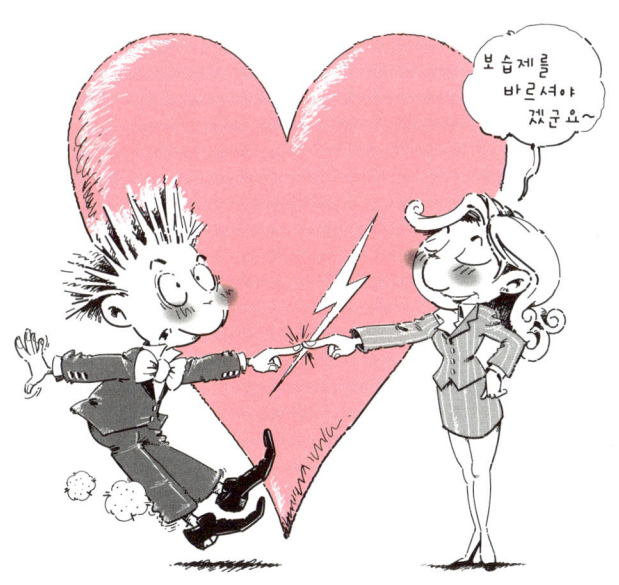

입 냄새는 충치 때문이다?

암컷 나방이 수컷 나방을 유혹하는 가장 중요한 무기는 무엇일까? 예쁜 얼굴인가? 아니면 잘 빠진 몸매인가? 둘 다 아니다. 바로 페르몬이라고 하는 특유의 냄새이다. 일부 동식물은 자기들만의 페로몬을 내어 서로 의사소통하며, 자신들과 다른 무리를 구별한다. 인간 세상에도 먹는 것, 사는 곳, 사회경제적 삶, 멋, 그리고 성적 유혹 등 냄새는 우리 삶에서 중요한 키워드이다. 민족마다 주로 먹는 음식 등 생활환경이 다르므로 민족 특유의 냄새가 있다. 또 직업을 말하지 않아도 그 사람이 일하는 곳을 맞출 수 있다. 빵집에서 일하는 사람에게서는 빵 냄새, 시장에서 멸치를 파는 사람에게서는 멸치 냄새, 운동 많이 하거나 막노동으로 땀이 많이 난 사람에게서는 땀 냄새가 난다.

냄새는 아무리 탈취제를 뿌리고 향수를 뿌려도 그 냄새를 지울 수 없다. 만약 침대에 오래 누워있는 환자가 있는 집을 방문했는데 나쁜 냄새가 나지 않는다면 그것만으로도 환자 관리를 잘 하고 있다고 판단해도 될 정도이다. 개인도 마찬가지이다. 만약 어떤 사람이 입을 열면 입 냄새, 팔을 들면 겨드랑이 냄새, 신발을 벗으면 발냄새가 난다면 그 사람은 자기관리에 실패한 사람이다.

어떤 질병 때문에 나는 냄새도 있다. 구강에 치은염을 앓는 사람에게서는 박테리아 냄새가 나고, 신부전증 환자에서는 오줌 냄새, 당뇨병성 키토산혈증을 앓는 사람에게서는 과일 같은 상큼한 냄새, 비특이적 질염을 앓는 사람에게서는 썩는 냄새, 액취증을 갖고 있는 사람에게서는 겨드랑이에서 특이한 구린내가 난다. 의사는 이런 특이한 냄새를 잘 구별할 줄 알아야 한다. 고름을 째다보면 고름 냄새, 심한 화상환자에게서는 녹농균의 생선비린내, 항문을 진찰하다보면 똥냄새, 농약 먹고 들어온 사람에게서는 농약 냄새, 음식을 토한 환자에서는 음식이 소화되는 냄새가 난다. 이런 냄새가 역겹다고 느끼는 의사는 임상 의사가 될 자격이 없다. 의사는 웬만한 냄새쯤이야 당연한 것으로 받아들이고, 오히려 그런 냄새를 통해서 환자의 문제를 정확하게 진단할 수 있는 지혜를 갖추어야 한다.

겨드랑이 냄새는 피부 밑의 아포크린샘 분비물들이 피부 박테리아에 의해 지방산과 암모니아로 변하기 때문에 생긴다. 보통 암내가 난다고 하기도 하는 '액취증'이라는 병이다. 이 문제는 겨드랑이 수술이 필요하다. 요즈음은 겨드랑이 피부 밑의 지방층에 있는 아포크라인샘을 초음파 지방 제거기로 흡입해서 없애는 치료를 하고 있다. 입원할 필요 없이 간단하게 해결된다.

발 냄새가 심한 가장 큰 이유는 같은 신발을 계속 신기 때문이다. 매일 새 양말을 신듯이 신발도 매일 바꾸라. 여러 개의 신발을 돌려가면서 신는 것이다. 경제적 부담이 심한가? 아니다. 이렇게 돌려가면서 신으면 신발도 오래 신는다. 물론 한창 자라는 청소년이라면 두 켤레만 준비하라.

일상생활에서 가장 흔하고 고치기 힘든 것이 입냄새이다. 나는 입냄새를 고민하고 이를 줄이는 방법을 찾아 치과와 병원을 전전하는 사람들을 진료실에서 가끔 만난다. 심한 사람은 입냄새 때문에 사람들을 만나는 것을 꺼리고 자신감을 잃기도 한다. 이들은 얘기할 때 입을 가리고 말하기도 하고, 일부러 가까이 대화하는 것을 피하기도 한다. 어떤 노총각과 노처녀는 입냄새를 해결하려고 하다가 결국 실패한 후 결혼을 포기했다는 고백을 들어보기도 했다. 드물게 이런 사람 중에는 실제 냄새가 나는 것은 아닌데 자신에게서 냄새가 난다고 믿는 망상을 갖는 정신질환을 앓는 사람도 있다.

입냄새를 이해하는 데 가장 중요한 사실은 누구나 입 안에는 많은 세균들이 있기 때문에 냄새가 전혀 없을 수 없고, 또한 섭취한 음식물은 위에서 위산과 섞여 소화가 되기 때문에 이 과정에서 냄새가 날 수밖에 없다는 사실이다. 너무나도 작고 귀여운 아기라도 토하고 나면 얼마나 냄새가 나는가? 또 아무리 아름다운 여인이라도 트림을 하면 냄새가 나기 마련이다. 이것은 음식물이 소화되면서 일종의 화학적 부패가 일어나기 때문이므로 냄새가 나는 것은 당연하다. 이러한 생리적인 현상 때문에 정도의 차이가 있지만 누구나 어느 정도의 구취는 갖고 있는 사실을 인정하는 것이 입냄새를 해결하는데 제일 중요하다. 누구나 입냄새는 있기 마련이지만 남에게 불편을 줄 정도면 해결해야 한다는 정도의 인식 전환이 필요하다.

입냄새는 없애거나 훨씬 줄어들게 할 수는 있다. 식사 후 양치질과 함께 치간 칫솔과 치실을 꼭 쓰는 것이 제일 중요하다. 만약 잇몸 질환이 있다면 먼저 이 문제를 해결해야 한다. 치과 의사의 도움을 받아야 하는데 대개 간단하게 해결된다. 그 다음 중요한 것은 입안을 건조하지 않게 하는 것이다. 자주 물을 마셔서 입 안의 세균수가 과도하게 많아지지 않도록 하면 입냄새도 줄어든다. 그리고 다음 몇 가지 습관을 들이면 좋다. 꾸준히 실천하다보면 입냄새로 고민하는 일이 많이 줄어들게 될 것이다.

- 식사 후에는 항상 칫솔질을 하라.
- 칫솔질을 한 후 구강청결제(클로르헥시딘 함유)로 입을 행구라.
- 매일 1회 치실을 이용해 이 사이에 낀 음식물을 제거하라.(방법은 치과에서 배우시기를)
- 연 2회 치과에서 스케일링을 받으라.
- 금연을 하라.
- 술을 소량만 마시던지 아예 금주하라.
- 물을 자주 마시고, 무설탕 껌을 자주 입에 넣고 있으라.
- 입냄새를 많이 나게 하는 음식인 마늘, 양파를 가능하면 먹지 말라.
- 신선한 야채와 과일을 많이 먹으라.
- 과식을 피하라. 아울러 식사를 천천히 꼭 씹어서 먹는 습관을 기르라.

위의 방법으로 입냄새에서 해방된 경험을 하기를 바란다. 한 가지 강조하고 싶은 것은 이와 같은 노력은 입냄새를 완전히 없애기 위한 것이 아니라 입냄새를 줄이기 위한 것이다. 어느 정도의 냄새는 살아있다는 증거이다. 그러니 입냄새에 창피해 하지 말라. 입냄새 때문에 망할 일은 없다.

소화가 안 되면 위가 나쁜 것이다?

위장을 비롯한 소화기관에 어떤 병도 발견할 수 없는데 자주 속이 쓰리거나 아프고 소화가 안 되는 증상을 호소하는 것을 '기능성 위장장애'라고 한다. 소화기관의 불편한 증상, 즉 속 쓰림, 트림, 상복부 불쾌감, 위 팽만감 등 여러 증상으로 고생은 하지만 이런 증상이 어떤 심각한 병으로 인한 것이 아니다.

기능성 위장장애의 대표적인 증상은 위통이다. 서양인들은 두통이나 요통이 많은데 한국인들은 주로 위통을 호소하는 이유는 무엇일까? 한국인과 서양인의 위의 구조와 기능이 다르지 않고, 위에는 강산성의 위액이 있기 때문에 똑같이 특별한 세균이 아니면 살 수가 없다. 서양인과 우리가 다른 점 중에서 위통과 관련해 가장 중요한 것은 음식의 종류와 식사 방법이다. 서양인에 비해 우리 음식은 짜고 맵고 거칠다. 덜 조리된 거친 음식, 섬유소가 많아서 거친 음식은 건강에 좋지만 소화장애의 원인이 될 수 있다. 따라서 이런 음식일수록 오래 꼭꼭 씹어야 소화가 잘 되는데 한국인의 식사 시간은 세계에서 가장 짧다. 20번 넘게 씹고 삼키는 것이 건강에 좋은데 보통 8~10번 씹고 삼킨다. 맵고 짠 음식도 문제다. 고추가 매운 것은 캡사이신이라는 물질 때문이다. 캡사이신은 대장암을 예방하는 항암기능, 통증을 줄여주는 기능 등 좋은 효과가 증명되고 있다. 그런데 캡사이신의 기능 중에 장운동을 증가시키는 것이 있다. 이런 기능을 변비를 예방하는 좋은 기능이기도 하지만 캡사이신이 장운동을 증가시키므로 음식이 다 소화되기 전에 장을 빠져나가도록 하기 때문에 복통을 느끼게 되고 미쳐 소화되지 않은 무른 변을 볼 수 있다. 또 매운 음식을 좋아하면 매운 것 자체가 위의 점막을 자극해 염증을 일으켜서 속이 쓰리거나 더부룩하게 만든다.

한국인들이 위의 병과 증상을 많이 호소하는 이유 중에 하나는 헬리코박터 파이로리균이라는 특별한 세균이 위에 많이 살고 있기 때문인 것으로 추정한다. 소화장애가 심한 사람 중에 헬리코박터 파이로리균을 없애는 치료를 하면 소화장애가 좋아지는 경우가 있다. 한국인의 60~70%가 갖고 있는 헬리코박터균을 모두 제거할 필요는 없지만 궤양을 앓은 경험이 있거나 다른 방법으로 소화장애가 좋아지지 않으면 1주 혹은 2주의 헬리코박터 제균요법을 받는 것을 권한다.

기능성 위장장애의 문제를 해결하려면 다음의 몇 가지 원칙을 가지고 자신의 속을 다스리는 것이 가장 중요하다.

첫째는 마음을 편하게 먹어야 한다. 나름대로 목표를 수정하고, 대인관계를 좋게 만들고, 운동이나 취미생활을 통해 스트레스를 해소해야 한다. 이렇게 마음이 편해져야 스트레스 호르몬이 적게 나오고 부교감신경계가 활발해져서 소화활동이 잘 일어난다.

둘째는 약을 적당하게 써야 한다. 기능성 위장장애를 완전히 치료하는 약은 없지만 증상을 줄여주는 약은 많이 개발되었다. 이런 약으로는 위장 운동이 약한 것을 돕는 약, 과도한 위산의 분비를 줄여주는 약, 과도한 가스를 줄이는 약, 변비를 좋게 해주는 약, 설사를 줄이는 약 등 다양하다. 각자의 증상에 맞게 처방된 약을 잘 복용하는 것이 중요하다. 너무 약을 피하는 것도 너무 약에 의존하는 것도 바람직하지 않다.

한두 달 적극적으로 치료해 증상을 좋게 한 후에는 꼭 필요할 때 외에는 약에 의존하지 않는 것이 좋다.

셋째는 적절한 식사법을 잘 실천해야 한다. 즉 음식의 종류를 싱겁고 소화가 잘 되면서 영양이 균형 잡힌 식사를 해야 한다. 여러 가지 음식의 종류를 포함하면서도 '신선한 채소와 과일'을 매끼니 포함하는 식사를 권한다. 튀긴 음식, 너무 맵고 짠 음식을 피하고, 술은 아예 마시지 않거나 마시더라도 3잔(여성은 2잔)을 넘지 않아야 한다. 아침 식사를 거르지 말고 세 끼의 식사를 모두 비슷하게 해야 한다. 아침을 거르고 저녁을 과식하게 되는 것은 소화 기능과 영양에 좋지 않다. 아울러 천천히 오래 씹어 삼키는 습관이 매우 중요하다. 식사습관이 쉽게 고쳐지지 않지만 의식적으로 20번 넘게 씹으려고 노력하다보면 좋은 습관을 갖게 되고 소화문제도 해결된다.

기능성 위장장애, 이런 병명을 갖고 있는 사람은 불편한 증상 때문에 고생하기는 하지만 심각한 병이 아니므로 안심해도 좋다. 아울러 위에서 설명한 치료법을 꾸준히 실천하다보면 속도 편해지고 마음도 편해질 수 있다는 것을 강조하고 싶다.

포경수술은 꼭 받아야 한다?

10개월을 채운 아이가 엄마의 자궁 속을 떠나 세상으로 나오는 길은 참으로 험한 길이다. 엄마의 산도를 타고 나오는 6시간에서 15시간의 시간은 아마 인생에서 처음으로 맞이하는 험난한 여행일 것이다. 이런 출생의 과정은 고통스럽고 위험해보이지만 이런 과정을 거친 아이가 거치지 않고 제왕절개로 태어난 아이보다 더 튼튼한 폐를 갖는 등 현대의학에서도 정확히 밝히지 못한 신비한 의미를 담고 있다. 그리고 "으앙"하고 태어나는 아이에게 제일 처음 가해지는 벌(?)은 가위로 탯줄을 자르는 일이다. 하지만 탯줄에는 감각신경이 없어서 실제로 아이의 첫 울음은 첫 호흡이요, 이 세상에서 숨 쉬며 살아가겠다는 힘찬 선포나 마찬가지이다.

그런데 세상에 태어나 온갖 자극으로부터 민감해지고 아이의 성격이 발달해가는 초기에 아이에게 인위적으로 엄청난 고통을 주는 사건이 벌어진다. 바로 신생아 포경수술이다. 포경수술은 남성음경의 귀두 부분을 덮고 있는 음경포피를 절제해 귀두부위를 노출시키는 수술이다. 신생아에게는 마취를 하지 않고 특별히 고안된 기계를 이용해서 이 수술을 한다. 아이는 판에 묶인 채 20여분 강제로(?) 수술을 당해야 하고, 그 다음 상처가 아물 때까지 3~4일 고통의 시간을 지낸다.

유태인에게는 세상에 난 지 7일 이내에 모든 남자에게는 할례(割禮, circumcision)라는 포경수술의 풍습이 있었다. 그런데 이 풍습은 어느새 유대인뿐만 아니라 많은 서양인과 우리나라에서도 하나의 문화로 자리 잡게 되었고, 이제는 우리 민족이 포경수술을 가장 많이 받는 민족이 되었다. 의사 중에서도 이 수술의 필요성을 강조하는 사람도 있으나 나를 포함한 많은 의사들은 자연 그대로의 상태가 더 좋다고 생각하고 있다. 수술을 하면 귀두가 청결해지며, 음경암이나 여자의 자궁암에 걸릴 확률이 줄어든다는 연구는 일반화하기 어려운 증거이다. 의학적으로 포경수술이 필요한 경우는 포경이 심해서 소변을 보는 데나 발기에 장애를 주거나 자주 감염이 되는 경우일 뿐이다.

포경수술을 일찍 해줄수록 좋다고 알려진 것은 잘못 알려진 건강상식이다. 어릴 때 아이들이 포경수술을 당하면서 겪게 되는 큰 고통은 서양 사람들이 가진 반유대주의의 원인이기도 하며, 이렇게 일찍 포경수술을 당한 아이들이 커서 성폭력을 일으킬 확률이 높다는 보고가 있을 정도로 우려가 많다.

그래도 꼭 포경수술을 해야겠다고 고집하는 엄마, 아빠가 있다. 그렇다면 수술 시기는 언제가 적당할까? 되도록 태어난 직후를 피하고 적어도 초등학교 3학년 이상이 되어 수술의 고통과 그 의미를 잘 받아들일 수 있는 나이가 된 후 받는 것이 좋다. 대한비뇨기과개원의협의회가 지난 2005년 초 비뇨기과 전문의 205명을 대상으로 포경수술에 대한 설문조사를 실시한 결과를 보면 영아포경수술에 대해서 54.5%의 의사가 반대했다. 그리고 적당한 수술 시기에 대해서는 76.6%가 '초등학교 고학년부터 사춘기 전까지'를 꼽았다. 아이의 의사를 고려한 포경 수술은 아이에게 자기 몸의 소중함과 성을 받아들이는 데에 긍정적인 영향을 미칠 것이다.

엄마! 나 성형수술하면 안 돼?

아름다워지고 싶고 멋있게 보이고 싶은 욕망은 남녀노소를 불문하고 인간의 기본적인 욕망이다. 특히 청소년과 젊은이들에게 멋은 관심 순위 1~2위를 다툴 정도로 중요하다. 대학생을 대상으로 한 설문 조사에 따르면 여학생의 반, 남학생의 1/4 정도가 성형을 원한다고 답했다. 아르바이트 목적이 순전히 성형수술 비용 마련이라는 청소년이 있을 정도이다.

우리 사회에는 '외모가 곧 능력이고, 예쁘면 모든 것이 용서된다'라는 이상한 외모지상주의가 만연해 있다. 그러다보니 누구나 미용 성형수술을 쉽게 생각하는 것은 물론이고 성형수술에 대한 수요가 점차 증가하고 있다. 특히 방학 때가 되면 미용 성형수술을 받으려는 청소년들로 성형외과는 문전성시를 이루는데 겨울 방학에는 대학 입학이 확정된 여학생들이 몰리는 특수 아닌 특수를 누리기도 한다.

하지만 성장이 끝나지 않은 청소년은 성형수술을 매우 신중하게 결정해야 한다. 왜냐하면 성장이 일어나면서 수술한 부위의 형태가 변하여 원하지 않는 모양으로 변할 수 있기 때문이다. 가장 보편적으로 시행되고 있는 쌍꺼풀 수술의 경우 눈의 성장이 멈추는 만 16세가 되면 할 수 있지만, 수술이 가능하다고 해 수술을 하더라도 만족스러운 결과를 얻기는 어렵다. 이 외에 코 성형, 안면윤곽 성형, 유방 성형 등도 적어도 만 18세 이상이 되어야 가능하며, 그 나이에도 개인에 따라서는 성장이 완전히 멈추지 않은 경우가 있기 때문에 신중하게 생각하고 진지하게 상담에 임해야 한다.

다만, 손이나 귀 등의 선천적 기형, 어릴 때의 손상으로 인한 변형이 있는 경우, 속눈썹이 눈을 찔러서 각막에 손상을 주는 경우, 눈꺼풀이 쳐지는 안검하수가 있는 경우, 코의 변형으로 호흡에 영향을 주는 경우와 같이 일상생활에 불편을 주는 경우에는 성장이 끝나기 전이라도 성형수술로 교정하는 것이 좋다.

성형외과는 신체 외부의 아름다움과 균형을 향상시키는 미용 성형뿐만 아니라 많이 다치거나 선천성 기형 등으로 기능과 미용에 문제가 있는 경우 이를 교정하는 재건 성형도 한다. 따라서 성형외과를 이용해 단순히 조금 더 예뻐지는 차원이 아니라 기능을 좋게 하거나 인상을 바꾸고 자신의 콤플렉스를 치료하는 기회를 갖는 것은 필요하다. 문제는 그리 문제가 되지 않는 경우까지도 성형수술에 매달리고 자연스러움과 개성이 주는 독특함과 아름다움을 잊고 사는 세태이다. 외모에 가장 민감한 시기인 10대 청소년기에는 자기를 바라보는 주위의 반응에 예민하기 때문에, 남의 눈에는 별 흠이 아닌 듯이 보이는 부분도 본인은 심각하게 여기고 고민하는 경우가 많다. 따라서 선생님이나 어른들은 지나가는 말로 외모를 지적하거나 성형 수술을 권하는 것을 삼가야 한다.

최근 독일에서는 어린이와 청소년의 미용을 위한 성형수술을 금지하는 방안을 추진하고 있다. 10대 청소년의 미용 성형수술이 연간 10만 건에 달하고 있는 독일에서는 자녀가 좋은 성적을 받을 경우 이에 대한 보상으로 자녀에게 유방 확대 수술을 선물로 해주는 경우도 있고 고등학교 졸업 기념으로 성형수술을 하는 등 청소년의 미용을 위한 성형 수술이 보편화하고 있어 이를 규제해야 한다는 주장이 제기되고 있다. 이미 성형이 일상으로 자리잡은 독일 사람들에게는 이제 청소년 미용 성형이 규제해야 할 사회악으로 지목하고 있는 것이다.

사실 양식 있는 성형외과 의사는 꼭 필요한 경우가 아닌 과도한 성형수술 붐을 바라지 않는다. 대부분의 의사들은 돈벌이가 목적이 아니라 몸과 마음을 고쳐주는 의학적으로 의미 있는 기여를 원한다. 성형의 합리적인 이유를 먼저 따져보는 건전한 성형외과 의사를 만나서 평가를 받고 권고를 받기 전에 성형수술을 먼저 결정하지 말라.

천부적으로 타고난 모습이 가장 아름다운 것이고, 여기에 내적 자신감과 자신에 대한 확신을 갖고 있다면 그 누구보다 아름다운 사람임을 부모와 우리 사회가 청소년들에게 일깨워 주어야 할 것이다.

청소년 자살은 뇌의 문제이다?

과거 자살은 일본인에서 흔하고 스칸디나비아 반도의 사회보장이 잘 된 나라에서 높았다. 지금도 그렇게 기억하는 사람들이 많을 정도이다. 하지만 지금은 아니다. 현재 세계적으로 가장 자살률이 높은 나라는 바로 대한민국이다. 국가별 연령구조 차이를 감안해 OECD 기준으로 산정한 자살률은 2005년 인구 10만 명당 24.7명으로 OECD 회원국 중 1위였다. 한국 다음으로 헝가리(22.6명, 2003년), 일본(20.3명, 2003년) 순이었다. 통계청의 2005년도 사망원인통계연보를 보니 2005년도 전체 사망원인 중 4위를 차지하고 있다. 1995년도에는 9위였던 자살이 불과 10년 만에 4위로 올라선 것이다. 실제 자살로 사망하는 사람도 늘어 자살 사망률은 2배나 늘었다. 이는 경제협력개발기구(OECD) 회원국 중에서도 최고 수준이다. 특히 자살은 20대와 30대의 사망 원인으로는 1위, 10대와 40대의 사망 원인으로 2위를 기록해 큰 우려를 낳고 있다.

☑ 왜 대한민국의 자살률은 이렇게 빨리 늘어날까?

가장 중요한 원인은 우리 사회에 생명 경시 풍조와 함께 개인의 삶과 미래의 불확실성이 증가하고 있기 때문이다. 뿐만 아니라 청소년들에게 학교 폭력, 왕따 문제, 입시 스트레스, 가정의 파괴는 감당하기 쉽지 않다. 많은 노동자들이 조기 퇴직과 비정규직으로 내몰리고 있고 파산자의 문제도 해결이 더디기만 하다. 아직도 미비한 사회보장 시스템이 국민들을 불안하게 하고 있고, 양극화가 심화되면서 상대적 빈곤감은 더욱 깊어지고 있다. 이 모든 이유들이 우리나라를 자살률 1위 국가로 만들었다.

자살을 생각하고 이를 시도까지 하는 사람들은 보통 사람과 다르게 인생을 포기하도록 할 만한 특별한 경험을 했거나 아니면 태어날 때부터 뇌 구조가 다를까? 여러 연구에서 이런 가정이 어느 정도 사실인 것으로 나타났지만 그것만으로 자살을 설명할 수 없다. 다만 자살을 시도하는 사람들은 살면서 누구나 한번쯤 일시적으로 갖게 되는 죽고 싶다는 보편적 생각을 넘어서서 정말 죽기위해 구체적인 계획을 세운다는 것은 분명하다. 간혹 정말 죽으려고 한 것은 아닌데 어떤 목적을 위해서 자살 행동을 직접 시도하거나 흉내 내다가 정말 사망하는 안타까운 일까지 자살과 관련된 불행은 늘어나고 있다.

☑ 어떤 청소년들의 자살 위험이 높을까?

자살의 위험이 높은 청소년은 이전에 자살기도나 자살의욕 및 공상을 한 적이 있거나, 불안, 우울, 무기력 등의 증세가 있는 경우이다. 최근 죄책감을 일으킬 정도로 어떤 사건이 있었거나 가정 파탄이나 사랑하는 사람의 사망 등 충격적인 경험을 한 경우이다.

우리가 잊지 말아야 할 것은 자살하는 사람은 대부분 자살 직전 주위 사람들에게 자살하고자 하는 뜻을 말이나 글이나 일기로 표현하는 사실이다. 이런 표현을 농담 반, 진담 반 언급하기 때문에 심각하게 생각하지 않는 경향이 있는 것도 문제이다. 자살을 표현하는 것은 매우 위험한 상태이므로 특별한 감시와 치료가 필요하다는 사실을 잊어서는 안 된다.

자살의 위험에 노출된 사람이 갑자기 평소와 다른 모습이나 행동을 하거나 멀리 오랫동안 여행을 떠날 것처럼 얘기하고 평소 소중히 여기는 것을 후회 없이 남을 줘버리는 등의 태도를 보이면 매우 위험한 상태임을 알리고 있는 것이다. 우울증이 깊어지거나 오히려 갑자기 얼굴이 밝아지는 경우에 있어서도 자살의 가능성이 조금이라도 느껴지면 정신과적인 응급 상황으로 정신과에 입원이 필요하다는 것을 잊어서는 안 된다.

어떤 사람의 자살도 막아야 하지만 청소년의 자살은 꼭 막아야 한다. 아직 삶의 경험도 부족하고 판단력도 성숙하지 않은 상태에서 우울 증세를 제대로 치료받지 못해서 결행하는 청소년의 자살은 반드시 막아야 한다. 청소년이 자살의 가능성이 보일 때 몇 마디 말로 격려한 것을 다했다고 생각하거나 생활환경을 바꾸어준다고 혼자 있도록 하면 안 된다. 만약 누군가 우울해 보인다면 다음 두 가지 질문을 하라.

"지난 한 달 동안 자주 기분이 쳐지거나 우울하거나 희망이 없다는 생각이 들어서 고민하고 있니?"
"지난 한 달 동안 자주 일상적인 활동(공부, 놀기, 친구와 이야기하기 등)에 흥미나 즐거움이 없어져서 고민하고 있니?"

만약 두 가지 질문 중 한 가지라도 "예"라도 대답하면 우울증이 있을 가능성이 높다. 당연히 우울증에 대한 치료가 필요하다. 정신과 의사와 상담하는 것이 좋으며 혹시 가정의학과 의사나 내과 의사를 주치의처럼 가깝게 여긴다면 우선 상담해본다. 심한 우울증이 있다면 우울증을 치료하면 자살 생각도 같이 없어진다. 자신이 세상에서 제일 비참할 것 같지만 그렇지 않다는 것을 인지하도록 돕는 치료도 받게 된다. 심하면 입원치료가 필요하고 이렇게 치료하면 대부분 정상적인 생각으로 돌아온다.
만약 자살의 징후가 보인다면 실제,
"너 자살할 생각이 있니?"

"자살할 생각이 있다면 어떤 방법을 생각하고 있니?"

라고 물으라. 단도직입적인 질문이 좋다. 돌려서 묻지 말라. 심리적인 상담의 경험이 없는 사람이 상담하거나 자살 의도를 우회적으로 질문하는 등 섣부른 접근은 위험하다. 그리고 전문가에게 갈 수 있는 분위기를 조성하고 실제 데리고 가는데 지혜와 노력을 기울여야 한다. 자살을 막기 위한 다음과 같은 정부와 사회단체의 지원도 이용하기를 바란다.

- 한국자살예방협회 : www.suicideprevention.or.kr
- 희망의 전화 : (국번없이) 129
- 생명의 전화 : 1588-9191
- 정신건강 핫라인(Hot-line) : 1577-0199
- 한국청소년상담원 : (국번없이) 1388

10대 건강진단 체크 항목

다음 항목을 10대 동안 5년마다 한 번은 체크받기를 권함

1. 스스로 평가해 보기(혼자서 어려우면 의사 등 전문가의 도움을 받을 것)
   - 식습관 평가하기
   - 신체활동량 평가하기
   - 흡연, 음주, 약물복용 평가하기
   - 잠은 충분히 자는가?
   - 성병 예방, 피임 등 성생활의 준비는 되어 있는가?
   - 신장, 체중, 허리둘레

2. 의사에게 진찰받기
   - 혈압
   - 의사의 신체 진찰(눈, 귀, 목, 가슴, 배, 생식기, 사지 등)
   - 충치, 치주염(치과)

3. 피검사
   - B형간염 항원, 항체검사(이미 알고 있는 사람은 제외)

- 총 콜레스테롤
- 혈색소(빈혈검사. 월경양이 많거나 증상이 있는 경우에만 해당)

4. 방사선 및 기타 검사
- 흉부 X선 검사
- 자궁세포진검사(자궁암검사로 성생활을 시작한 경우라면 반드시 받아야 함)
- 매독혈청검사(성 파트너가 여러 명인 경우 등 성병 고위험군)

5. 예방접종
- B형간염
- 파상풍(Td)
- 신증후군출혈열*(유행성출혈열 발생 다발지역 군인, 주민)
- 풍진**
- 자궁암예방접종

---

*고열에 이어 단백뇨나 전신성의 출혈 경향 등을 보이는 바이러스성 전염병. 한국에서 매년 발생하고 있는 제3군 법정 전염병으로서, 사망률이 7%나 되며 현재 국제학회에서는 신증후군출혈열이라 부르지만 유행성출혈열이라는 이름으로 알려져 있다. 환자는 남북한을 비롯해 중국(40만 명), 러시아(1~2만 명), 동남아 및 유럽에서 수십 년 전부터 발생했으며 세계적으로 매년 약 50만 명의 환자가 발생하고 약 4~7%가 사망한다.

**홍역과 비슷한 발진이 생기는 급성 전염병. 홍역보다 증세가 훨씬 가볍고, 3~10살 어린이에게 많이 발병한다. 임신 초기의 임산부가 풍진에 걸리면 태아가 발육 초기에 풍진바이러스에 침해되어 출생 후에 눈의 이상(백내장·소안구)·청력장애·심장의 기형(동맥관개존·심실중격결손증), 중추신경의 이상(소두증·수두증·정신지체아), 치아의 이상 등이 발견된다. 임신 전의 여성에 면역을 얻게 할 목적으로 13~15세 여자아이들에게 접종을 실시하는 것이 중요하다.

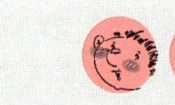
우리가족 건강을 부탁해요

③ 건강의 황금기를 더 빛나게, 더 활기차게
20~30대 건강

나는 건강할 준비가 되어있는가

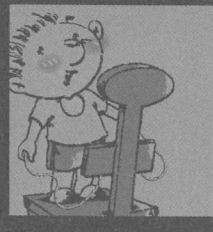
건강한 가족이 행복한 가정을 만든다

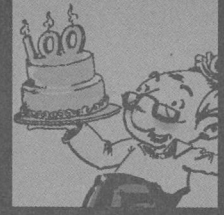

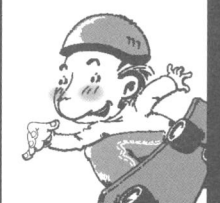
놓치지 말자! 꼭 알아야 할 건강 상식

잠깐! 잘못 알고 있는 건강 상식

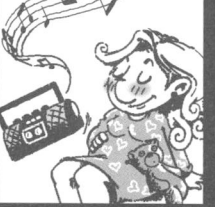
20~30대 건강진단 체크 항목

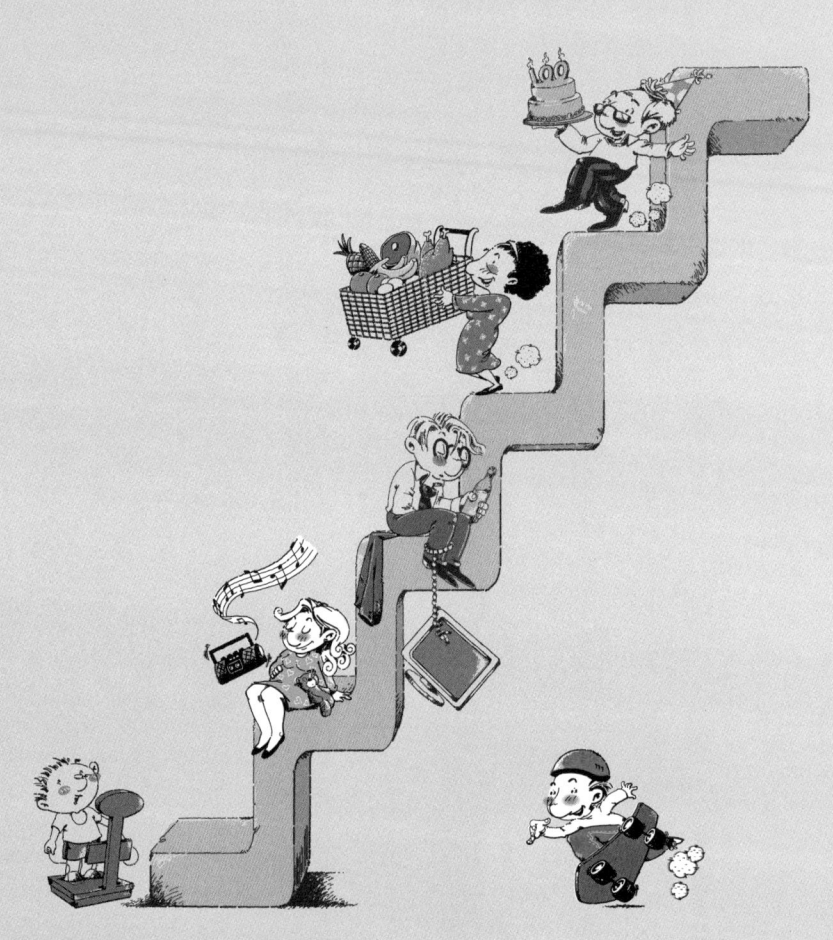

나는 건강할 준비가 되어있는가

🧑 건강은 사랑의 필요조건

'당신은 인생의 어떤 과정에 있는가?

 이제 막 대학에 들어가 미래를 꿈꾸며 사랑을 동경하는 과정에 있는가? 모든 것을 다 줄 것 같은 마음이다가도 별 것 아닌 것으로 티격태격하고 토라지고, 그러다가 전화로 속삭이는 사과의 말 한 마디에 모든 것을 잊는 청년의 시절을 지나고 있는가? 아니면 이제 직장 초년병 시절을 지나 정신없이 바쁘게 살아가는 때인가? 아니면 청춘은 아득히 가슴에만 남아있는 내일 모래가 중년인 나이인가?

 사랑은 세상의 그 어떤 것보다 가슴을 뛰게 하는 벅찬 과정이며 추억이다. 사랑은 인간의 영원한 원초적 에너지원이며 삶의 목적이며 예술의 주제이다. 그런데 그런 사랑으로 맺어진 사랑의 관계가 왜 이렇게 허망하게 깨어지는 일이 많을까? 진정한 사랑이라면 좋은 결실을 맺고 오랫동안 서로를 행복하게 해줄 수 있어야 하는데 현실은 왜 그렇게도 만만하지 않을까?

 자기가 가진 것, 아니 세상 모든 것을 줄 것 같고 그 아름답고 성스럽기까지 한 사랑이 식어지고 깨지는 이유는 인간의 나약함과 욕심 때문이다. 현실과 이상을 구분하지 못하고 분별력이 약하고, 이상을 현실에서 실현해나가는 능력과 경험의 부족이다. 처음 먹은 마음을 1년, 2년, 10년을 간직하지 못하는 인간의 나약함이 아름다운 사랑을 빛바랜 보석이나 박제로 만들어 버린다. 사랑이 완성되어가는 과정에 필요한 조건도 있고 스스로 맡아야 할 책임이 있는데 이를 회피하거나 성실하게 수행하지 못한 결과이다. 나는 의사로서 건강이 바로 그 조건과 책임의 중요한 부분이라는 것을 여러 사례를 통해 실감하고 있다.

그 중 한 사례만 소개하겠다.

환자 중에 만성 B형 간염을 앓는 한 남자가 있다. 이 환자는 결혼 후 자신이 만성 B형 간염을 갖고 있었다는 것을 알았다. 그가 B형 간염을 앓고 있는 것은 누구의 책임도 아니었다. 모친이 B형 간염 바이러스 보유자(그의 모친도 아무 잘못은 없었다. 그냥 태어나면서부터 부모로부터 바이러스를 받았을 뿐이다)였고 분만 후 아기가 간염에 걸리는 것을 예방할 조치를 하던 때가 아니었다. 환자의 부인은 걱정이 앞섰지만 남편이자 아이의 아빠인 그를 비난할 수는 없었다. 하지만 문제는 그가 자신이 간염을 갖고 있다는 것을 알고 있으면서도 아내의 걱정을 뒤로하고 간염 치료를 소홀히 할 뿐만 아니라 자주 술을 마신다는 것이었다. 회사 생활 때문에 어쩔 수 없다는 것이 이유였다. 실제 회사 특성상 술을 멀리하는 것이 쉽지는 않았지만 스스로 마음에 결심을 하고 자신의 병을 감추지 않는 용기를 낸다면 불가능한 일은 아니었다. B형 간염은 먹는 것이나 회사생활 정도의 접촉으로 전염되는 병이 아니다. 이 사실을 자신 있게 설명하고 술은 한 방울도 마시면 안 된다는 의사의 권고를 받았다고 양해를 구하면 되는 일이었다. 하지만 그는 자신이 병이 있고 그래서 술을 마실 수 없다는 것을 숨기고 싶었다. 또 술을 마시면서 즐기는 분위기를 좋아했다. 결국 그의 간은 더 나빠졌고 부인과의 관계는 심각한 상황에 이르게 되었다.

부인이 서운한 것은 남편이 병이 있다는 것을 결혼 전에 얘기하지 않은 것이 아니다. 자신은 남편을 사랑했으므로 병이 있다고 해도 결혼했을 거란다. 문제는 지금부터인데 남편이 건강관리를 안 한다는 것은 자신뿐만 아니라 아이를 사랑하고 가족의 미래를 책임지려는 마음이 부족한 것이라는 것이다. 어떻게 간염을 앓고 있는 사람이 술을 마시냐는 것이다. 간염을 치료하는 약을 복용하고 있다고 하더라도 술을 끊어야 하는데 왜 못 끊느냐는 것이다. 아무리 좋은 약이 있더라도 기본적으로 지켜야할 것을 지키지 않는다면 그 병을 이길 수 없다는 것을 모를 리 없는데 말이다. 이 부부는 지금 위기의 과정을 힘겹게 지나고 있다.

결점이 없는 사람은 없다. 만약 당신이 어떤 사람을 사랑하게 되었는데 결혼을 앞두고 상대방의 결점을 알게 되었다면 어떻게 하겠는가? 그의 결점까지 받아들이고 사랑하겠는가? 물론 그럴 수 있을 것이다. 배우자의 부모가 장애인이라든지, 이혼한 편부모라든지, 경제적으로 어렵다든지, 시부모를 모셔야하고 형제가 많은 장남이라든지 미처 예상하지 못한 상황에 부딪힐 수 있을 수 있을 것이다. 하지만 이런 것들은 사랑하는 배우자가 선택한 것이 아니고 그의 책임도 아니며 운명적인 조건일 뿐이다. 이런 고칠 수 없는 운명적인 조건이라면 오히려 받아들이기가 쉽다. 과거가 어떻건 현재의 배우자가 나를 사랑하고 앞으로 책임을 다한다면 모두 잊을 수 있는 조건에 불과하기 때문이다. 그러나 고칠 수 있는 것이라면 어떨까?

여성 입장이라면,

내가 기념일을 잘 챙기기 원하는데 상대방은 중요한 기념일을 아무렇지도 않게 잊어버리고 소홀히 여긴다면? 상대방의 집안은 원래 기념일을 잘 챙기지 않는 가정이라면? 어머니를 사랑하고 따르는 것까지는 이해가 되지만 마마보이의 수준을 벗어나지 못한다면? 술 먹고 주정을 부리는 아버지를 미워하면서도 자신도 술 먹고 주정을 부린다면? 그 주사가 심각한 수준이라면? 폭력적으로 변했다가도 사과할 때는 다시는 안 한다고 온갖 선물 공세를 하는 남자 친구라면? 그런데 그런 일이 2~3번 반복되었다면? 집안일에는 손 하나 까딱 안 하는 집안의 아들인 것이야 할 수 없지만 결혼하고도 저녁 준비하는데 텔레비전만 보거나 신문만 보고 있다면?

> **남성 입장이라면,**
>
> 가정일은 가정부에게 맡기고 밖으로만 도는 장모를 그대로 본받아서 밥도 못 하는 여자라면? 결혼 후 아기를 가져야 하는데 담배를 못 끊고 있다면? 연애할 때는 아름다울 정도의 풍만한 몸매가 이제는 나날이 뚱뚱해진다면? 돈은 안 벌면서 쓰는 것은 지나치다면? 집 열쇠를 벌써 세 번째 잃어버렸다면?

이런 것들은 사실 노력하면 고칠 수 있는 것이다. 그런데 성의를 보이지 않을 뿐더러 실제 개선되지도 않고 있다면 당신은 어떻게 생각할 것인가? 아마 꼭 결혼을 해야 하는지 혹은 결혼 후라면 결혼을 유지해야 하는지 의문이 들 수밖에 없을 것이다.

"뭐 그 정도 갖고 그러느냐? 결혼해서 차츰 고치면 되지"라고 말하는 사람이 있을 수 있다. 하지만 그렇게 말하는 사람이 당신의 인생을 책임질 수 있는가? 사소한 것을 소홀히 하는 사람이 크고 중요한 일은 소홀히 하지 않을까?

건강과 연결해봐도 마찬가지이다. 건강과 관련해 만점을 받기 쉽지 않다. 하지만 건강과 관련된 중요한 습관, 특히 고칠 수 있는 것임에도 이를 소홀히 여기는 것이 문제이다. 그런 사람이라면 과연 그와 평생 행복할 수 있을까? 건강나이가 실제 나이보다 5세 이상 높게 나오는데 이를 고칠 생각을 하지 않는다면 그 사람과의 결혼을 한번 재고하라고 권하고 싶다. 그런 정도로 자기 관리를 못하는 사람이 어떻게 평생 가정을 책임질 수 있겠는가? 현재 건강문제가 있지만 최선을 다해 더 건강하려고 한다면 현재 건강 문제는 문제 삼을 수 없다. 하지만 할 수 있는 부분도 소홀히 한다면 다른 부분도 신뢰하기 어렵다. 건강은 사랑의 중요한 필요조건이며 미래 행복의 기초이다. 젊다고 소홀히 해서는 안 된다.

나의 건강습관 체크하기

건강하다는 것은 결국 현재 할 수 있는 최선의 건강 상태를 유지하는 것이다. 그리고 건강을 측정하는 방법으로 이 책에서 건강나이를 제안했고 이 건강나이를 젊게 하는 것이 건강한 것이다. 위의 건강나이에서 최고 점수를 받는 것이 최고의 건강으로 가는 길이다.

건강해지는 방법을 더 단순하게 설명한다면 건강을 해치는 것을 피하고, 몸에 이로운 것을 실천하는 것이다. 이 단순한 사실을 현실로 받아들이는 것이 어려운가? 이 단순하지만 확실한 건강법을 실천하지 않고 건강하기를 바라는 것은 연목구어(緣木求魚)와 같은 일이다.

다음 표에서 당신은 건강에 해로운 것을 얼마나 안 하고 있으며, 건강에 이로운 것을 얼마나 습관화하고 있는가? 할 수만 있다면 건강에 해로운 것은 3가지 이하만 해당되고, 건강에 이로운 것은 5가지 이상을 실천하고 배우자도 그런 사람을 만나기를 바란다. 자, 한번 체크해 보자.

표 3-1 **건강에 해로운 것과 건강에 이로운 것**

건강에 해로운 것 (수명을 단축시키는 것)	건강에 이로운 것 (수명을 늘리는 것)
• 음주운전 • 안전벨트 미착용 • 흡연 • 지나친 음주 • 고혈압 • 당뇨병 • 고지혈증 • 운동부족 • 비만 • 편식과 균형이 깨진 영양 • 지나친 염분 섭취 • 과도한 스트레스	• 균형잡힌 영양분이 들어 있는 음식 • 싱거운 음식 • 규칙적인 식사 • 스트레스 조절 • 1~2년마다 정기적인 건강 검진 • 규칙적인 운동 • 금주 혹은 적당한 음주 • 하루 한 번 이상 웃고, 노래하고, 가슴 터놓고 얘기하기

앞에서 설명한 건강나이 부분에서 체크한 건강나이가 젊은 사람일수록 건강에 해로운 것은 적고 건강에 이로운 것은 많이 해당될 것이다. 개인과 가족, 그리고 우리 사회에서 이런 건강생활을 높게 평가하고 이를 실천하는 문화가 보편화되기를 바란다.

나의 음주 습관 체크하기

☑ 술은 과연 해롭기만 한가?

물 없이 살 수 없듯이 술 없이 생활과 문화를 얘기하기는 어려울 것이다. 사교적인 모임에서, 친구들과 어울려 스트레스를 풀 때, 연인과 밀어를 나눌 때, 기분이 좋을 때 또 나쁠 때 등 술은 좋은 촉매제요 친구이다. 의학적으로도 술은 우리 몸에 유익한 점이 많다. 술은 우리 몸이 빠르게 이용할 수 있는 에너지원이고, 몸에 이로운 콜레스테롤(HDL-cholesterol) 수치를 높여 관상동맥질환의 발생률을 낮춘다. 적당한 음주는 치매 예방에 상당히 도움이 된다는 연구결과도 있다. 네덜란드 로테르담에 있는 에라스무스대학(Erasmus University) 의과대학의 모니크 브레텔(monique Breteler) 박사는 영국의 의학전문지 〈랜싯(Lancet)〉에서 매일 1~3잔의 술을 마시는 사람은 술을 전혀 마시지 않는 사람에 비해 치매에 걸릴 확률이 절반 가까이 낮았다고 보고했다. 술의 종류는 상관이 없어서 적포도주가 아닌 다른 술도 심장병이나 치매 예방 효과가 있다. 미국 국립노화연구소(National Institute on Aging, NIA)의 대니얼 갤러니스 박사의 보고에 따르면 중년 때부터 하루 한 잔 정도의 술을 마신 사람은 평소 술을 전혀 마시지 않는 사람에 비해 나중 노년기에 정신기능이 저하될 위험이 낮아진다. 한 조사에서는 한 달 평균 1.8l 이하의 술을 마신 사람은 이 이상 마신 사람과 전혀 마시지 않은 사람에 비해 주의력, 집중력, 기억력 등 정신기능 테스트에서 좋은 성적을 받았다. 이런 결과는 적당한 음주가 정신기능의 퇴화를 막아주는 효과가 있음을 시사하는 것이다.

  술이 약이 될 수도 있고 독이 될 수도 있다는 말을 이해하려면 먼저 술의 생리를 알아야 한다. 술은 화학적으로 C_2H_5OH라는 분자식을 갖는 화학적 물질이다. 술은 휘발성이 높고, 탈수작용이 있어서 박테리아를 죽이는 성질을 갖고 있다. 술이 우리 몸에서 흡수되고 분해되고 이용되는 것을 술의 대사작용이라고 한다. 술은 위와 소장에서 빨리 흡수되며 대부분 간에서 분해되는데 2가지의 술분해 효소가 필요하다. 술은 이런 효소의 작용으로 에틸알코올에서 아세트알데하이드로, 그 다음 초산염으로 바뀐 후, 최종적으로는 에너지로 이용된 후 이산화탄소와 물로 변해 최종 대사를 마치게 된다. 사람에 따라서는 아세트알데하이드를 분해하는 효소(acetaldehyde dehydrogenase)가 부족해 아세트알데하이드가 몸에 많이 축적되는 경우가 있다. 이런 경우 술을 마신 후 혈압이 오르고 맥박이 빨라져서 가슴이 두근거리고 얼굴이 빨개지고 두통이 생기는 등 불쾌감을 경험한다. 술 분해효소가 부족한 사람은 한국인 2명 중 1명 정도이고, 4명 중 1명은 아예 이 효소가 없다. 그런데 이런 사람에게 술을 강제로 마시게 하면 아세트알데하이드가 축적된다. 아울러 메탄올 농도도 올라가고 술 자체의 작용이 더해져서 뇌 기능을 마비시키므로 심한 경우 의식이 나빠지고 음식물이 기도로 들어가도 뱉어낼 수 없어 사망할 수 있다. 매년 대학생 신입생 환영회 때 억지로 술을 마신 신입생이 사망하고, 연말 송년회 때 회사원들이 사망하는 기사가 끊이지 않는 이유도 바로 이 때문이다.

병원 응급실에 다쳐서 오는 환자의 30%는 술과 연관이 있다. 술 마시고 실언하고, 술 마시고 성폭력이나 성추행이 일어나고, 술 마시고 간 사창가에서 성병을 옮는다. 과음하는 사람은 알코올 중독, 알코올성 간염, 간경화, 췌장염, 비타민 B1 결핍증, 위장관 출혈을 일으킨다. 뿐만 아니라 간암이나 위암, 식도암도 걸리기 쉽다. 또 알코올중독은 이혼, 실직과 빈곤을 초래한다. 실로 술로 인한 손실은 엄청나다! 술은 적당히 마시면 약이 되고, 과도하면 독이 되는데 많은 사람들은 술을 친구 삼는다고 하면서 실제로는 술의 노예가 된다. 술은 해롭지만은 않지만 언제든지 자신과 가족을 불행하게 만들 수 있는 두 얼굴을 가졌다.

☑ 술은 어느 정도가 적당하고, 어느 정도를 넘으면 해로울까?

사람마다 술에 취하는 정도도 다르고 해로운 술의 양도 다르기 때문에 이 질문에 정답은 없는 것처럼 보인다. 하지만 정답은 있다. 우선 술에 대한 이해가 필요하다.

우리 몸에서 마신 술을 처리하려면, 간에 '알코올 탈수소효소', '알데하이드 탈수소효소'라는 두 가지 효소가 필요한데, 우리나라 사람들 중에는 이 두 가지 효소를 갖고 있지 않은 사람이 무려 30%나 된다. 이 사람들은 몸에 들어온 술을 처리할 수 없으니 소주 한 잔만 마셔도 얼굴이 빨갛게 달아오르고 맥박이 매우 빨라지고, 심지어 토하기까지 한다. 이런 사람들에게는 소주 반 병도 치명적일 수가 있다. 이런 사람이 술을 억지로 마시면 의식이 흐려지고 토하면서 음식물이 기도를 막아 사망할 수 있다. 술을 잘 마신다고 엄청난 술을 마시게 하거나, 또 술을 못 마시는 사람에게 술을 억지로 마시게 하는 것은 살인행위이다.

의학적으로 인정되는 안전한 음주량이 있다. 세계적인 보건학자뿐만 아니라 세계보건기구에서 권하는 것은 매일 술을 마셔도 된다는 것이다. 그렇지만 술의 양은 하루에 맥주로는 500cc, 소주로는 2홉 짜리 반

병을 넘지 말라는 것이다. 보통 어떤 술이건 남성은 3잔, 여성은 2잔을 넘지 않는 것이 좋다. 아무리 유익한 것도 지나치면 해로운 것이 자연의 이치이다.

어떤 사람은 "나는 소주 2병을 마셔도 끄떡없다. 나는 체질적으로 술에 강한 사람이다"라고 말한다. 이 사람이 술을 처리하는 효소를 충분히 갖고 있는 분이기는 하지만, 술을 처리하는 과정에서 생기는 '대사산물'의 영향을 계속 받기 때문에 해롭기는 마찬가지이다. 술 자랑! 결코 자랑할 일이 아니다.

☑ 음주 사고를 막기 위해 빨리 깨는 방법이 있을까?

결론적으로 그런 방법은 없다. 술에 심하게 취하지 않고 빨리 깨는 방법은 술을 적게 마시는 방법밖에 없다. 술을 마실 때 안주를 많이 먹거나 천천히 마시면 좋을 것 같지만, 실제로는 술의 흡수속도가 떨어져 빨리 취하지 않을 뿐이지, 결국 흡수되는 술의 양은 똑같다. 술을 마시면서 먹는 안주인 삼겹살, 오징어, 땅콩, 해물 등에는 지방과 콜레스테롤, 그리고 소금 성분이 많아서 건강에 좋지 않다. 체내에 흡수된 술을 빨리 처리하도록 도와주는 여러 종류의 음료와 약이 의학적인 근거가 없는 것은 아니지만 그 효과는 그리 높지 않으므로 이런 음료를 너무 믿으면 안 된다.

술을 마시게 되면 처음에는 기분이 좋아지고 안정감과 평안함을 느낀다. 이 상태는 의학적으로 괜찮은 상태이다. 하지만 더 마시면 충동을 억제하지 못하고, 외부 자극에 대한 반응이 느려지는 단계로 진행한다. 술을 계속 마셔서 혈중 알코올 농도가 높아지면 의식이 떨어지고 각종 반사능력을 마비시켜 사고의 위험이 높아진다.

표 3-2 혈중 알코올 농도에 따른 심신 상태심신 상태

혈중 알코올 농도	심신상태
0.02~0.03%	두드러진 변화는 없고 약간 기분이 좋은 상태
0.05~0.06%	이완감, 푸근함을 느낌, 자극에 대한 반응 시간이 조금 늦어짐, 민첩한 근육운동이 안 됨
0.08~0.09%	시각, 청각의 저하, 균형감, 언어기능의 저하, 다행감이 생김, 자신감이 커짐, 운동조절능력 저하
0.11~0.12%	신체균형을 잡기 어렵게 됨 - 정신적인 활동능력과 판단이 떨어짐
0.14~0.15%	신체와 정신의 조절기능이 현저히 떨어짐
0.20%	운동조절능력상실(움직이기 위해서는 남의 도움이 필요) - 정신활동의 혼란
0.30%	거의 인사불성 상태에서 심신을 겨우 가눔
0.40%	의식이 없게 됨
0.50%	깊은 혼수상태
0.60%	호흡부전으로 사망할 수도 있음

☑ **술을 많이 마시면 생기는 병**

술을 지속적으로 많이 마시는 사람은 알코올 남용, 알코올 의존, 알코올 금단증후군과 같은 정신병에 걸리게 되며, 알코올성 간염, 간경화, 췌장염, 위장관 출혈이 찾아오고, 간암이나 위암, 식도암 같은 암의 위험성도 커진다. 하루 포도주 1병 이상을 마시며 20개비 이상의 담배를 피우는 사람, 즉 술과 담배를 같이 하는 경우는 더욱 위험해서 식도, 인두, 후두 등 목구멍 암에 걸릴 확률이 50배에서 100배 높다.

임신 중 술을 과다하게 마시면 태아는 성장과 발달이 저하되어 태아 알코올 증후군이라고 하는 무서운 합병증을 일으킨다. 또 술은 인간관계를 파괴하고, 사회적 활동에 지장을 주기 때문에 이혼, 실직, 빈곤의 주요 원인이다. 알코올중독자의 자살률은 술을 마시지 않는 사람의 10배이며, 평균 수명은 10~12년이 짧다.

발기부전의 원인 중 하나가 과음이다. 술을 많이 마시면 음경을 팽창시키는 신경전달물질 분비에 이상을 초래해 음경이 정상적으로 팽창되지 못하고 따라서 압력차도 크지 않아 동맥을 통해 공급되는 혈류량이 줄어들게 된다. 이렇게 되면 음경의 팽창이 제대로 안되므로 혈류가 새어나가는 정맥을 막지 못해 결국 바람 빠진 음경이 된다. 과도한 알코올 섭취는 테스토스테론(Testosteron)과 안드로겐(Androgen) 및 고나도트로핀(Gonadotropin) 등 남성호르몬을 감소시켜서 수태능력의 저하, 성 욕구 감퇴, 무정자증, 발기 불능, 불임, 고환 퇴화와 위축, 남성의 여성화 현상(남성 호르몬의 저하로 인한 여성형 유방)을 유발한다.

과음하면 감정, 기획, 고등행동 등을 관장하는 뇌의 핵심부위인 전두엽(前頭葉)이 축소된다. 일본 지바(千葉)대학의 구보타 모토오 박사는 술을 많이 마시는 사람은 술을 입에 대지 않거나 적당히 마시는 사람에 비해 전두엽이 축소된 경우가 두 배나 많은 것으로 보고하고 있다.

표 3-3 과도한 음주와 관련된 질병

영양 부족	엽산, 티아민, 피리독신, 나이아신, 리보프라빈, 마그네슘, 아연, 칼슘, 단백질
두 뇌	간성뇌 장애, 치매, 약시
신경/정신	신경질환, 알코올중독
간 장	지방간, 알코올성간염, 간경화, 간암
심 장	고혈압, 허혈성심질환, 부정맥
혈 액	빈혈, 백혈구감소증, 혈소판 감소증
소 화 기	식도염, 위염, 췌장염
대사, 전해질	저혈당증, 고지혈증, 고뇨산증, 케톤산증, 마그네슘 감소증
내 분 비	무월경증, 고환 위축, 성기능장애
골 격 계	골 감소증
임 산 부	유산, 기형아, 신생아 정신지연

☑ **나도 혹시 문제 음주자가 아닌가?**

술을 과도하게 마시는 사람이 스스로 자신이 문제가 있다고 인정하는 경우는 흔하지 않다. 자신이 음주에 문제가 있는지 알기위해서 다음 2가지 설문을 이용할 수 있다. 첫 번째 설문은 'CAGE'라는 설문이다. 이 설문은 4가지 질문으로 매우 간편하기 때문에 많이 이용하는데 4가지 중 '예'라는 대답이 3가지 이상이면 확실히 알코올중독증이고, 둘이면 가능성이 높고, 하나면 조심해야 되는 단계이다.

> CAGE 질문
>
> ① Cut down(줄이기) : 술을 끊거나 줄여서 마셔야겠다고 느낀 적이 있습니까?
> ② Annoyed(비난) : 다른 사람으로부터 자신의 음주에 대해 비난을 받은 적이 있습니까?
> ③ Guilty(죄책감) : 자신의 음주에 대해 죄책감을 느낀 적이 있습니까?
> ④ Eye-opener(각성) : 아침에 숙취로 인해 해장술을 마신 적이 있습니까?

또 하나의 설문지는 세계보건기구에서 개발한 AUDIT라는 설문지로 10가지의 질문으로 구성되어 있다. 이 설문지는 비교적 초기의 '위험한 음주' 상태에 있는 환자들을 선별하는 것이 주된 목적으로 많이 이용되고 정확한 방법이다. 이 AUDIT 설문지는 15점 이상일 경우 문제음주자일 가능성이 매우 높다. 8점 이상인 경우에도 '위험한 음주' 상태로 술을 절제할 필요가 있다. 다음 표에 자세히 나와 있다.

✓ AUDIT 설문지

문항	점수				
	0	1	2	3	4
① 술을 마시는 횟수는 어느 정도입니까?	전혀 안 마신다	한 달에 1회 이하	한 달에 2~4회	일주일에 2~3회	일주일에 4회 이상
② 술을 마시는 날은 보통 몇 잔을 마십니까?	1~2잔	3~4잔	5~6잔	7~9잔	10잔 이상
③ 술좌석에서 6잔 이상을 마시는 횟수는 어느 정도입니까?	전혀 없다	한 달에 1회 이하	한 달에 1회 정도	일주일에 1회 정도	거의 매일

④ 지난 1년 동안 일단 술을 마시기 시작해 자제가 안 된 적이 있었습니까?	전혀 없다	한 달에 1회 이하	한 달에 1회 정도	일주일에 1회 정도	거의 매일
⑤ 지난 1년 동안 음주 때문에 일상생활에 지장을 받은 적이 있습니까?	전혀 없다	한 달에 1회 이하	한 달에 1회 정도	일주일에 1회 정도	거의 매일
⑥ 지난 1년 동안 과음 후 다음날 아침 정신을 차리기 위해 해장술을 마신 적이 있습니까?	전혀 없다	한 달에 1회 이하	한 달에 1회 정도	일주일에 1회 정도	거의 매일
⑦ 지난 1년 동안 음주 후 술을 마신 것에 대해 후회한 적이 있습니까?	전혀 없다	한 달에 1회 이하	한 달에 1회 정도	일주일에 1회 정도	거의 매일
⑧ 지난 1년 동안 술이 깬 후에 취중의 일을 기억할 수 없었던 적이 있었습니까?	전혀 없다	한 달에 1회 이하	한 달에 1회 정도	일주일에 1회 정도	거의 매일
⑨ 당신의 음주로 인해 본인이 다치거나 또는 가족이나 타인이 다친 적이 있습니까?	전혀 없다	과거에는 있었지만 지난 1년 동안에는 없었다(2점)		지난 1년 동안에 그런 적이 있었다(4점)	
⑩ 가족이나 의사가 당신의 음주에 대해 걱정을 하거나 또는 술을 끊거나 줄이라는 권고를 한 적이 있습니까?	전혀 없다	과거에는 있었지만 지난 1년 동안에는 없었다(2점)		지난 1년 동안에 그런 적이 있었다(4점)	

* 양주 43cc, 맥주 340cc, 포도주 115cc에 해당하는 양을 각각 한 잔으로 계산한다.

☑ 적절한 음주 문화 만들기

왜 술 마시는 것을 조절하지 못하고 '알코올 중독'에 빠지게 될까? 그 이유를 한가지로 설명하기는 어렵지만, 이런 사람에게는 과거의 심리적인 상처가 큰 작용을 하고 있는 경우가 많다.

자신과 가족을 미워하게 된 경험이 적절하게 해소되지 않은 사람은 이런 감정을 가진 자신을 그대로 받아들이지 못하고, 자신을 술로 잊든지 파괴하려는 심리가 작동하게 된다. 또, 어릴 적 부모의 사랑을 충분히 받지 못한 상태에서 자긍심을 키우지 못했고, 성장해서는 직장생활에 만족하지 못하는 남자들에게서 알코올 중독은 흔히 나타난다. 또 알코올중독은 아니지만 음주운전을 하는 사람들도 무책임하고, 자아중심적인 사람들이다. 매사에 신중하지 못하고, 용감한 척 하지만 막상 어려움이 닥쳐오면 맞서서 해결하려고 하기보다는 숨으려고 하는 사람들이다.

우리나라 사람들의 술 소비양은 다른 나라보다 평균 2배 정도이고, 알코올 중독자도 서양의 2배이다. 우리는 술에 대해 너무 관대해서 술의 심각성을 깨닫지 못하고 있다. 술은 개인의 건강을 해치고, 가족의 행복을 앗아가는데도, 술 먹고 한 실수는 그럴 수 있다고 넘어간다. 술을 과도하게 마시는 것을 관대하게 받아들이는 사회 분위기가 바뀌지 않는 한, '알코올 중독' 문제는 줄어들지 않는다. 술에 대한 인식을 근본적으로 바꿀 때이다. 독일의 경우 교회에서도 모임 후 술을 마시면서 얘기를 나누지만 1~2잔으로 끝난다고 한다. 만약 3잔을 넘게 마시면 주위에서 혹시 문제 음주자가 아니냐고 목사님이나 의사와 상담하라고 권한다고 한다. 이런 사회적 분위기는 과도한 음주를 억제하는 효과가 있다. 우리도 하루 빨리 적절한 음주를 하지 못하는 사람은 정신적으로 심각한 문제가 있다는 사회적인 인식이 확산되어야 하겠다. 그래야 과도한 음주자들이 자신들의 문제를 정확하게 깨달을 수 있다.

다음은 쌍룡 사외보 〈여의주 생각〉(2000년 1월 통권 199호)에서 읽은 것을 인용한 것이다. 우리 술 문화를 생각해보도록 하는 글이라 소개한다.

어떤 사람은 술을 비난합니다.
- 음주는 일시적인 자살이다. 음주가 가져다주는 행복은 단순히 소극적인 것, 불행의 일시적인 중절에 지나지 않는다. - 러셀
- 전쟁, 흉년, 전염병, 이 세 가지를 합쳐도 술이 끼치는 손해와 비교할 수 없다. - 글래드스턴

어떤 사람은 술을 예찬합니다.
- 청동은 모양을 비추는 거울이지만, 술은 마음을 비추는 거울이다. - 아리스토텔레스
- 술을 마시지 않는 인간한테는 사려분별을 기대하지 말라. - 키케로

똑 같은 술인데 비난과 예찬이 교차하는 까닭을 생각해봅시다.
똑 같은 술이지만,
어떻게 마시느냐, 마시고 나서 어떻게 처신하느냐에 따라서
어떤 사람에게는 좋은 술이 되고, 어떤 사람에게는 나쁜 술이 되는 게 아닐까요?

습관적인 음주는 분명히 질병입니다.
술잔 돌리기, 폭탄주, 2차, 3차로 이어지는 술자리 그리고 음주운전……
우리가 시급히 고쳐야할 잘못된 음주 습관입니다.
술을 마시더라도 우리 사회와 자신의 건강을 생각하는
성숙한 음주 문화가 아쉽습니다.

☑ 건강한 음주법

술을 친구 삼는다고 하면서 술의 노예가 되는 사람들이 많다. 알코올 중독에 빠지지 않고 술이 주는 좋은 효과를 얻으려면 술을 마실 때 어떤 원칙을 지켜야할까? 다음은 필자가 누구에게나 권하는 건강한 음주법이다.

1. 하루 음주량은 남성은 3잔, 여성은 2잔까지이다. 할 수 없는 경우에도 6잔 미만을 지킨다.
2. 술자리에서 대화를 많이 한다. 술을 천천히 마실 수 있고, 또한 호흡을 통한 알코올의 배출이 잘 일어나기 때문이다.
4. 식사와 함께 마시고 안주를 조금 먹는다.
5. 술을 섞어서 마시지 않는다. 주류 속의 다양한 첨가물들로 인해 숙취가 심해질 수 있기 때문이다.
6. 과음 후에는 반드시 3일의 휴식기를 갖도록 한다. 간과 뇌가 회복하는 시간을 주어야 하기 때문이다.

7. 년 1회 이상 주기적인 건강 체크를 통해 술로 인해 지방간이나 간 기능 이상, 기타 건강 문제가 있는지 체크하는 것을 주치의와 상담해야 한다.

성공적인 금연법

☑ 담배에 대한 오해

어떤 사람은 이렇게 말한다. "담배를 피워도 오래 살고, 어떤 사람은 담배를 피우지 않고 건강생활을 해도 일찍 세상을 떠난다. 이것은 모두 인명재천(人命在天)이기 때문이다." 이 말에 대해 어떻게 생각하는가?

담배가 해롭다는 것은 이미 잘 알려져 있다. 이미 많은 의학적인 연구 논문에서 암에 의한 사망의 30%가 흡연 때문이고, 만성기관지염, 심장병, 뇌혈관 혈전증, 다리가 썩어 들어가는 버거씨병, 위궤양의 가장 중요한 원인이 담배라는 것을 증명했다. 질병 자체에 의한 경제적 손실뿐만 아니라 산불의 60%, 전 화재의 10%의 원인이 담배이므로 이런 경제적 손실도 만만치 않다. 결국 담배를 피우는 사람은 50%의 확률로 담배 때문에 질병을 얻게 된다.

50%의 확률! 아마 이런 말을 듣는 대부분의 흡연자는 '그래, 나는 담배 때문에 병이 생기지 않는 50%에 속할 거야'라고 자신을 안심시키고 싶을 것이다. 하지만 조금만 현명한 사람이라면 50% 확률이 얼마나 높은 확률인지 알 것이다. 더구나 좋은 일이 생기는 확률도 아니

고 자신과 가족의 행복에 결정적인 불행을 가져올 수 있는 확률이다. 그런데도 자신의 흡연 문제를 대면하지 않고 회피하거나 덮어두려고 하는가?

그렇다고 흡연자를 비난하거나 차별할 수는 없다. 이들도 피해자이기 때문이다. 이들이 담배가 심각한지 알면서도 담배를 포기하기보다 어떤 핑계거리라도 대서 계속 담배를 피우고 싶어 하는 이유가 따로 있기 때문이다. 그것은 바로 니코틴에 중독되었기 때문이다. 한번 니코틴에 중독된 사람에게는 니코틴이 계속 공급되지 않으면 금단 증상이 나타난다. 즉 불안하고 초조하며 손발이 떨리고 정신집중이 안 되면서 식은땀이 나는데 이런 금단증상은 담배를 피우면 좋아지니까 계속 담배를 찾게 된다. 일종의 마약이다. 담배라는 마약의 중독성은 모르핀보다는 약하지만 코카인보다는 훨씬 높은 것으로 밝혀졌다. 따라서 담배는 한번 걸려들면 헤어나기 힘든 마약과 똑같이, 해로운 줄 알면서도 스스로 빠져 나오기 힘들다. 그러므로 흡연자를 비난하거나 차별하려고 하기보다는 금연을 권고하고 금연할 수 있는 와 분위기를 만들어주고, 또 하루 10개비 이상 피우거나 과거 금연에 니코틴 패치처럼 금단증상을 줄여줄 수 있는 약을 쓰도록 해야 한다.

☑ 금연에 성공하는 조건

금연에도 왕도가 있다. 다음은 세계의 많은 금연 전문가들이 내놓는 금연법이다.

- **담배를 끊으려고 결심했다면 우선 금연시작일을 정하라.** 생일, 결혼기념일 등 특별한 날이나 월 초, 휴일을 정하는 것이 좋다. 단 1주일만이라도 끊어보겠다고 생각하고 시작하라.
- **금연일을 정했다면 이제 주위사람들에게 이를 알려라.** 부인에게도 알리고 직장 동료들에게도 언제부터 담배를 끊겠다고 호언장담을 하라. 특히 자녀들과 약속 하면 가장 좋다.
- **금연일까지 담배를 줄여간다.** 두 갑 피던 분은 한 갑 이하로, 한 갑 피우던 분은 반 갑 이하로 줄이라. 담배를 줄이는 방법으로 가장 좋은 방법은 시간을 정해놓고 담배를 피우는 것이다. 예를 들어 깨어있는 동안 매시 정각에 피우고 다른 시간에는 담배를 피우지 않는 것이다.
- **금연일 전날 자기 전에는 담배를 생각나게 하는 모든 것을 버린다.** 그리고 니코틴 패치를 팔에 붙이던지, 니코틴 껌을 씹는다. 식후에 흡연하는 습관이 있다면 이제부터는 식후에 곧바로 일어나서 산책을 하거나 양치질을 하는 등 나름대로 대책도 세워야 한다. 니코틴 패치나 껌이 맞지 않는다면 웰부트린이나 챔픽스와 같은 약을 쓰면 된다.
- **자주, 그리고 매우 담배를 피우고 싶을 것이다. 아니 담배를 너무나도 피고 싶어 곧 포기하고 싶을 것이다.** 특히 2주 동안이 심하다. 이때는 심호흡을 하거나 냉수를 마시고 껌을 씹으라. 운동이나 기타 취미생활도 좋다.
- 다른 사람들이 담배를 많이 피우는 자리(예를 들어 술자리, 흡연 장

소 등)를 삼가고, 과식을 말며, 맵거나 짠 자극성 음식과 향료를 피하며, 산뜻하고 가볍게 식사를 하라.
- 잠은 충분히 자고 가벼운 냉수마찰이나 운동을 하라. 입이 심심하지 않도록 물을 자주 마시고, 껌을 씹거나 오이, 홍당무를 먹는다.
- 치과에서 스케일링을 받는 등 치과 치료를 한다면 더 좋은 기분을 갖게 될 것이다.
- 가족이나 직장동료들은 금연을 시작한 사람을 칭찬해주고, 계속 금연할 수 있도록 격려해주기를 바란다. 담배 생각이 날 때마다 자신과 가족의 건강과 행복을 떠올리면서 이겨내야 한다.
- 혹시 금연에 실패할 수도 있다. 실망하지 말라. 다시 시도하면 된다. 금연에 성공하는 분들은 3~4회 시도한 후 성공하는 경우가 가장 많다. 다시 시작하라.

☑ 금연 후 흡연 유혹 이기기

금연을 시작하자마자 여러 유혹이 온다.
　'내가 살면 얼마나 산다고 이러나?'
　'나는 스트레스가 너무 많아!'
　'이제 담배를 많이 줄였으니 괜찮겠지.'
　'나는 의지가 약해서 안돼!'
　'체중이 늘어서 안 되겠어.'

가장 힘든 기간은 처음 2주이다. 이 기간을 지나면 금연은 거의 성공한 셈이다. 너무 힘들면 니코틴 대체요법(니코틴 패치나 껌이나 로젠즈와 같은 니코틴 대체제를 쓰는 것)이 필요하다. 웰부트린과 챔픽스도 좀 늦었지만 지금부터라도 쓸 수 있다. 다시 흡연하는 것보다는 이런 약에 의존해서라도 금연을 유지하는 것이 당연히 필요하다.

금연은 미래의 건강을 위한 가장 확실한 투자라는 점을 잊지 말자. 자신의 건강도 지키고, 가족과 동료들로부터 환영 받고, 돈도 절약하

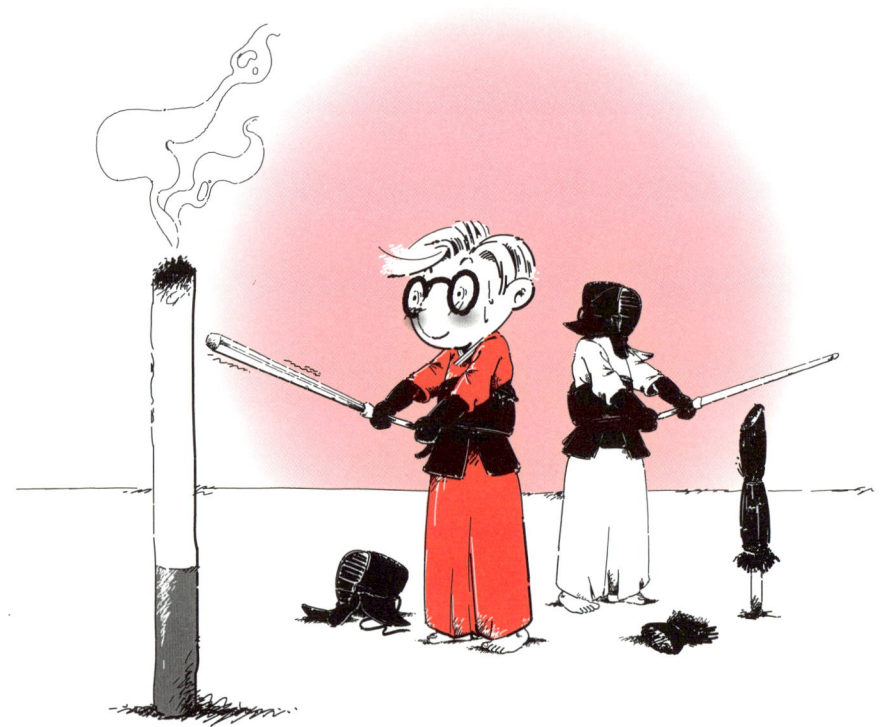

는 그야말로 일석삼조의 효과가 있는 금연! 꼭 한번 시도해보기를 권한다.

☑ 금연시의 금단증상과 대처방법

다음 표는 금연을 시작한 후 흔히 느끼는 불편함과 그에 대한 대처방법이다. 만약 이런 방법으로도 흡연 욕구를 이기기 힘들다면 약물요법을 빨리 시작하는 것이 좋다.

표 3-4 | 금단증상과 대처방법

증상	대처방법
짜증난다	운동을 하거나 가족끼리 산책을 한다. 바쁘게 지낸다.
긴장, 신경과민, 스트레스	산책을 하거나 뜨거운 물로 목욕을 한다. 긴장을 풀고 명상을 한다.
갈증, 목·잇몸·혀의 통증	얼음물 혹은 주스를 한 모금 마시거나 껌을 씹는다.
두통	따뜻한 물로 목욕이나 샤워를 한다. 긴장을 풀고 명상을 한다.
불면증	오후 2시 이후에는 카페인이 함유된 커피, 홍차를 마시지 않는다.
불규칙한 배변	식사 때 야채, 곡류를 많이 먹는다. 항상 일정한 시간에 배변하는 습관을 기른다.
헛기침, 마른기침	따뜻한 녹차를 마신다. 무설탕 사탕을 먹는다.

☑ 약물 요법

 니코틴은 뇌의 아세틸콜린 수용체에 작용해 쾌락 중추를 자극하는 도파민을 분비시킨다. 마약을 할 때와 똑같은 작용이다. 따라서 니코틴 중독은 마약 중독과 같은 상태이며 그만큼 혼자서 끊기는 어렵다. 하루 10개비 이상의 흡연을 하는 사람은 아래 정리한 니코틴 대체 요법이나 웰부트린이나 챔픽스를 사용하면서 금연을 시도하는 것이 성공률이 높다. 실제 세계 각국의 금연 가이드라인에서 그렇게 하도록 권고하고 있다. 보건소 금연클리닉에 등록하면 이런 약물을 무료로 제공받을 수 있고, 최근 가정의학과, 내과, 정신과 의사들을 중심으로 금연 상담 및 약물요법을 적극적으로 시행하고 있다.

⊙ 부프로피온(bupropion) 서방정의 처방

- 상품명은 웰부트린(Wellbutrin)으로서, 원래 항우울제로 개발되었으나, 우울증 여부와 관계없이 금연에 효과가 있어, 금연을 목적으로 사용되는 약제로 승인 받은 약물이다.
- 복용 기간: 약8주. 상태에 따라 1년도 가능하다.
- 복용 방법: 처음 6일간은 150mg(1정)을 복용하고, 이후에는 150mg씩 하루에 두 번 복용하며, 8~14일 사이에 금연을 시작한다.
- 부작용: 불면증, 두통, 입마름, 메스꺼움, 어지럼증, 불안감
- 주의해야 할 사람:
  - 과거 경련을 앓은 적이 있거나 현재 경련을 앓은 경우
  - 중추신경계 종양, 폭식증이나 거식증, 항정신병약제, 우울증치료

표 3-5 니코틴 대체 요법

종류	용량	사용기간	부작용
니코틴 패치	패치 하나를 16~24시간 내내 붙인다. 고농도 패치를 우선 사용 후, 점차 용량을 줄인다. 단, 하루 반 갑 미만 흡연하거나, 체중이 45kg미만이거나, 심혈관계질환이 있을 경우에는 처음부터 중간 농도의 패치를 붙인다.	약 6~8주	피부이상(가려움증) 불면증, 두통, 기분 나쁘게 생생한 꿈
니코틴 껌	하루 한 갑 이상 흡연자 : 4mg제품 사용 하루 한 갑 미만 흡연자 : 2mg 제품 사용 한 시간 당 1~2 개 사용(필요에 따라 증감 가능)	약 6~8주	위장장애, 속 쓰림, 메스꺼움, 턱 관절 통증
니코틴 로젠즈 (빨아 먹는 약)	하루 한 갑 이상 흡연자 : 4mg 제품 사용 하루 한 갑 미만 흡연자 : 2mg 제품 사용 한 시간 당 1~2 개 사용(필요에 따라 증감 가능)약 6~8주	약 6~8주	딸꾹질, 위장장애

제, 말라리아 치료제, 트라마돌, 테오필린, 전신 스테로이드, 퀴놀론, 진정작용이 있는 항히스타민제 등을 동시에 사용하는 경우
- 머리 외상의 과거력, 혈당 강하제나 인슐린으로 치료받는 당뇨병 환자

◉ 챔픽스(varenicline)
• 현재 나와 있는 금연 약물 중에서 가장 효과가 높다. 뇌의 니코틴

수용체를 작용해 흡연해도 담배 맛을 잘 못 느끼며 금단 증상을 줄여주어 금연 성공률을 높인다.
- 복용 기간: 12주. 상태에 따라 1년도 가능하다.
- 복용 방법: 처음 3일간은 아침에 0.5mg(1정)을 복용하고, 4일 째 되는 날부터 0.5mg(1정)을 두 번 복용하며, 8일째부터 1mg을 아침, 저녁으로 하루 두 번 복용한다.
- 부작용: 메스꺼움, 기이한 꿈
- 주의해야 할 사람: 18세 미만 청소년 및 임신부

☑ 금연을 시도했으나 자꾸 실패하는 분들에게

사람마다 흡연 욕구가 강하게 일어나고 그래서 실패하는 순간이 있다. 다음은 흔히 등장하는 금연실패의 위험한 순간, 또는 흡연욕구가 강렬한 순간이다. 당신은 어떤 순간인가?

☐ 식후에
☐ 용변을 보기 전에
☐ 심한 스트레스를 받았을 때
☐ 바둑, 화투나 카드 등 할 때
☐ 담배가 어딘가 놓여 있는 것을 보았을 때
☐ 술 마실 때
☐ 커피 마실 때
☐ 성관계 후에

☐ 운전할 때

☐ 피곤할 때

☐ 불안하거나 기분이 나쁠 때

☐ 무언가 중요한 일을 앞두고 있을 때

☐ 지루할 때

☐ 다른 사람이 담배를 피우는 것을 보았을 때

☐ 집에 혼자 있다는 것을 알았을 때(특히 주부나 여대생)

이런 특정상황에 심한 흡연 유혹을 막는 가장 중요한 방법은 스스로 그 사실을 알고 미리 그런 상황을 피하거나 미리 대처하는 것이다. 사람들에게 금연하려는데 힘들다고 얘기하라. 당신의 흡연사실을 알고 있는 모든 이들에게 말하라. 심호흡을 하고 찬 물을 한 컵 마셔라. 니코틴대체요법이나 부프로피온 약이나 챔픽스를 복용하는 것도 대책 중의 하나다.

☐ 식후에

식후에 다른 일로 바쁘게 지내거나, 입을 심심하지 않도록 껌을 씹거나 니코틴 껌을 씹는다.

☐ 용변을 보기 전에

평소 변비가 있는 분은 금연을 시작하기 전날부터 미리 변비약을 복용한다. 약 1주 동안 실시하고 그래도 변비가 해결되지 않는 경우 의사의 처방을 받는다.

☐ 심한 스트레스를 받았을 때

심호흡법이나 운동, 취미생활로 해결한다.

☐ 바둑, 화투나 카드 등 할 때

금연 후 1개월은 하지 말아야 한다.

☐ 담배가 어딘가 놓여 있는 것을 보았을 때

아직도 흡연하는 사람이 겪게 될 위험을 생각하고, 그래도 흡연 욕구가 가라앉지 않으면 니코틴 껌을 씹는다.

☐ 술 마실 때

금연 후 1개월은 술 마시는 자리에 가지 말아야 한다.

☐ 커피 마실 때

커피를 녹차나 다른 차로 바꾸어보라. 색다른 맛을 경험하게 될 것이다.

☐ 성관계 후에

물을 마시고 부인과 대화를 나누면서 잠을 청한다.

☐ 운전할 때

일반 껌 혹은 니코틴 껌을 씹는다.

☐ 피곤할 때
　육체적인 일을 많이 한 후 피곤하다면 샤워 후 잠을 자는 것이 좋다. 정신적인 이유로 피곤하다면 운동이 가장 좋은 해결책이다.

☐ 불안하거나 기분이 나쁠 때
　심호흡법이나 운동, 취미생활로 해결한다. 그래도 해결이 안 되는 경우에는 의사와 상담을 약 처방을 받는다.

☐ 무언가 중요한 일을 앞두고 있을 때
　심호흡법이 가장 좋은 방법이다. 가족이나 친구와 대화를 나누는 것도 좋다.

☐ 지루할 때
　재미있는 책을 준비한다.

☐ 다른 사람이 담배를 피우는 것을 보았을 때
　아직도 흡연하는 사람이 겪게 될 위험을 생각하고, 그래도 흡연 욕구가 가라앉지 않으면 니코틴 껌을 씹는다.

☐ 집에 혼자 있다는 것을 알았을 때(특히 주부나 여대생)
　밖으로 나가서 사람들이 있는 곳으로 가는 방법이 최선의 방법이다.

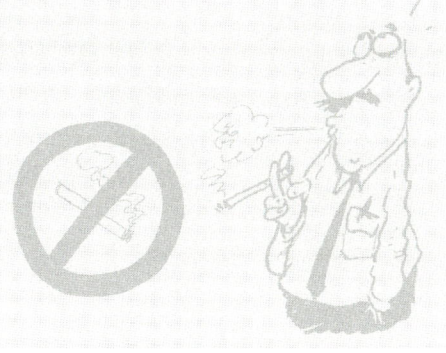

표 3-6 담배를 둘러싼 오해와 진실

잘못 알고 있는 사고	교정하는 설명문
◇ 정신이 혼란할 때 담배를 피우면 정신이 안정되고 집중력이 높아진다.	⇒ 담배로 인한 집중력은 일시적이고, 계속해서 집중해야 할 때 담배를 피우기 위해 짬을 내야하기 때문에 능률이 떨어진다. 장기적으로는 신체에 일산화탄소가 증가되고 산소가 감소되어 뇌의 기능이 저하된다.
◇ 나중에 끊으면 된다.	⇒ 시간이 지나면 중독이나 의존은 강해지고, 질병의 가능성만 높인다.
◇ 담배는 백해무익하다고 하지만 스트레스에는 좋다.	⇒ 담배 때문에 얻게 되는 스트레스를 생각해 보라. 게다가 흡연으로 인한 신체 상태는 스트레스에 대한 저항력만 낮춘다.
◇ 흡연량이 적으면 문제될 것 없다.	⇒ 하루 10개비 이하를 흡연해도 폐암의 가능성은 크게 증가한다.
◇ 나는 의지력이 약해서 담배 끊기에 불가능하다.	⇒ 담배 끊기가 어렵지만 금연상담소에서 도와주겠다. 얼마만만 이겨내면 금연 초기처럼 힘들지는 않다.
◇ 금단증상은 시간이 갈수록 계속 증가할 것이다.	⇒ 니코틴 금단증상으로 가장 괴로운 시기는 마지막 흡연 후 24~48시간이다. 그 이후에도 금단증상이 찾아오지만 강도가 약해지고 주기도 길어진다.
◇ 나이가 많아 금연하기에는 이제 늦었다.	⇒ 나이가 많이 들었거나 담배를 피운 기간이 아무리 오래 되었어도 금연을 하면 건강에 큰 유익을 얻게 된다. 금연하기에 너무 늦은 시기는 없다.
◇ 금연하면 체중증가 때문에 건강에 더 안 좋을 수 있다.	⇒ 금연하면 평균 2~3kg의 체중이 증가한다. 하지만 이것은 규칙적인 운동과 알맞은 식생활로 조절된다. 체중증가는 일시적이며, 그 정도의 체중증가에 의한 손실보다 금연으로 얻는 이득은 비교할 수 없을 만큼 유익하다.

건강한 가족이 행복한 가정을 만든다

결혼 전 건강진단, 해야 할까?

서로 사랑해서 결혼하는데 건강진단서를 교환해야 할까? 두 사람 모두 건강 체질인데 굳이 검사까지? 만약 어떤 병이 있다는 것을 알게 되면 어떻게 해야 할까? 그 병이 곧 죽을 병도 아니고 평생 잘 관리하면 되는 병인데 정말 결혼에 지장을 줄까?

건강진단은 보통 고혈압, 고지혈증, B형 간염 바이러스, 지방간, 과거 폐결핵 등 기본적인 질병부터 건강진단 내용에 따라서는 매우 상세한 검사 결과까지 확인할 수 있다. 이런 검사에는 과거에 어떤 성병을 앓은 것까지 알 수 있는 검사도 있고, 미래에 어떤 병이 생길 확률이 높다는 예측까지 해주는 검사도 있다. 과연 이런 검사 결과를 미리 알고 결혼해야 할까? 남성의 정액 검사 결과를 보고, 여성의 산부인과 검진을 통해 임신에 이상이 없다는 것까지도 확인한 후 결혼하는 것이 맞는가?

모든 것이 그렇듯 결혼 전 건강진단서를 교환하는 것도 결혼하는 두 사람 각자의 취향에 따라 결정해야 한다. 두 사람이 건강한 가정을 꾸려나가기 위해 가장 중요한 것이 두 사람의 건강이라고 판단한다면 미리 서로의 건강을 확인하고 준비를 하는 과정을 거쳐야 한다. 만약 건강진단서를 교환하기로 결정했다면 기본적인 건강진단서를 교환하기 바란다. 종합건강진단 중에서도 너무 비싸거나 너무 많은 항목을 검사하다보면 쓸 데 없는 오해가 생길 수 있다. 이런 검사는 굳이 미리 알지 않아도 되는 검사 항목이 포함되기도 하고, 정상 범위를 약간 벗어난 검사 수치에도 이상이라는 판정을 하기 때문에 괜히 마음만 상할 수 있기 때문이다.

기본적으로 남녀 공히 체크해야 할 부분은 흉부방사선촬영을 통해 결핵 등의 전염성 질환이 있는지 여부와 불임의 원인이 될 수도 있는 성병 검사, 모성이 감염되었을 경우 2세에게도 전달될 수 있는 에이즈 및 간염검사, 혈당, 빈혈 및 콜레스테롤 검사, 소변 검사, 치과 검사 등이 있으며, 2세를 준비하는 여성의 경우에는 풍진 항체 검사, 자궁 검사 등을 해 태아가 잘 자랄 수 있는 환경이 되어 있는지 확인하는 것이 좋다. 이것은 누구나 건강진단을 할 때 필요한 검사이고, 결혼 후 바로 임신 계획이 있는 경우에는 더욱 필요한 검사이다. 보통 병원이나 의원의 내과나 가정의학과에서 검사가 가능하며, 건강진단만을 전문으로 하는 기관에 전화로 예약하고 가도 된다.

건강진단이 혼수품일 수는 없지만 이런 검사를 통해 서로 건강을 확인하고 2세를 가질 준비를 하는 것에 서로 동의한다면 결혼 전 건강진단은 두 사람의 건강한 결합의 시작이 될 것이다.

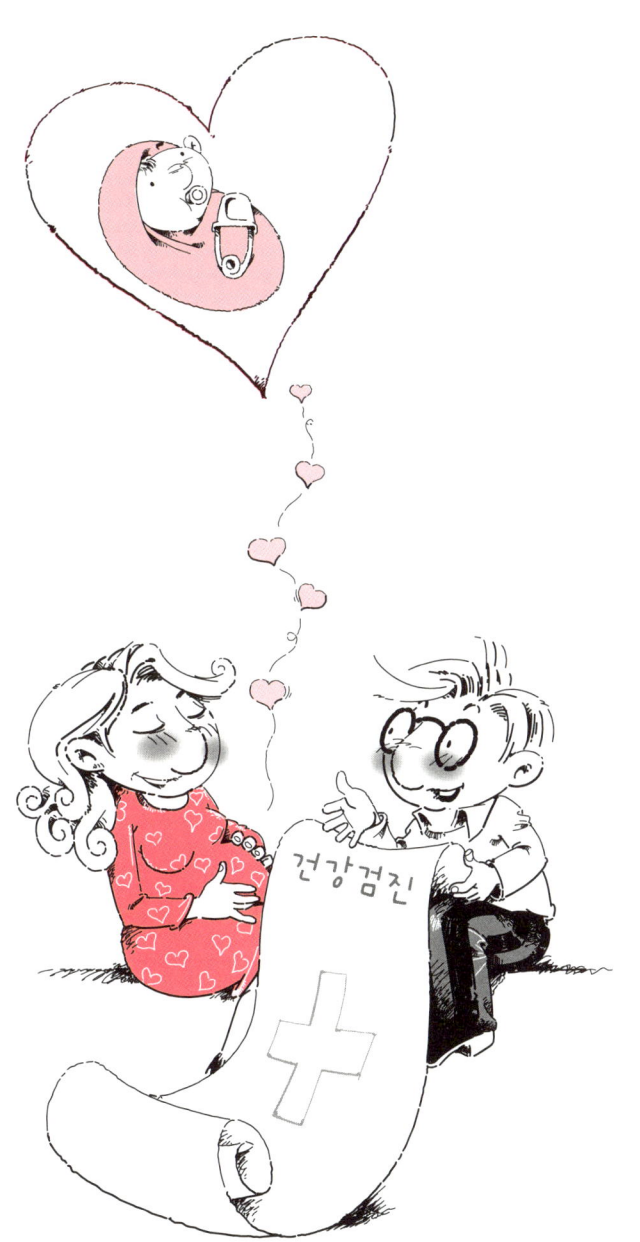

건강한 아이를 만나기 위한 준비

✓ 임신 전 검사

건강하고 예쁜 아이를 임신하고 출산하고자 하는 인간의 소망이 큰 만큼 그에 대한 관심과 투자 또한 클까? 아쉽게도 그렇지 못하다. 봄에 씨를 뿌려 가을에 좋은 수확을 얻으려면 씨도 중요하고 밭도 중요하고 기후도 중요하지만 가꾸는 기술과 정성 또한 필수적이다. 아이도 마찬가지이다. 건강한 아이를 낳으려면 임신한 후 잘 관리하는 것도 중요하지만, 그보다 먼저 임신 전에 내 몸이 건강한 상태이어야 한다. 이를 위해서는 평소 건강관리를 잘 하는 것이 매우 중요하다. 건강나이를 체크해 '+'가 나와서는 안 된다. 또한 다음과 같이 임신 전에 몇 가지 검사를 해볼 것을 권한다.

산전검사는 임신 전에 혹시 임신에 문제가 있는지, 태아에는 좋은 영향을 줄 수 있는지 체크하는 것이다. 산전검사로는 우선 빈혈검사, 풍진검사, 간염검사, 매독혈청검사가 있다. 여성 빈혈은 면역력을 약화시키고, 엄마가 간염에 걸렸을 경우에는 신생아에게 간염을 전염시킬 수 있기 때문에 우선 B형 간염 항체검사를 해야 한다. 이미 항체가 있다면 이것은 간염이 들어와도 이길 수 있는 힘이 있다는 뜻이기 때문에 걱정하지 않아도 되지만, 간염항체가 없을 때는 예방접종을 받아야 한다. 혹시 간염에 걸렸을 때는 간염치료를 받은 후에 임신하는 것이 안전하다.

임신초기에 풍진에 걸리면 태아가 청력장애, 백내장, 심장질환, 발달

장애 등 선천적인 기형을 일으킬 수 있으므로 풍진항체 검사를 한 뒤, 항체가 없는 경우에는 백신을 접종하고 접종 3개월 뒤에 임신을 하는 것이 좋다. 풍진 예방접종을 받은 후에는 6개월 이상 기다린 후 임신하는 것이 원칙이다. 하지만 실수로 바로 임신한 경우 그대로 임신을 지속해도 된다. 풍진 예방접종한 것 때문에 태아에게 문제가 생겼다는 보고는 없기 때문이다.

그 외에 산부인과 진찰과 초음파 검사를 해 자궁과 난소에 이상이 없는지를 미리 검사해볼 수 있다. 필수적인 것은 아니지만 간 기능 검사, 신장 기능 검사, 심장과 폐 질환 여부를 알 수 있는 흉부 방사선 검사, 에이즈 검사도 시행해 볼 수 있다.

☑ 임신 후 검사

산전검사 이후 안전하게 임신을 한 경우라도, 일단 임신이 되면 몇 가지 임신 중 검사를 받는 것이 원칙이다. 임신 초기에 받아야 하는 검사는 빈혈검사, 소변검사, 매독검사이며 임신 12~16주에는 기형아 검사(다운증후군, 신경관 결손 선별검사)를 받는다. 가족 중에 기형아가 있다거나 먼저 아기가 기형아였을 경우에는 임신 9주에 융모 검사를 해서 기형 여부를 미리 발견하도록 해야 한다. 임신 중기에는 임신성 당뇨병 검사를 한 번 받는 것이 필요하다. 당뇨병 증상이 없더라도 혈당이 높은 경우가 드물지 않고 이렇게 당뇨병이 있으면 태아가 너무 커져서 질식 분만이 어렵고 임신 합병증도 높아지기 때문이다. 정기적으로 초음파 검사를 통해 태아의 성장, 태반 위치, 양수의 양, 태아의 기형 등이 있는지 관찰해야 한다.

임신 후 매월 날을 정해서 한 번씩 의사를 방문해 진찰을 받아야 한다. 그리고 아울러 임신 마지막 달에는 매주 1회씩 진찰을 받는다.

☑ 임신의 궁금증

임신 초기의 산모들이 가진 몇 가지 공통 궁금증들이 있다.

첫째는, 임신인 줄 모르고 약을 복용했을 경우 어떻게 해야 하는가에 관한 것이다.

정자와 난자가 수정 후 2주(임신 4주)까지는 약물이나 술의 영향이 있으면 유산이 되고 형태 발생에는 영향이 없다. 그러므로 유산이 되지 않았다면, 그것은 태아에게 기형이 있을 가능성은 거의 없다고 보아야 한다. 기형이 유발될 수 있는 결정적인 시기는 장기가 형성되는 수정 후 3주(임신 5주)부터이므로 이 시기의 약물복용에는 특히 주의를 기울여야 한다. 임신 초기에 특히 주의해야한다는 말은 맞지만 이처럼 임신된 후 2주 동안은 오히려 안전한 기간에 속한다.

임신 중 약을 조심해야하는 것은 분명하지만 다음 제시하는 약물 외 다른 약은 태아에 기형을 일으킨다는 보고는 거의 없다. 따라서 임신인 줄 모르고 약을 먹었다고 무조건 임신중절수술을 하는 것은 매우 신중해야 한다. 임신인 줄 모르고 약을 먹었다고 의사에게 물어보면 안심을 시키는 의사는 없다. 그것은 태어나는 신생아의 5%는 기형을 갖고 태어나기 때문이다. 나중에 생기는 선천성 질환까지 포함하면 10%의 아이들이 심각한 문제를 갖는다. 따라서 어떤 경우라도 산모와 가족을 안심시킬 수 있는 확실한 근거는 없다. 따라서 결정은 임신부와 배우자가 해야 한다. 태아가 기형인 줄 알면서도 그 생명을 소중하게 여겨서 낳는 부모가 있는데 기형이 있을 가능성이 보통 아이와 별 다르지 않은데도 걱정하는 것은 지나친 것이다. 기형을 일으킬 가능성이 확인된 약이 아닌 경우 임신중절 수술은 매우 신중해야 한다.

둘째는, 그렇다면 태아 이상이나 기형을 일으킨다고 확실히 알려진 약에는 어떤 것이 있는가이다. 여기 태아 이상이나 기형을 확실히 일으키는 대표적인 약물을 소개하고자 한다. 이 외의 약들은 기형을 일으키는지 여부가 밝혀지지 않은 것들이다.

표 3-7 태아 기형을 유발한다고 알려진 약물

- 술
- 고혈압약 : 에날라프릴 등 ACE억제제
- 호르몬제 : 안드로젠(Androgen), 다나졸(Danazole), 디에틸스틸베스테롤(Diethylstilbesterol)
- 간질 치료약 : 카바마제핀(Carbamazepine), 발프로익 애시드(Valproic acid)
- 면역억제제 : 메토트렉세이트(Methotrexate), 사이클로포스파마이드(Cyclophosphamide), 페니실라민(Penicillamine)
- 기타 약 : 쿠마린(Coumarins), 래디오액티브 아이오다인(Radioactive iodine), 테트라사이클린(Tetracycline), 아이소트레티노인(Isotrtinoin), 리튬(Lithium), 메티마졸(Methimazole)

☑ 산후조리원 고르기

출산 후 지친 몸과 마음을 회복하는 산후조리는 산모와 아이의 건강을 위해 꼭 필요한 과정이다. 따라서 산후조리 또한 임신과 출산을 준비하는 것처럼 준비할 필요가 있다. 자신의 집을 택할 것인지, 친정이나 시집을 택할 것인지, 아니면 산후조리원을 택할 것인지 미리 의논하고 정해야 한다.

몇 년 전만 해도 생소하게만 들리던 산후 조리원이 이제는 출산을 앞둔 산모들의 자연스러운 선택이 되었다. 산후조리원이란 산모가 출산 후 아기와 함께 2~4주 동안 머물며 몸 추스르기에 전념할 수 있도록 도와주는 시설이다. 집에서 산후조리를 하게 되면 아무래도 이런 저런 집안일에 신경을 쓰게 마련이지만, 산후조리원을 이용하면 무엇보다 산모들이 다른 일에 신경 쓰지 않고 충분한 휴식을 취할 수 있다는 장점이 있다. 또한, 산후조리를 해 줄 사람이 마땅치 않은 경우는 물론이고, 양쪽 부모님에게 부담을 드리지 않을 수 있다는 것도 요즘 산모들이 선호하는 이유이다. 산후조리하는 곳으로 산후조리원을 택한다면 어떤 점을 고려해야 하는지 미리 살펴보고자 한다.

1) 의료와 신생아 관리

산후조리원은 의료 기관이 아니지만, 요즘은 산부인과나 소아과 병원에 부속되어 운영하는 경우가 많다. 응급 시에 대비해 어떤 조치를 얼마나 빨리 취할 수 있는지 확인함이 필요하고, 소아과 전문의가 신생아실 회진은 매일 도는지 여부를 확인해야 한다. 아이들을 돌보는 신생아실을 아주 주의 깊게 살펴야 하는데, 전문 간호사가 3교대로 24시간 상주하는지 확인해야 한다. 간호사는 아이에게 우유를 먹이고 씻기는 일부터 이상 징후를 체크하는 일 등을 하게 되는데, 간혹 자격이 없는 사람이 신생아실을 관리하는 경우도 있으므로 반드시 신생아실의 전문 간호사가 몇 명인지 알아보아야 한다.

2) 위생 관리

여러 사람이 이용하는 곳이므로 위생 관리가 무엇보다도 중요하다. 공동으로 사용하는 화장실, 샤워실이 청결한지, 공기정화기나 살균소독기가 설치되어 있는지 등도 점검해야하고, 산모와 아기가 사용하는 옷, 타월, 침구류 등이 깨끗하게 관리되고 있는지도 주의 깊게 살펴야 한다.

3) 주변 환경

산모와 아기가 편안히 휴식을 취할 수 있도록 조용한 곳에 위치해 있는지 확인해야 한다. 시끄러운 길가나 화재의 위험이 있는 고층 건물, 계단이 많은 곳은 피하는 것이 좋다.

4) 시설

실내 환경 중에는 우선 난방 시설을 체크해야 한다. 방마다 온도 조절을 따로 할 수 있는지, 샤워실에는 온수 공급이 잘 되는지 등을 점검해 보아야 한다. 또 좌욕기, 비데, 자동유축기 등 산모가 사용할 부대

시설이 잘 갖추어져 있는지도 확인함이 필요하다.

5) 기타

산모에게 제공되는 음식이 잘 준비되는지 식사 시간에 둘러보는 것도 좋다. 그리고 산모에게 육아 등에 도움이 되는 프로그램을 제공하고 있는지도 따져보자. 산후 체조 프로그램이나 유방 마사지, 아이 돌보기, 젖병 소독법, 피임 등에 관한 교육이 실시된다면 산모들에게 많은 도움이 될 수 있다.

출산 후 우울증을 겪는 산모들이 적지 않다. 산후조리원에서 산모들은 같은 상황과 아픔을 겪고 있는 산모들과의 대화를 통해 정신적인 안정과 자신감을 가질 수 있게 된다. 가족들이 채워주지 못하는 육아에 대한 두려움 등의 심리적인 문제를 이겨낼 수 있도록 산모끼리, 그리고 산모와 가족끼리 교류가 잘 이루어지는 곳을 선택하는 것이 좋겠다.

우리는 가족 문제를 잘 해결하는가?

☑ 현대인에게 가족(family)은 무엇일까?

여전히 자신의 가장 중요한 존재 기반일까? 아니면 어쩔 수 없이 관계를 지속해야만 하는 사람이 모인 곳에 불과한가? 가족은 '지속적, 법률적, 생물학적으로 또는 애정으로 맺어진 개인들로 구성된 집단'이라는 현대적인 정의가 있지만, 분명한 것은 가족은 단순한 구성원들의 집

합체가 아닌 사회체계적이고도 정신적, 혈연적 기본 단위이다. 따라서 가족 구성원인 한 개인이 따로 존재할 수 없고 가족의 역사와 문화, 그리고 현재의 사회 경제적 상태에 각 구성원이 영향을 주고받을 수밖에 없다.

이러한 가족의 제 기능이 원활한 가족이 되기 위해서는 다음과 같은 여섯 가지 기능*이 구비되어야 한다.

- 각 가족 구성원이 맡고 있는 역할이 분명히 구분되어야 하며, 역할에 따르는 책임과 과제도 분명해야 한다.
- 가족관계는 따뜻하고 애정이 있어야 하나 동시에 개개인의 독립성도 존중되어야 한다.
- 도전에 직면할 능력이 있고 닥치는 문제에 효과적으로 대처할 수 있어야 한다.
- 가족들의 행동을 규제하는 규범에 대해 모두 함께 수용하고 인정해야 한다.
- 가족 구성원간에 명백하고 개방적이며 직접적인 대화가 이루어져야 한다.
- 가족은 주위의 사회·문화집단과 쉽게 관계를 맺을 수 있어야 한다.

이렇게 정상적인 기능을 하는 가족을 이루려면 가족 구성원이 신체

---

*출처 : 《대한가정의학회 가정의학 총론》(2004), 계축문화사

적으로나 정신적으로 건강해야 한다. 아울러 여러 가지 과제를 성취하고 아울러 문제를 해결해나갈 수 있는 가족기능을 갖추어야 한다. 우리 가족의 적응력과 성숙도는 어느 정도일까?. 다음의 FACES III라는 설문지가 알려줄 것이다.

✓ **가족적응력-결속력 척도**(family adaptability and cohesion evaluation scales, FACES III)

	거의 안 그렇다 (1점)	가끔 그렇다 (2점)	때때로 그렇다 (3점)	자주 그렇다 (4점)	거의 항상 그렇다 (5점)
적응력 질문 10가지					
1. 우리 가족은 문제를 해결할 때 자녀의 의견에 잘 따른다.					
2. 우리 가족의 자녀들은 자신들이 지켜야 할 규율에 대해 의견을 말할 수 있다.					
3. 우리 가족은 상황에 따라 지도자가 달라진다.					
4. 우리 가족의 일처리 방법은 때에 따라서 변경된다.					
5. 우리 집에서 잘못한 일이 생겼을 때 부모와 자녀가 함께 모여서 잘못한 일에 대한 벌칙을 토론하곤 한다.					

6. 우리 집에서는 자녀들이 여러 가지 결정에 참여한다.

7. 우리 집에서는 정해 놓은 규칙이 때에 따라 변하기도 한다.

8. 우리 가족은 집안일에 대해 구성원이 교대로 책임을 맡는다.

10. 우리 집에서는 가족 중에서 누가 집안의 어떤 일들을 하는지 알기 어렵다.

결속력 질문 10가지

1. 우리가족은 서로 도움을 청한다.

2. 우리 가족은 각자의 친구를 자신의 친구로서 잘 받아들인다.

3. 우리 가족은 집안의 여러 가지 일들(집안문제 결정, 여행, 외식)을 오로지 우리 가족끼리만 한다.

4. 우리 가족은 다른 사람보다 우리 가족원에게 만 더욱 친근감을 느낀다.

5. 우리 가족은 자유시간이 있을 때 서로 같이 보내기를 좋아한다.

6. 우리 가족은 서로 매우 친하게 지내고 있다.					
7. 우리 가족은 가족 행사(명절, 제사, 생일)에 모두 참석한다.					
8. 우리 가족은 가족 단위로 할 수 있는 일(취미, 오락 활동)을 쉽게 생각해 낸다.					
9. 우리 가족은 자신의 일을 결정할 때는 다른 가족과 상의한다.					
10. 우리 집에서는 가족이 함께 지낸다는 것을 매우 중요하게 생각한다.					

◉ 판정

- 적응력

    - 10~19점 : 경직된 가족

    - 20~24점 : 구조화된 가족

    - 25~28점 : 유연한 가족

    - 29~50점 : 혼돈된 가족

- 결속력

    - 10~34점 : 이탈된 가족

- 35~40점 : 분리된 가족
- 41~45점 : 연결된 가족
- 46~50점 : 밀착된 가족

 적응력과 결속력이 어느 극단에 치우치지 않고 조화를 이룬다면 바람직하다. 위의 판정에서, 구조화된 가족(20~24점), 유연한 가족(25~28점), 분리된 가족(35~40점), 연결된 가족(41~45점)에 속한다면 가족 기능이 양호한 형태라고 할 수 있다. 적응력은 25점에 가까울수록, 결속력은 40점에 가까울수록 가족 구성원 각자가 가족 내에서 독립성과 상호간의 관계를 적절히 해 나가며 균형을 잘 유지할 수 있는 가족이라고 판단할 수 있다.

- 만약 경직된 가족에 속한다면 민주적으로 의사소통을 하고 상호 존중하는 분위기를 만들 필요가 있다.
- 만약 혼돈된 가족에 속한다면 상호 조율해 정한 룰을 잘 따르는 분위기를 만들 필요가 있다.
- 만약 이탈된 가족이라면 상호 관심을 되살릴 수 있는 대화와 가족 행사가 필요하다.
- 만약 밀착된 가족이라면 서로에 대한 관심이 집착이 되지는 않았는지 반성해보고 이를 서로 얘기할 것을 권한다. 좋은 친구나 이웃을 사귀는 것도 매우 중요한 과제이다.

행복한 가정은 상호 신뢰와 지지의 수레바퀴로 가는 것이며 그 결과 기쁨과 건강이란 열매를 싣고서 오는 것이다.

🐾 우리집은 행복한 가정에 꼭 있어야 할 것을 갖고 있는가?

혼자 사는 사람도 때로는 행복한 가정을 꿈꾼다. 왜 그럴까? 그것은 인간에게는 어떤 공동체에 속하고 싶은 본능과 마음을 터놓고 얘기하고 삶을 나눌 사람을 찾는 본능이 있기 때문이다. 그러나 실제 가정을 만들고 행복을 나누는 가정을 유지하는 것이 그리 쉽지는 않다. 부부가 서로 신뢰하고 인격적으로 성숙하고 기본적인 삶을 살 수 있는 경제적인 지원이 계속되어야 가정은 유지된다. 하지만 현대인은 이런 보장을 받지 못한다. 경제적으로도, 건강으로도, 그리고 부부의 사랑을 지키는 것도 그리 만만한 일은 아니다. 하지만 행복한 가정이 주는 기쁨은 그 어떤 기쁨보다 크고 오래 간다. 그러므로 행복한 가정을 만드는 것에 노력을 아끼지 말아야 한다. 다음은 저자를 알 수 없지만 행복한 가정에 꼭 있어야 할 10가지를 열거한 것이다. 이 10가지는 우리 가정을 어떻게 만들어야 할 지 알려주는 지침이기도 하다.

행복한 가정에 꼭 있어야할 10가지

— 작자 미상

1. 용서가 있어야 합니다.
   가정에서도 용서해 주지 않는다면
   그 사람은 지구상에서 용서받을 곳이 없게 됩니다.

2. 이해가 있어야 합니다.
   가정에서도 이해해 주지 않는다면
   그 사람은 짐승들과 살 수밖에 없습니다.

3. 대화의 상대가 있어야 합니다.
   가정에서 말동무를 찾지 못하면
   전화방으로 갈 수밖에 없습니다.

4. 골방이 있어야 합니다.
   혼자만의 공간(수납장, 옷장, 공부방, 화장실 등)이
   많을수록 인품이 유순해 집니다.

5. 안식이 있어야 합니다.
   피곤에 지친 몸을 편히 쉬게 할 수 있는
   환경이 가정에 없으면 밖으로 나갑니다.

6. 인정(認定)을 해주어야 합니다.
　　가정에서 인정받지 못한 사람은
　　바깥에서도 인정받지 못하게 됩니다.

7. 유머가 있어야 합니다.
　　유머는 가족 간의 정감을 넘치게 하는
　　윤활유 역할을 합니다.

8. 어른이 있어야 합니다.
　　연장자가 아니라 언행에
　　모범을 보이는 어른이 계셔야 합니다.

9. 사랑이 있어야 합니다.
　　잘못은 꾸짖고 잘한 것은 칭찬해 주는
　　양면성의 사랑이 있어야 합니다.

10. 희망이 있어야 합니다.
　　앞으로 더 잘될 것이라는 희망이 보이면
　　가정의 가치는 더욱 높아집니다.

놓치지 말자! 꼭 알아야 할 건강 상식

스트레스를 이기는 방법

살면서 스트레스를 받지 않고 살 수는 없다. 따라서 스트레스를 피하려고 하기보다 적극적으로 이를 돌파해나가는 것이 필요하다. 자신이 감당할 수 없는 과도한 스트레스는 피하고, 받은 스트레스는 풀어주는 것이 순리이고 또 지혜이기도 하다.

스트레스는 우리 몸에 스트레스 반응이라고 불리는 독특한 반응을 일으킨다. 스트레스를 받으면 누구나 혈압이 올라가고 맥박이 빨라지는데 이 때 근육도 같이 긴장하게 된다. 따라서 스트레스를 지속적으로 받으면 가슴과 목과 머리의 근육이 과도하게 긴장, 수축해서 가슴이 짓눌리는 느낌과 두통, 그리고 목과 어깨의 통증을 느끼게 된다.

누구든 자신만의 스트레스 해소법을 가지고 있어야 한다. 다음 설명하는 것 중 몇 가지를 실천해보기를 바란다.

- 자신이 좋아하는 것이 무엇이고 자기에게 주어진 시간이 얼마인지

를 명확히 파악한다. 그래야 자신이 좋아하지 않고 자신이 할 수 없는 일은 맡지 않을 수 있다.
- 단호함을 키워야 한다. 단호함이란 당신이 상대편에게 받은 인상을 가능하면 솔직하게 이야기하는 것이고 자신의 요구사항을 간단하고도 명료하게 이야기하는 것이다.
- 스트레스를 받고 있다면 스트레스를 받고 있다는 사실을 인정하고 나누어야 한다. 어려움을 나눌 수 있는 친구와 가족이 있어야함은 물론이다.
- 스트레스를 풀 수 있는 것 중 한 가지만 고르라고 한다면 운동을 고를 수 있다. 그만큼 운동은 긴장을 완화시킬 수 있는 좋은 방법이다.
- 다음과 같은 심호흡법을 익히라.
  - 가장 편한 자세로 앉는다.
  - 명치 위에 자신의 두 손을 모아서 올려놓는다.
  - 천천히 코로 숨을 들이 마시면서 배가 나오도록 한다.
  - 4초 동안 숨을 참는다.
  - 천천히 입으로 숨을 내쉰다.
- 편안한 자세로 앉거나 누워서 눈을 감고 명상에 잠기라.
- 자신이 좋아하는 일을 하라.

도시인의 운명, 빌딩 증후군

인간에게 집이 필요한 가장 중요한 이유는 무엇일까? 잠을 자고 휴식을 취하고, 식사할 수 있는 음식과 기구를 보관하고, 가족이 모이는 등 여러 가지 다양한 기능이 있다. 이 중에서 가장 중요한 기능은 무엇일까?

집의 가장 중요한 기능은 우리가 입는 옷과 같은 보온이다. 인간은 추위를 이기고 보호받는 공간이 필요하다. 보온 이외에도 쾌적한 주거 공간과 일하기 편한 사무실을 얻기 위해 추구하는 인간의 노력과 투자는 실로 엄청나다.

도시 사람들은 거의 대부분의 시간을 집과 사무실, 학교, 공공장소와 같이 일정한 건물 내에서 보낸다. 그런데 이렇게 우리가 대부분의 시간을 보내면서 호흡하는 실내 공기에 문제가 많다. 여러 조사에서 실내공기에는 각종 해로운 물질들이 있다는 것이 알려지고 있다. 예를 들어 어떤 빌딩 내 공기 속에는 질소산화물, 아황산가스, 탄화수소, 분진과 같은 호흡기 자극성 물질과 석면, 라돈 등의 발암성 물질이 있는데 이러한 유해물질은 호흡기질환과 신경장애, 심지어는 유산과 암을 일으킨다고 보고하고 있다. 이런 문제를 통틀어 '빌딩증후군'이라고 한다.

빌딩증후군에 걸리지 않으려면 우선 대부분의 시간을 보내는 실내환경, 특히 실내 공기에 대해 관심을 가져야 한다. 건물의 공기는 제대로 정화되고 또 관리되고 있는지, 실내 공기에 해로운 물질은 없는지, 건물 내 금연이 지켜지고 있는지 한번 확인해야 한다.

쾌적한 실내 공기를 유지하려면, 우선 주기적으로 실내환기를 시키는 것이 중요하다. 강제환기시설이 되어 있는 건축물에서는 개인이 일부러 창문을 여닫는 등의 환기가 필요 없지만, 그런 시설이 없다면 적당한 간격으로 창문을 열어서 실내환기를 시킨다. 도시에서는 일교차가 심하거나 기압의 변화 등으로 오염된 공기가 대지 위에 많이 분포하는 아침이나 밤보다는, 기온이 올라가는 낮 시간에 환기를 시키는 것이 좋다. 햇빛이 비치는 낮에 하루 두 세 번이라도 5분 내지 10분 정도 창문을 열고 환기를 시켜라. 도시의 바깥 공기가 깨끗하지 않다고 문을 계속 닫고 사는 것은 실내 공기를 더욱 나쁘게 한다.

또한 쾌적한 실내 공기에 필요한 것은 적당한 온도와 습도를 유지하는 것이다. 건구온도계와 습구온도계가 같이 달린 온도계가 비교적 저렴하게 공급되고 있다. 이를 이용하라. 적당한 실내온도는 16~20도이고, 적당한 실내습도는 40~60%이다. 건조할 때는 가습기를 쓰거나, 빨래를 실내에 널거나, 실내에 물을 많이 주는 화분을 놓는 것도 좋다. 구석진 곳에 조그마한 실내 정원과 분수를 마련해 보라. 예상보다 적은 비용으로 매우 좋은 실내분위기와 쾌적한 공기를 얻을 수 있을 것이다. 식물을 가까이에 두는 것은 건강에 꼭 필요하다.

누구나 담배연기를 맡지 않을 권리가 있다. 빌딩 내에서는 어떤 곳에서도 담배를 피울 수 없도록 하는 '빌딩 내 금연'은 모두의 권리이다. 나아가서 밀폐된 공간이나 사람이 많이 모인 곳에서도 금연이 필요하다. 모든 실내에서 금연을 하도록 하고 버스 정류장이나 사람이 많이 모이는 곳에서도 금연을 의무화하는 법이 필요하다.

🌀 한 여름에 으슬으슬, 냉방병

내가 아는 어떤 여성이 가장 싫어하는 계절은 여름이다. 여름이 더워서 싫은 것이 아니고 추워서 싫단다. 바로 냉방 때문이다. 직장이나 지하철이나 냉방에 노출되는데 자기는 냉방이 싫단다. 그래서 여름만 되면 괜히 으슬으슬 춥고, 피곤한 증상을 느끼게 된단다. 그녀는 은행에 근무하는데 반소매와 치마의 정복을 입고 일해야 하니 여름마다 냉방병에 걸리는 것이다.

냉방병은 아직 의학적으로 뚜렷하게 정의되어 정식으로 사용하는 병명은 아니지만, 에어컨을 사용하면서 우리 몸의 체온중추 이상과 관련되어 생기는 문제를 총체적으로 일컫는다. 냉방병은 낮은 온도에 오래 노출되기 때문에 생기기도 하지만 더 중요한 것은 체온을 자주 바뀌게 하는 환경이다. 겨울철에는 기온이 더 낮지만 냉방병이 발생하지는 않는 것은 겨울에는 우리 몸의 체온조절 중추가 추위에 잘 적응되기 때문이다.

우리 몸의 체온조절을 관장하는 중추는 시상하부라는 뇌의 한 부분인데 이곳에서는 체온이 떨어지면, 몸을 떨어서 체온을 올리고, 혈관을 수축시켜서 우리 몸의 열이 밖으로 전도되지 않도록 한다. 반대로 체온이 높아지면 혈관을 팽창시켜서 열을 발산하고, 땀을 흘려서 체온을 떨어뜨린다. 그런데 여름이 되어 우리 체온조절 중추가 여름에 맞추어 준비를 하고 있는데 에어컨이 가동되는 사무실에 있다가 거리로 나왔다가 다시 사무실로 들어가는 일이 반복되면, 체온조절에 이상이 발생하게 된다. 더위에 대한 우리 몸의 자연스러운 적응력이 깨지고 여러 가지 증상이 생긴다.

여름철 과도한 냉방 때문에 생기는 냉방병의 증상은 다양하다. 여름인데도 감기에 잘 걸리고, 추운 기운을 느끼고, 두통을 호소하고, 피로감이나 어지럼증이 나타나고, 코나 목이 자극적이고 불편한 느낌 등이다. 냉방병은 여성이 남성보다 더 잘 걸리는데 그 이유는 여성들이 더 노출이 되는 옷차림 때문에 외부의 환경에 민감하고, 또 열을 만드는 근육의 양이 적어서 에어컨의 영향을 더 잘 받기 때문이다.

냉방병을 예방하기 위해서는 우선 실내외의 온도차를 5도 정도로 유지하는 것이 필요하다. 또 실내 온도를 25도 이하로 떨어뜨리지 말아야 한다. 에어컨을 틀 때 사람의 몸에 직접 찬바람이 가지 않도록 하는 것도 중요하다. 여성들은 사무실에 가벼운 긴팔 옷을 준비해놓아서 너무 냉방이 잘되는 사무실에서는 긴팔 옷을 입어 체온을 유지하면 좋다. 자동차 에어컨을 사용할 경우에도 마찬가지로 적당한 온도로 유지하고, 자주 바깥 공기로 환기시키시는 것이 필요하다.

피로를 이기는 법

우리 몸이 피로를 느끼는 이유는 무엇일까?

한 마디로 표현한다면 에너지가 부족하거나 피로물질이 쌓였기 때문이다. 우리가 섭취한 영양분은 체내 대사과정을 거쳐 ATP(아데노신 삼

인산)라고 하는 활성화된 에너지를 만들고 이 ATP가 근육과 세포에서 힘을 만드는 역할을 한다. 그런데 신체적, 정신적 활동으로 ATP가 부족한 상태에 빠지게 되면 피로를 느끼게 된다. 또한 우리 몸의 신진대사 중에 노폐물이 과도하게 쌓이게 되면 그 노폐물을 처리할 때까지 피로를 느낀다. 즉, 피로는 우리 몸의 에너지 고갈과 젖산과 같은 피로물질의 누적, 노폐물의 축적을 알려주는 신호이다. 특히 눈을 움직이는 6개의 근육인 동안근과 눈꺼풀을 움직이는 근육은 우리 몸에서 가장 많이 그리고 빠르게 움직이는 근육이므로 과로하거나 너무 오랫동안 책이나 텔레비전이나 컴퓨터 모니터를 보면 가장 빨리 피로해지는 것이 눈이다.

만약 과로를 하지도 않았고 특별한 이유도 없는데 피로를 자꾸 느낀다면 그 이유는 무엇일까?

그것은 스트레스를 많이 받거나, 우울증 때문일 가능성이 높다. 이외에도 지나치게 흡연을 하면 일산화탄소가 축적되고 니코틴에 의해 혈관이 수축해 피로를 느끼게 되고, 술을 많이 마시면 술의 각성과 억제의 이중 작용이 몸에 영향을 주어서 피로를 느끼게 된다. 신체의 어떤 질병 때문에 피로한 경우도 있다. 결핵, 간염, 당뇨병, 갑상선 질환, 암, 심(心)부전증, 신(腎)부전증 등의 질병을 앓고 있다면 전신적인 피로를 느낄 것이다. 따라서 피로가 2주 이상 지속되면 의사의 진찰과 검사를 받아야 한다.

현대인들은 눈이 자주 피로한데 책, 서류, 만화, 텔레비전, 컴퓨터 모니터 등을 보는데 눈을 과도하게 쓰기 때문이다. 눈을 과도하게 써서 생긴 피로는 쉬라는 신호이므로 눈을 쉬어야 한다. 과도하게 눈을 쓰지 않아도 눈에 문제가 생기는 경우 눈 자체에 문제가 있는 경우가 있다. 눈의 피로를 가져오는 질병 중에 흔한 것은 안구 건조증와 근시이다. 안구 건조증은 눈물이 적게 나오거나 눈물의 성분에 문제가 생겨서 눈에 건조감, 눈부심, 이물감 등을 느끼는 것이다. 안구 건조증은 평생동안 매일 여러 번 인공누액(인공으로 만든 눈물)을 넣어야 한다. 교정이 안 된 근시도 눈이 피로한 이유가 될 수 있다. 근시가 있을 때 안경을 쓰면 눈이 더 빨리 나빠진다고 생각하는 사람들도 있는데 이것은 잘못 알려진 건강상식이다. 안경을 쓴다고 눈이 더 나빠지지는 않는다. 근시가 있다면 꼭 안경을 쓰거나, 또는 라식 수술 등 교정 수술을 받아서 시력을 교정하는 것이 좋다.

만성적인 피로를 느끼지만 그 원인을 모르는 경우도 있다. '만성피로증후군'을 갖고 있는 경우에는 기억력이나 집중력 감퇴, 인후통, 목이나 겨드랑이 부분의 임파선 비대, 근육통, 관절통, 두통, 잠을 자고 나도 상쾌하지 않은 증상 등을 호소한다. 이런 경우에는 쉰다고 피로가 해결되는 것은 아니고 오히려 단계적인 운동을 한다. 아울러 약물 투여와 함께 심리 치료를 받고, 생활환경을 변화시켜야 피로가 해결된다.

피로를 이기려면 평소 적당한 휴식과 규칙적인 운동과 균형 잡힌 식사를 해야 한다. 아울러 과음을 피하고, 오후에는 커피, 차 등 카페인을 섭취하지 않는 것이 좋다. 아울러 취미 생활, 운동, 종교생활 등 어떤 방법이든 자기 나름대로 보람을 갖고 일하거나 스트레스를 풀 수 있는 방법을 갖고 있어야 한다. 피로를 물리친다고 하는 약이나 건강식품,

비타민제 등의 영양제는 별 도움이 안 된다. 피로 회복도 건전하고 상식적인 접근법이 가장 효과적이고 안전하고 값이 싼 방법이라는 점을 강조하고 싶다.

떠나기 전에 챙겨야 할 해외여행 건강

☑ 말라리아

말라리아는 원래 우리나라에서도 있었던 풍토병이었지만 1970년대에 거의 사라졌다가 최근에는 휴전선 주위 지역의 군인들을 중심으로 많아지고 있는 병이다. 아직까지 왜 사라졌던 말라리아가 다시 늘고 있는지 모른다. 말라리아는 세계적으로 열대, 아열대 지방을 중심으로 일부 온대 지방에서도 유행해 매년 수백만 명이 걸리고 수많은 사람들의 목숨을 앗아가는 질병이다. 아직 예방할 수 없는 질병이지만 수많은 연구자들이 말라리아를 우리 인류가 정복해야할 중요한 질병으로 잡고 연구 중이다.

해외여행을 할 때는 그 지역이 말라리아 유행지역인지 알아보고, 말라리아 예방약을 복용하는 것이 필요한 지 의사와 상담해야 한다. 만약 그 나라가 말라리아 유행지역이더라도 바다를 끼고 있는 지역이나, 내륙이지만 도시에만 머무른다면 말라리아 예방 조치는 필요 없다. 예를 들어 괌이나 사이판, 푸켓, 빈탄섬과 같은 지역에는 말라리아 환자가 발생은 하지만 발생률이 매우 낮기 때문에 말라리아 예방약까지 복용할 필요가 없다. 여름에 우리나라 휴전선 지역을 여행한다고 말라리아 예방약을 복용하지 않는 것과 같은 이유이다.

하지만 어디를 가든 모기에 물리는 것은 좋지 않다. 이것은 우리나라에서도 마찬가지이다. 어디를 가든 야간에 모기에 물리지 않도록 문단속을 잘 하고 모기장 치고, 긴 팔 옷과 모기 퇴치약을 적절하게 사용하는 것이 '가장 중요하고도 안전하고 값 싼' 말라리아 예방법이라는 점을 강조하고 싶다.

말라리아가 유행하는 지역은 남아메리카와 중앙아메리카 일부, 동남아시아, 중동, 인도, 아프리카 지역이다. 중앙아메리카 지역과 이집트,

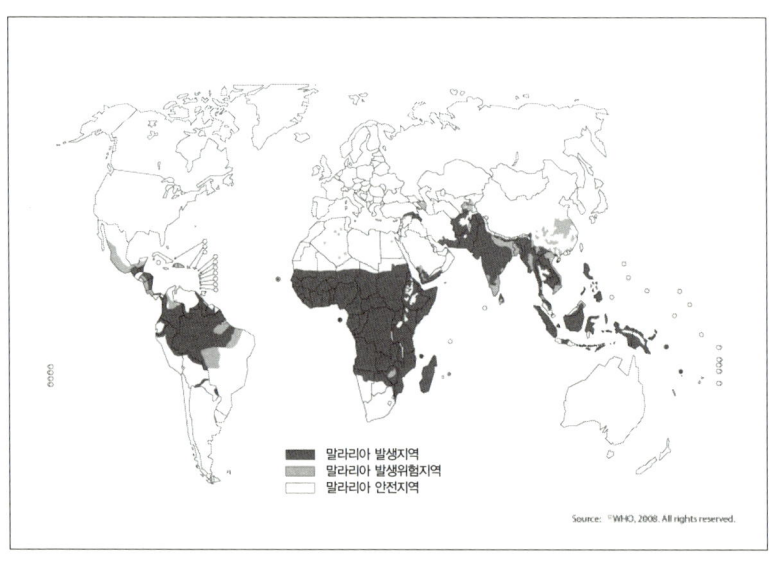

2007 말라리아 유행지역 세계 지도(자료 : WHO)

아라비아반도 지역을 갈 때는 하이드로클로르퀸이라는 약으로 예방하면 된다. 하지만 남아메리카와 아프리카 일부 지역과 인도, 중국 남부, 인도네시아, 말레이시아, 필리핀, 태국, 미얀마, 캄보디아 등에는 클로르퀸에 잘 듣지 않는 말라리아가 유행하기 때문에, 이 지역을 여행할 때는 메플로퀸이라는 약을 쓴다. 이 약제는 여행지역으로 떠나기 1주전에 한 번 복용하고, 여행지역에서 1주 간격으로 4번 복용하고, 이후 2주 간격으로 1회씩 복용한다. 중요한 것은 말라리아 유행지역을 여행하고 난 후에도 4주까지 1주 간격으로 항말라리아약을 네 번 더 복용해야 한다는 것이다.

혹시 말라리아에 걸리더라도 완치가 가능하다. 말라리아로 사망하는 경우는 대부분 너무 치료가 늦은 경우이다. 따라서 말라리아를 예방하기 위한 조치는 다하되 너무 걱정하지는 말기 바란다.

☑ 여행자 설사

국내든 국외든 여행하다가 설사가 시작되면 참 난감하다. 더구나 콜레라, 장티프스, 이질 등에 걸리면 완치될 때까지 병원에서 꼼짝할 수 없다. 다행히 이런 류의 여행자 설사는 드문 시대가 되었다. 여행을 하다가 보면 설사를 하면 사람들은 물을 갈아먹어서 배앓이를 하는 것이라고 한다. 이것은 '여행자 설사'라고 부르는데 이는 음식이나 식용수를 통해 균이 우리 몸에 들어와서 장염을 일으킨 탓이다. 그 지역 사람들은 면역이 생겨서 문제가 없지만 새로 온 여행자에게는 문제를 일으킨 것이다. 여행자 설사를 일으키는 균을 조사해보면 대개 그리 심각한 것은 아니다. 거의 모두 일시적인 설사를 일으키다가 저절로 낫는 병이다. 설사를 일으키는 원인으로는 로타바이러스 등 바이러스 감염, 이질, 장티프스, 콜레라, 대장균, 포도상구균 등 세균감염, 지알디아성 이질, 아메바성 이질과 같은 원충 질환이 있다. 하지만 이런 감염에 의한 설사보다 더 흔한 원인은 과식으로 인한 흡수 장애나 음식에 독소가 섞여서 생기는 일시적인 설사이다.

설사의 원인은 대부분 물이나 음식과 관련이 되어 있고, 설사를 일으키는 세균은 대부분 끓이면 제거할 수 있다. 따라서 끓인 음식과 물을 먹으면 세균성 설사는 예방이 된다. 하지만 상처 난 손으로 요리를 할 때 일어나는 포도상구균에 의한 설사처럼 이미 밖에서 만들어진 독소가 음식과 함께 들어오면 끓이더라도 설사를 일으킨다. 또 한꺼번에 여러 종류의 많은 음식을 먹는 경우에는 우리 소화기관에서 미처 다 소화를 시킬 수 없기 때문에 대장으로 덜 흡수된 음식물이 넘어와서 설사를 일으킬 수 있다. 이것이 과식하면 설사를 하는 이유이다. 그리고 장 내에 우유를 소화시키는 효소인 락테이즈가 없으면 설사를 한다. 우유를 먹으면 설사하는 사람은 우유가 섞인 빵이나 우유가공제품도 설사를 일으키므로 이런 음식물을 피해야 한다. 과민성대장염이 있는 사람은 스트레스, 불규칙한 식사, 자극성이 있는 음식, 술 등으로 인해 설사가 반복되기도 한다. 따라서 과민성대장염이 있는 사람은 여행할 때 더 식사를 규칙적으로 하고, 또 식사도 매우 천천히 하는 것이 좋겠다.

보통의 설사는 오랫동안 지속되지 않고 간단한 치료만으로도 회복이 되기 때문에 그 원인을 찾는 것이 필요하지 않다. 다만 설사와 함께 열,

두통, 식욕부진, 구토, 쇠약감, 근육통과 같은 증상이 동반되는 경우에는 세균성 설사일 가능성이 있으므로 의사에게 진찰을 받는 것이 좋다. 아울러 설사가 3일 이상 계속되는 경우, 검은 자장면 같은 변을 보는 경우, 배나 항문부위에 통증이 심한 경우에도 의사의 진찰을 받고 치료를 받아야 한다. 이런 경우가 아니라면 스스로 다음과 같이 설사를 치료할 수 있다.

- 우선 평소 먹는 음식, 즉 밥, 빵, 우유, 과일, 라면 등을 먹지 않는다.
- 녹차나 스포츠 음료, 맑은 국물, 주스, 미음을 마셔서 수분과 당분과 전해질을 공급한다.
- 하루 이틀 설사를 한 후 좋아지기 시작하면 죽을 먹고 그래도 괜찮으면 보통 식사를 시작한다.
- 배가 아플 때는 따듯한 물병이나 핫팩(hot pack)으로 배를 따뜻하게 해주면 통증이 줄어든다.

설사 역시 예방이 중요하므로 유행지역을 여행할 때는 날 음식, 날 채소, 소독이 안 된 물은 피해야 한다. 물은 꼭 끓인 물이나 안전한 물을 갖고 다니는 것을 잊지 말라. 특히 위험한 여행 지역은 아프리카, 동남아시아, 남아메리카 지역이다. 최근 오지 탐험이나 다양한 경험을 얻기 위해 오지나 외딴 시골 지역을 여행하는 분들이 많기 때문에 특별한 주의를 부탁한다. 이 지역을 여행할 때는 길가에서 음식을 사먹지 말고, 위생에 특별히 주의하라. 만약 시골지역을 3일 이상 여행하거나 그 곳에서 일해야 하고, 물과 음식을 가리기 힘든 경우라면 미리 의사의 처방을 받아서 항생제와 로페린이나 스멕타와 같은 설사약을 미리 준비해가는 것도 필요하다. 박트림, 노플록사신, 사이프로플록사신 등과 항생제를 4~5일 동안 복용하면 대부분의 여행자 설사는 치료된다. 어린이나 임신 가능성이 있는 분은 약이 달라지므로 꼭 의사와 상의해야 한다.

콜레라는 현재도 이집트, 인도, 스리랑카 등에서는 풍토이다. 과거에는 여행하는 나라에 따라 콜레라 예방접종을 요구하는 나라도 있었지만, 지금은 그런 나라가 없다. 콜레라 백신의 예방효과가 50~70% 정도에 불과하고, 또 개인위생을 철저히 지키는 것이 콜레라를 예방하는데 더 효과가 있기 때문에 세계보건기구에서도 콜레라 예방접종을 권장하지 않는다.

☑ 황열

남아메리카와 아프리카의 열대지역을 여행하는 경우에는 황열 예방접종을 받아야 한다. 황열은 모기에 의해 전파되는 병인데 매우 위험한 병이다. 이 지역의 나라를 입국할 때는 입국사증에 황열 예방접종증명서를 보여 주어야하므로 미리 준비해야 한다.

황열 예방접종을 한 번 맞으면 약 10년 동안은 예방효과가 유지되기 때문에 10년마다 맞으면 된다. 우리나라에서는 김포공항 국립서울검역소(02-664-9402), 국립부산검역소(051-442-5330), 국립인천검역소(032-883-7502), 국립여수검역소(061-665-2367), 국립마산검역소

(055-246-2443), 국립울산검역소(052-261-7092), 국립포항검역소(054-246-8545), 국립의료원(02-2260-7114)에 연락하고 가면 근무시간 언제나 황열 예방접종을 받을 수 있다.

✓ 수면 장애

해외여행을 하면서 잠 때문에 고생하지 않을 사람이 있을까? 시차는 우리 몸의 시계와 같은 수면-각성주기에 착오가 생기기 때문에 자연스럽게 생기는 현상이다. 미국이나 유럽 등 우리와 시차가 큰 곳을 여행하면 쉽게 피로하고 낮인데도 졸리고, 밤인데도 잠을 이루기 힘든 경험을 했을 것이다. 여행 지역의 낮과 밤은 수십 년 동안 적응해온 우리 뇌의 수면-각성 주기에 맞지 않기 때문에 이런 현상이 생기는 것은 당연하다.

시차를 극복하는 가장 좋은 방법은 비행기에 타자마자 도착지의 시간에 자기 시계를 맞춘 뒤 먹는 것과 자는 것을 목적지 시간에 맞추어서 행동하는 것이다. 즉 졸리지 않더라도 목적지가 자는 시간이면 일부러 누워서 잠을 청하고, 목적지가 낮이면 일부러 신문이나 비디오를 보면서 활동을 하는 것이다.

만약에 과거에 잠 때문에 고생을 많이 했다면 여행을 떠나기 전에 의사에게 수면제를 처방받아서 갖고 가는 것이 좋다. 멜라토닌과 같은 약은 과거에 효과를 봤다면 쓸 수 있지만 일반적으로 누구에게나 효과가 있지 않기 때문에 모두에게 권하지는 않는다. 만약 여행 중 꼭 자야하는 밤 시간인데도 잠이 오지 않는다면, 작용시간이 짧은 수면제를 한 알 복용하고 자는 것이 좋다.

여행하면서 불면증으로 고생하는 사람은 밝은 낮에는 햇빛을 많이 쪼이면서 활동을 하고 피곤하고 졸리더라도 절대 졸지 않는 것이 중요하다. 밝은 대낮에는 활동을 많이 하고 밤에만 잠을 청해야 잠자리가 바뀌더라도 밤에 잠이 잘 오고 시차 적응이 쉽다는 점을 꼭 알아두라.

아직 장가도 안 갔는데 머리가 빠져요

"이러다가 곧 대머리 되는 것은 아니죠?"
"대머리 특효약은 없나요?"

갑자기 변하는 자신의 머리카락으로 인해 놀란 남자들이 흔히 던지는 질문이다. 나이가 들어감에 따라 어떤 사람은 앞머리, 어떤 사람은 정수리 부분의 머리가 많이 빠진다. 사실 그 전부터 이곳의 머리카락이 힘이 없어지고 가늘어졌지만 못 느꼈을 뿐이다. 나이가 60세가 넘어서 대머리가 되는 것은 참을만 하지만 20대, 30대부터 대머리가 되는 것은 누구나 견디기 힘들다.

사람의 머리카락은 총 10~12만 개 정도가 되는데 이들 머리카락은 각각 발생, 성장, 퇴화, 휴지기라는 주기를 갖고 순환하고 있다. 일반적으로 휴지기의 머리카락이 매일 50~70가닥 정도 빠지는데 탈모가 시작되면 주기가 사라지고 모든 머리카락이 점차 가늘어지고 짧아져서 결국은 눈에 거의 보이지 않는 연모 형태로 변한다.

이렇게 머리카락이 변하는 이유는 무엇일까? 현재까지 밝혀진 원인으로 가장 중요한 원인은 유전, 즉 그렇게 타고나는 것이다. 대머리 남자는 유전자에 일정한 나이가 되면 머리카락을 그렇게 변하도록 프로그램되었기 때문에 대머리로 변하는 것이다. 그러니 특별한 방법이 아니고서는 막을 방법이 없다. 이 외에도 정신적 충격이나 스트레스, 호르몬 이상, 영양 장애, 약의 부작용, 매독과 같은 질병 등이 원인이 되지만 이런 탈모는 원인이 없어지면 머리카락도 다시 정상적으로 되돌아온다. 그렇다면 왜 남성들이 주로 탈모의 문제를 겪는 것일까? 그것은 첫째, 남성들만이 앞머리와 정수리 부분에 남성호르몬에 대한 수용체가 있고, 둘째, 여성도 남성호르몬이 나오지만 그 양은 남성에 비해 너무 적은 수준으로 탈모를 일으킬 능력이 안 되기 때문이다. 남성형 탈모, 소위 대머리를 갖고 있는 남자는 머리카락을 만드는 세포의 남성호르몬 수용체가 특별할 뿐이지 남성호르몬이 많거나 정력이 좋은 것이 아니니 오해말기를 바란다.

　남성형 탈모의 치료법으로 현재 확실한 효과가 인정되는 것은 두 가지 약물과 모발 이식밖에 없다. 피나스터라이드(finasteride)라는 먹는 약과 미녹시딜이라는 바르는 약만이 임상실험과 오랫동안의 경험으로 효과가 인정되는 약물이다. 피나스터라이드(finasteride)라는 약물은 남성호르몬의 작용을 방해하는 효과 때문에 탈모를 막는다. 부작용은 염려할 정도는 아니다. 미녹시딜은 피부 자극 효과가 있으므로 이따금 피부 가려움, 피부염 등의 부작용이 생기는 경우가 있지만 대부분 문제없이 사용할 수 있다.

모발 이식은 남성호르몬에 영향을 받지 않는 뒷머리 부분의 모발을 채취해서 사용하는 획기적인 치료법이다. 모발 이식을 하면 거의 모든 모발이 평생 뒷머리 부분의 머리카락과 운명을 같이 하기 때문에 따로 약을 복용하거나 바를 필요가 없다. 문제는 돈이다. 현재 한국의 경우 수백만 원에 이르는 수술비를 감당하면서 모발 이식을 받는 사람이 늘고 있지만 전체 남성형 탈모를 갖고 있는 사람에 비하면 극소수에 불과하다. 그만큼 수술비가 감당하기 어렵다. 그래서 모발 이식을 받기 위해 수술비가 싼 다른 나라로 원정을 해 수술을 받는 사람도 늘고 있다.

아울러 건강하고 젊은 머리카락을 유지하려면 매일 머리를 감으면서 두피 마사지로 적당한 자극과 혈액 순환을 촉진하는 것이 좋다. 아울러 균형 잡힌 식사와 충분한 휴식과 수면으로 건강관리를 잘 하는 것도 모발 건강에 중요하다는 점도 강조하고 싶다.

무좀을 다스리는 법

고온다습(高溫多濕), 바로 한국의 여름 날씨이다. 어떤 외국인은 한국 사람, 한국 음식, 한국 문화 등 한국이 다 좋은데 여름의 후덥지근한 날씨는 참기 힘들다고 한다. 그래도 적도 지방이나 동남아시아보다 낫다고, 비가 오고 나서 태양과 푸른 하늘을 볼 수 있는 것이 스코틀랜드 같이 비 오고 음침한 분위기보다 낫다고 말한다.

고온다습한 환경은 곰팡이가 가장 좋아하는 환경이다. 지구에 핵전

쟁이 일어나 모든 생물이 멸망하더라도 최후까지 남을 생물이 바로 곰팡이다. 그만큼 곰팡이는 자생능력이 뛰어나고, 어떤 외부 조건에서도 멸종하지 않는 특징을 가졌다. 즉, 외부의 조건에 따라 오랫동안 잠을 자다가, 적당한 여건, 최고의 조건인 고온다습한 환경만 조성되면 언제라도 다시 번식한다. 바로 이런 생존능력을 가진 무좀 곰팡이가 무좀을 일으키니 무좀을 완치하는 것이 얼마나 어렵겠는가?

　많은 사람들이 날씨만 좀 더워지면 무좀으로 고생한다. 어떤 사람은 여름에 심해지기는 하지만 사시사철 무좀으로 고생하기도 한다. 어떤 사람은 무좀으로 고생이 심하고 이 약 저 약 발라도 낫지 않으니까, 식초에 발을 담그기까지 한다. 하지만 식초에 발을 담그는 것은 화학적인 화상을 일으키므로 피부가 모두 벗겨져서 병원에 입원하는 경우가 실제 있으므로 절대 금물이다. 특히 발바닥의 피부는 특별해서 망가지면 새로 생성되는데 오래 걸리고 심한 경우 피부 이식도 어렵다.

　무좀으로 고생하지 않고 사는 방법이 있다. 바로 발의 환경을 곰팡이가 싫어하는 환경으로 바꾸는 것이다. 즉, 고온 다습한 발의 환경을 저온 건조한 환경으로 바꾸는 것이다. 만약 누구라도 항상 같은 구두나 운동화를 신고 다닌다면 그의 발은 바로 고온 다습한 환경이 지속되는 것이고, 이런 환경은 무좀을 일으키는 곰팡이인 피부사상균이 자라는 천혜의 조건일 수밖에 없다. 구두나 운동화는 세 켤레 이상을 준비해서 2~3일 마다 갈아 신어라. 경제적으로도 이렇게 신발을 바꾸어 신는 것이 좋다. 양말도 통풍과 땀의 흡수가 좋은 면양말을 신어서 발을 항상 건조하게 하는 것이 중요하다.

발의 환경 변화와 함께 무좀을 일으키는 피부사상균을 직접 공격하는 항진균제, 소위 무좀약을 잘 사용하는 것도 필요하다. 무좀약을 고를 때는 의사의 처방을 받아서 스테로이드약 등 당장은 좋아지는 것 같지만 결국은 무좀을 심하게 만드는 약이 섞이지 않은 약을 선택하라. 그리고 매일 저녁 발을 씻은 후 바로 바르고 아침에 양말을 신기 전에도 또 바르라. 약이 효과가 있으면 그때가 무좀을 완치할 수 있는 좋은 기회이다. 적어도 3개월 이상, 아침에 양말을 신기 전, 매일, 효과를 본 무좀 연고를 바른다는 것을 잊지 말라.

만약 이와 같은 방법으로 무좀이 잘 낫지 않으면 의사의 도움을 받아야 한다. 꼭 무좀인 것 같아도 무좀이 아닐 수도 있다. 또 무좀의 상태에 따라 다른 치료법을 써야 한다. 같은 무좀이라도 진물이 날 때는 물약으로, 피부가 두꺼워진 경우는 피부를 차츰차츰 벗겨내는 약으로, 또 피부가 갈라지는 무좀일 때는 바셀린 등으로 갈라진 것을 치료하면서 무좀약을 발라야 효과가 있다. 또 먹는 약을 처방받아서 복용하는 것이 효과적인 경우도 있다. 무좀이 심한 분들은 이렇게 먹는 약으로 적극적으로 치료하는 것도 필요하다. 과거에는 내복하는 곰팡이 치료제가 부작용이 많았지만 지금은 무좀에는 심각한 부작용이 없는 약을 쓴다. 무좀균을 난치병으로 취급하지 말고 이런 적극적인 치료로 불편에서 벗어나기를 바란다.

🍷 회식한 다음 날만 되면 엄지 발가락이 아파요

통풍(通風)은 어느 날 갑자기 자다가 관절이 심하게 아파오는 병이다. 바람만 불어도 아프다는 병이니 얼마나 아프겠는가? 갑작스럽게 발생한 통풍으로 병원을 찾는 사람을 보면 이 병이 생명을 다투는 응급 질환은 아니지만 그 통증이 아주 심해서 빨리 주사를 맞고 통증을 줄여 줄 수 있는 치료를 해준다. 통풍이 오는 관절은 주로 엄지발가락 부근이고, 때로는 손가락, 손목, 발목, 팔꿈치와 같은 관절에도 온다. 처음에는 가만히 있어도 아프지만 움직이면 더 아플 정도로 염증이 심해서 관절이 벌겋게 붓는다. 이렇게 심했던 관절이 며칠 지나면 언제 그랬냐는 듯이 증상이 사라진다. 이렇게 아프다보니 통풍이 시작되면 누구나 병원을 찾는다. 하지만 통증이 쉽게 사라지고 길면 몇 달, 짧으면 몇 주 통증이 없다보니 통풍을 가볍게 본다. 그래서 재발을 막기 위한 생활수칙을 지키지 않는 사람들이 많고, 이러다보니 통풍에 의한 만성 통풍성 관절염을 앓는 사람들이 늘어나고 있다.

통풍이 생기는 이유는 우리 몸에 요산(uric acid)이 많이 축적되기 때문이다. 요산은 세포가 수명을 다한 후 핵산, 즉 DNA, RNA가 유리되고, 이 핵산의 구성 성분인 퓨린이라고 하는 물질이 간에서 대사되면서 생기는 최종 분해 산물이다. 일종의 생체폐기물인 셈이다. 문제는 이 요산이 너무 과도하게 만들어지거나 혹은 콩팥에서 배출하는데 문제가 생기면 요산의 결정체들이 관절에 축적되어 심한 염증을 일으키는 통풍을 일으키게 된다. 똑같이 술과 고기를 많이 먹어도 누구는 통풍에 걸리고 누구는 걸리지 않는 이유는 바로 신장에서 요산을 배출하는 능력에 달려있는데 이것을 미리 아는 방법이 신통치 않다. 그러니 술과 고기는 적당히 먹을 일이고 통풍의 집안 내력이 있다면 더욱 조심할 일이다.

통풍의 치료는 매우 응급으로 해야 한다. 관절에 불이 났으니 소방대가 출동해 불을 끄는 것처럼 매우 빠르고 정확하고 확실하게 불을 꺼야 한다. 불을 끄는 가장 좋은 방법은 우선 쉬는 것이다. 다리를 올리고 편하게 쉬는 것만으로도 통증의 경감 효과가 있다. 아울러 벌겋게 부은 관절을 차갑게 해주고, 그 다음 스테로이드 제제 주사, 그리고 진통소염제를 투여하면 통증은 쉽게 치료된다. 이런 적극적인 치료로 관절이 아픈 지 12시간 내, 적어도 24시간 내에 통증이 없어지도록 해주는 것이 중요하다. 그런데 통풍이 재발되는 일이 잦아지고 치료가 충분하지 않아서 통증과 염증이 오래 가면 만성 통풍성 관절염이라는 평생을 괴롭히는 관절염이 생긴다.

통풍의 문제는 예방이다. 평소 먹는 습관을 바꾸어야 하는데 통풍 환자들이 이를 쉽게 바꾸지 않는다. 통풍을 예방하려면 우선 술을 과음해서는 안 된다. 술을 많이 마실수록 요산은 신장에서 배설되지 못해 혈중의 농도가 증가한다. 또 과체중이 있거나 비만인 사람은 체중을 줄이고, 고기나 생선 등 단백질 섭취를 줄이는 것이 매우 중요하다. 고기류를 전혀 먹지 말라는 뜻은 아니고 하루 75gm 이내로 줄여야 한다. 또 물을 많이 마시고 운동을 해야 요산 결석을 막을 수가 있다. 통풍을 예방하는 데는 약도 중요하다. 통풍 약은 항고혈압 약, 당뇨병 약, 고지혈증 약처럼 평생 복용해야 한다. 연구에 따르면 이렇게 약을 복용하지 않으면 70% 이상이 3년 내 재발한다. 따라서 2번 이상 통풍을 경험한 사람은 평생 통풍 예방약을 복용할 것을 권한다. 통풍 예방약으로는 알로퓨리놀(allopurinol)이라고 하는 요산치 낮추는 약이 있다.

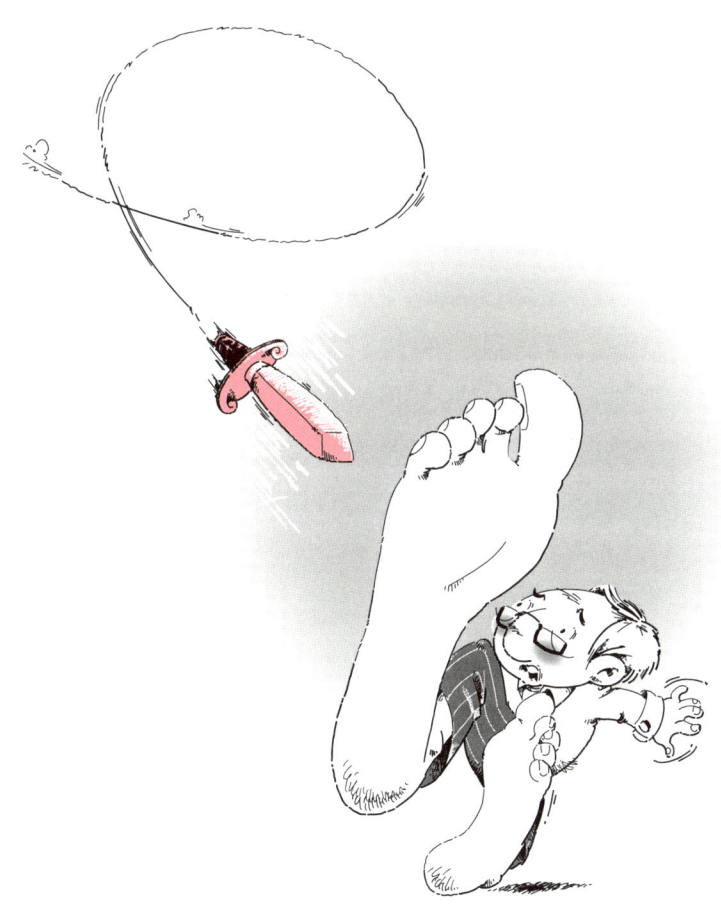

통풍은 과거 고기를 먹기 힘들던 시절에는 보기 힘든 병이었지만 현대와 와서 동물성 단백질을 과도하게 섭취하는 사람들이 늘어나면서 많아지고 있는 병이다. 누구든지 어릴 때부터 밥과 빵, 식물성 단백질과 동물성 단백질, 식물성 지방과 동물성 지방, 그리고 야채와 과일과 미네랄이 적당하게 균형 잡힌 식사를 하고 적당한 체중을 유지하는 습관을 기르는 것이 중요하다. 이런 습관은 통풍뿐만 아니라 고혈압, 당뇨병, 비만과 같은 성인병을 예방하는데도 중요하다. 아울러 통풍을 갖고 있는 사람은 동맥경화에 의한 심장병과 뇌혈관질환과 같은 성인병에 더 잘 걸린다는 것을 기억하라. 그래서 통풍을 경험한 사람은 더욱 건강관리를 잘 해야 한다.

방심은 금물! 간질환

요즈음 젊은 사람 중에서도 간질환이 늘어나고 있다. B형 간염이나 C형 간염과 같은 바이러스성 간질환은 줄고 있는데 A형 간염과 지방간, 알코올성 간질환은 늘어나고 있다. 그 이유와 이런 질병을 어떻게 예방할 것인지 알아보자.

☑ 간의 기능

간은 여러 가지 역할 중 하나는 글리코겐을 저장하는 에너지 저장 창고이다. 우리가 먹은 음식 중 일부는 바로 간에서 글리코겐으로 저장되는데 외부에서 에너지가 들어오지 않을 때 우선 사용된다. 저장된 글리코겐은 2~3시간이면 모두 소진되며, 이 후에는 지방을 분해한 지방산을 재료로 포도당을 만들어서 온 몸에 포도당을 공급한다. 물론 이 역할도 간이 담당한다. 다음으로 간의 기능은 우리 몸에 들어온 독성 물질을 해롭지 않은 물질로 바꾸는 해독작용이다. 간에는 각종 해독 능력을 갖고 있는 효소와 이 효소가 체계적으로 작용하는 시스템이 있다. 이 때문에 우리 몸에 들어온 물질은 모두 간을 통과하면서 독성 물질은 비독성 물질로 바뀐다. 세 번째 간의 기능은 담즙을 만들어 담낭으로 보내는 작용을 한다. 담즙은 지방과 지용산 비타민을 흡수하는데 필수적인 역할을 한다. 이와 같이 간은 우리 몸에서는 없어서는 안 될 매우 중요한 작용을 하고 있다는 것을 알 수 있다.

간은 충분히 여유 있게 만들어져서 일부가 없어도 남은 간의 기능으로도 충분할 살 수 있다. 따라서 부분간이식으로 다른 사람에게 일부 간을 주어도 지장이 없다. 간은 재생력이 강해서 웬만큼 공격을 받아도 계속 재생되는 능력을 갖고 있다. 따라서 간이 나빠졌다는 것은 이런 여유를 모두 다 쓰고도 나빠진 것이니 심각하게 받아들여야 한다. 더구나 일시적으로 간기능이 나빠진 것이 아니고 오랫동안 나빠진 것이라면 더욱 심각하다. 직장 건강진단에서 간기능에 이상이 있다는 말을 누구나 듣는다고 해서 그냥 넘어가지 말고 정확한 진단과 치료를 통해 간기능을 정상으로 회복시켜야 한다.

☑ 간을 나쁘게 하는 것들

• **바이러스**

간염을 일으키는 바이러스는 A형부터 G형까지 매우 다양하지만 문제가 되는 것은 B형과 C형이다. A형 간염은 비교적 흔하지만 99.9% 후유증 없이 완치된다. 하지만 B형 간염과 C형 간염은 상당수에서 만성감염과 간경화, 급기야는 간암까지 일으킨다. 모두 혈액으로 주로 전파되며 일부 성관계나 아이를 낳을 때 옮길 수 있다.

• **술**

대주불사(大酒不辭)! 아직도 장차관 등 고위직으로 임용되는 사람의 인물 프로필에 이런 평이 있다는 것은 참으로 개탄스러운 일이다. 우리나라가 40대 남성의 간질환 사망률이 OECD 국가 중 1위인 이유가 바로 이런 술 문화 때문이다. 술은 적당히 마시면 약이 되지만 과음하면 독이다. 술로 인한 지방간, 알코올성 간염, 간경화, 급기야 간암까지 B형, C형 바이러스성 간염처럼 심각한 결과를 초래한다.

• **약, 약초, 건강식품**

간은 우리 몸에 들어온 독성물질을 비독성물질로 바꾸는 해독 공장이다. 유해한 물질을 다루는 공장이 위험하듯이 간도 유해한 물질을 다루다보니 간 자신도 독성 물질에 계속 노출되어 병이 드는 경우가 있다. 많은 사람들이 양약은 해롭지만 약초나 건강식품처럼 자연에서 나오는 것은 괜찮다고 생각한다. 자연이건 인공이건 간에서 대사되고 해독되는 것은 마찬가지이고 똑같이 간에 해로울 수 있다. 자연적인 것은 괜찮다고 하는 것은 근거 없다. 실제 병원에는 이런 물질 남용으로 간질환에 걸린 경우를 허다하게 본다. 따라서 약, 약초, 건강식품 모두 꼭 필요한 경우 이외에 미리 병을 예방한다고 먹는 것은 매우 신중해야 한다.

• **과도한 식사**

너무 많이 먹는 것, 즉 칼로리 섭취가 높은 식사가 간에 나쁘다. 지방간을 일으키기 때문이다. 지방간은 대부분 간에 단순하게 지방이 축적된 상태이지만 때로는 염증을 일으켜서 만성간염으로 발전한다. 뿐만 아니라 칼로리 과잉은 내장비만을 일으켜서 당뇨병, 동맥경화, 대사증후군을 시작으로 심장병, 중풍과 같은 뇌심혈관질환을 일으킨다.

☑ 간질환을 예방하는 방법

건강한 간을 유지하는 비결은 B형 간염 예방접종을 태어나자마자(성인의 경우 항체가 없는 것을 확인한 순간) 받아야 한다. 수혈은 꼭 필요한 경우가 아니면 받지 않아야 한다. 요즈음은 수술도 무수혈수술법이 매우 발전되어 가능하면 수혈하지 않고 수술을 하는 병원이 많이 늘고 있다. 평상시 손을 자주 깨끗이 씻고, 음식은 청결하게 조리하고 신선하게 보관된 것을 먹어야 한다. 침과 주사제는 일회용을 사용해야 한다.

문란한 성행위도 바이러스성 간염을 전파한다. 안전하고 건전한 성생활은 건강과 행복을 가져다준다. 전문의와의 상담 없이 약을 함부로 복용하지 말라. 과도한 음주는 삼가며, 충분한 휴식, 적절한 영양섭취를 통해 면역력을 키우는 것 또한 간질환을 예방하는데 꼭 필요한 습관이다.

☑ 간질환을 의심할 수 있는 증상과 징후

- 피곤함, 식욕 감퇴, 의욕 감퇴가 1주 이상 지속될 때
- 소변색이 짙어지다가 약간 검은 색으로 변할 때
- 몸이 가려운 증상이 1주 이상 지속될 때
- 얼굴에 새로운 여드름이 나고, 피부 탄력성이 없어지면서 노랗거나 검게 변할 때
- 손발이 붓고 갑자기 배가 나올 때
- 대변색이 자장면 색깔처럼 변하면서 묽어질 때

위의 증상은 간질환의 대표적인 증상이지만 이런 증상이 있다고 다 간질환이 있는 것은 아니다. 따라서 걱정을 앞세우기보다는 빨리 병원을 찾아서 정확한 진단을 받기를 바란다.

결핵은 소리 없이 다가온다

결핵은 이집트의 미라에서도 그 흔적을 발견할 수 있을 정도로 역사가 오래된 병이다. '결핵'이라는 말은 보통 '폐결핵'을 가리키는 말로 사용되지만 결핵균이 안 가는 곳은 없다. 특히 신장이나 뼈, 장에 가서 치명적인 결핵을 일으키기도 한다. 우리나라에서는 과거에 비해 결핵환자수가 많이 줄어들고 있지만 아직도 매년 새로 발생하는 결핵환자 수가 3만 명에 이르고, 결핵으로 인한 사망자 수도 약 3천 명에 이르는 등 OECD 가입국 중 가장 높은 결핵 후진국이다. 그 이유는 결핵 환자들이 초기 치료를 끝까지 받지 않는 경우가 있고, 아직도 공공의료에서 결핵환자를 마지막까지 책임지고 치료하지 않기 때문이다. 결핵은 최근 노인층에서 늘고 있고 비교적 사회활동이 많은 20~30대 젊은 층에서도 줄어들지 않아 더 문제가 되고 있다.

결핵균은 결핵환자가 기침이나 재채기를 할 때 나오는 수많은 미세한 가래방울에 실려 공기 중으로 나오고, 이 비말핵이 공기 중에 떠다니다가 이 공기를 들이마신 사람의 폐 속으로 들어가게 된다. 그러나 비말핵 형태가 아닌 결핵환자의 가래나 침, 대소변 등은 다른 사람을 감염시키지 못한다. 그러므로 결핵환자가 사용했던 식기나 의복, 침구류 등 환자의 물건을 함께 사용하거나, 음식을 함께 먹거나 악수를 하는 행위 등 신체 접촉을 통해서는 결핵이 감염되지 않는다.

결핵환자에서 나온 비말핵에 묻은 결핵균이 폐에 도착하면 대부분은 폐에 존재하는 면역세포에 의해 제거된다. 따라서 면역력이 강하면 몸

안에 들어온 결핵균을 모두 제거할 수 있으므로 결핵에 안 걸린다. 때로는 몸속에서 들어온 결핵균 일부가 결핵을 일으키지 않고 그대로 잠복한 상태로 지내다가 노인이 되거나 당뇨, AIDS 등 여러 가지 이유로 면역력이 약해지면 그때에 결핵균이 다시 활동하여 결핵을 일으키기도 한다.

폐결핵 초기에는 증상이 없기도 하는데 병이 진행하면서 가래 섞인 기침, 발열, 무력감, 식욕부진, 체중감소 등이 나타나고, 더 진행된 경우 가래에 피가 섞이는 객혈도 나타난다. 때로는 아무 증상도 없이 지내다가 직장신체검사 때 받는 흉부방사선 촬영에서 우연히 발견되기도 한다.

결핵의 치료는 6~9개월 정도로 오래 걸린다. 따라서 인내가 필요하다. 하지만 매일 한 번 약만 복용하면 되므로 치료 방법은 비교적 간단하다. 의사의 지시에 따라 정해진 시간동안 처방된 항생제를 꾸준히 먹기만 하면 거의 100% 완치가 가능하다. 약을 복용하고 2주 정도가 지나면 결핵균은 거의 없어지며, 남은 결핵균의 전염력도 없어진다. 일부에서 결핵약을 복용하는 중에 속쓰림, 관절통, 두드러기, 간수치 상승 등의 경미한 부작용을 경험하기도 하지만 의사와 상의하면서 꾸준히 복용하는 것이 중요하다. 이때 약을 중단하거나 불규칙하게 복용하게 되면, 결핵균이 다시 증식하면서 재발할 뿐만 아니라, 사용하던 약에 대한 내성을 획득하여 보통 쓰는 결핵약이 듣지 않게 되기 때문이다.

결핵을 예방하는 가장 좋은 방법은 예방접종이다. 한국에 사는 사람이라면 누구나 생후 1개월에 BCG 예방접종을 받아야 한다. 아울러 평소 건강관리를 잘 해서 면역력을 높이는 것 또한 결핵을 비롯한 각종 질병을 예방하는 좋은 방법임을 강조하고 싶다.

에이즈를 이해하자

에이즈는 HIV(인간면역결핍바이러스)라고 하는 특별한 바이러스에 감염되어 면역체계가 약해지는 병이다. 처음에는 증상이 없지만 수년이 지나면서 면역력이 약해지면 치명적인 감염증이나 암을 일으키는데 이 때 처음 증상이 생긴다. 에이즈 환자는 보통 사람이라면 걸리지 않을 감염을 막을 수 없어 감염증이 생기고, 보통 사람들은 생기지 않는 특이한 암에 걸리게 된다. 이 모든 이유는 HIV가 T-림파구를 비롯한 우리 몸의 면역 시스템의 핵심을 공격해서 무력화시켜서 생기는 증상이다.

HIV에 감염된 사람의 혈액, 정액, 질분비액, 모유에는 HIV가 있어서 다른 사람에게 전염시킬 수 있다. 하지만 침이나 땀은 문제가 안 된다. HIV는 이 바이러스에 감염된 사람과 콘돔을 사용하지 않은 성관계(구강성교, 항문성교), 감염인이 사용한 주사기나 주사바늘을 다시 사용하거나 찔리는 경우, HIV에 감염된 혈액을 수혈 받을 경우, 감염된 산모의 임신 또는 수유 등 특별한 전파경로를 통해 전염된다. 보통 일상적인 접촉으로는 감염되지 않는다.

HIV에 감염되더라도 초기에는 별 증상을 느끼지 않는다. 수 년 동안 아무 증상도 없이 지내는 이 기간 동안에도 면역기능은 계속 감소하고 남에게 에이즈를 전파시킬 수 있다. 수혈에 의한 감염은 3~4년, 성 접촉 후 감염은 8~10년이 지나면 에이즈 증상이 생긴다. 에이즈 증상은 식욕부진, 피곤함, 발열, 야간발한, 설사, 체중 감소 등과 같이 다른 병에서도 나타나는 일반적인 증상이다. 따라서 이런 증상이 있을 때 특별한 성관계가 있는 사람은 HIV 항체 검사를 받아야 한다.

에이즈를 완치하는 방법은 아직 없지만, 현재까지 약 23가지의 강력한 항바이러스제가 개발되어 사용되고 있다. 우리나라에서는 이 중 15가지 정도가 쓰이는데 매우 오랫동안 별 문제없이 살도록 해준다. 미국의 농구 스타 매직 존슨 등 많은 유명인을 비롯하여 에이즈 환자들이 아직도 일상적인 생활을 하면서 살고 있는 이유가 바로 이런 약물 요법을 받기 때문이다. 에이즈 증상이 생겼는데 치료를 받지 않으면 수 년 내에 합병증으로 사망한다.

HIV 감염 후 증상이 생기기 전부터 약물요법을 하면 본격적인 에이즈 증상이 생기는 것을 막을 수 있고 다른 사람에게 전염도 예방할 수 있다. 따라서 감염 여부를 아는 것이 중요한데 위험행위 후 에이즈 항체가 형성되려면 약 4~12주 정도가 필요하다. 따라서 위험 행위 후 4주 후 검사를 받고 음성이면 12주 지나서 검사를 받으면 된다. 그 이후까지 걱정할 필요는 없다.

다음과 같은 때는 HIV 감염여부에 대한 검사를 받아보는 것이 바람직하다.

- HIV 감염이 의심되는 사람과 주사기나 주사바늘을 같이 사용했을 때
- 마약을 주사한 사람과 성관계를 가졌을 때
- 성관계를 하는 상대가 자주 바뀔 때
- 15년 전에 혈액이나 혈액의 일부 성분을 수혈 받은 적이 있을 때

에이즈를 예방할 수 있는 가장 좋은 방법은 안전한 성관계이다. 확실하게 안전하지 않은 성관계에서는 콘돔을 꼭 사용하는 것도 잊지 않아야 한다. 우리나라도 에이즈 안전국가가 아니다. 현재 정부에서 확인한 HIV 감염인이 만 명이 넘고 있으므로 적어도 수 만 명의 HIV 감염인이 우리나라에서 활동하고 있는 것으로 보아야 한다. 하지만 감염자의 혈액, 정액, 질 분비물, 모유와 같은 체액과 직접적인 접촉만이 감염을 일으키므로 깊은 성관계 이외의 일상적인 접촉으로 전염될 가능성은 없다. 다시 한번 안전한 성관계만이 에이즈를 예방한다는 점을 강조하고 싶다.

> **이럴 땐 이렇게!**
>
> ### 출혈
>
> 피부에 상처가 나서 피가 날 때 가장 효과적인 것은 피가 나는 부위를 직접 눌러주는 방법이다. 피가 나는 부위를 비비지 말고 깨끗한 거즈나 수건 등으로 피가 나는 부위를 직접 눌러주는 것이 출혈의 응급조치 요령이다. 어떤 분들은 하얀색의 지혈 분말을 뿌리기도 하고, 심지어는 상처 부

위에 된장을 바르기도 하는데 아주 잘못 알고 있는 상식이다. 이렇게 하면 상처가 낫는데 지장을 준다. 10분에서 20분 지긋하게 누르는 것이 가장 효과적이다.

상처가 찢어졌을 때 꼭 꿰매야 하느냐고 묻는다. 찢어진 상처는 꼭 꿰매야 한다. 피부가 찢어졌는데도 꿰매지 않고 집에서 소독하게 되면, 상처는 늦게 나고 염증도 잘 생길 뿐만 아니라 흉터가 크게 나기 때문이다.

만약 큰 사고를 당해 팔이나 다리 부위의 동맥이 파열되어 피가 솟구치는 경우라면, 직접 압박만으로는 효과가 없을 수 있다. 이때는 지혈대를 사용한다. 이 방법은 혁대나 수건을 피가 나는 부위에서 심장에 가까운 쪽에 감싼 다음 나무를 돌려서 압박하는 것이다. 이 때 주의할 점은 동맥이 막힐 정도로 강하게 압박해야 한다는 점과 15분마다 잠깐씩 풀어주어 혈액순환을 시켜야 한다는 점이다. 그러나 이런 경우는 경험하기 어려울 것이며 거의 모든 경우 직접 압박해서 지혈시킨다는 점을 알아두라.

뜨거운 고통, 화상

화상을 당하는 가장 흔한 연령은 어린이이고, 화상을 일으키는 가장 중요한 요인은 뜨거운 물이다. 따라서 어른들은 아이들이 뜨거운 물에 접근하지 못하도록 매우 조심할 필요가 있다.

만약 어쩔 수 없이 화상을 당한 상황에서 가장 우선적으로 취해야할 응급처치는 환자를 안전한 곳으로 옮기고 빨리 찬물이나 얼음물을 화상을 당한 부위에 접촉시키는 것이다. 이렇게 찬물로 빨리 식히면 화상에 의한 후유증인 흉터, 부종, 통증 등을 상당히 낮출 수 있기 때문이다. 환자를 병원에 옮기는 데만 급급하지 말고 이런 응급조치를 하면서 옮기는 것은 상식이다.

화상을 입은 경우 어떤 경우는 흉터가 남고, 어떤 경우는 흉터 없이 깨끗하게 회복할까? 화상은 정도에 따라 1도 화상, 2도 화상, 3도 화상으로 나누는데 1도 화상이나 2도 화상의 경우 합병증으로 감염이 되지만 않으면 흉터는 남지 않는다. 다만 이런 화상의 경우에도 피부의 멜라닌 색소가 떨어져나가기 때문에 상당 기간 화상을 입지 않은 부위와는 다른 색깔을 띠지만 결국 정상 피부와 똑같아 진다. 하지만 2도 화상 중에서 너무 깊거나 3도 화상이 되는 경우, 또 화상 치료 중 합병증이 생긴 경우에는 흉터가 생긴다. 이런 흉터를 최대한 줄이는 방법은 화상 치료를 적절하게 잘 받고 어쩔 수 없는 부분은 피부 이식 수술을 받는 것이다.

보통 가정에서 치료할 수 있는 것은 1도 화상이므로 1도 화상을 정확히 판단하는 법을 알아두는 것이 좋겠다. 1도 화상은 햇볕에 데는 일광 화상처럼 피부가 빨갛게 변하거나, 조그만 물집이 생기는 것이다. 통증이 매우 심한 것도 특징이다. 1도 화상은 얼음찜질이나 찬 우유 찜질을 12시간 정도 하면 통증도 가라앉고 상처도 3~5일이면 낫기 때문에 가정에서도 충분히 치료할 수 있다. 중요한 점은 처음 12시간 정도 충분히 찬 얼음찜질을 계속한다는 점이다. 너무 빨리 붕대를 감는 것은 좋은 치료법이 아니다.

　혹시 심한 화상을 입었을 때는 화상 부위 옷을 강제로 벗기려 하지도 말고, 피부에 밀착된 옷도 떼려고 하지 않는 것이 좋다. 큰 물집인 경우에도 터트리려고 하지 말고 냉찜질을 신속하게 하면서 빨리 병원으로 옮기는 것이 좋다.

아이가 이물질을 삼켰을 때

　어린이들은 무엇이든지 입으로 느끼고 또 삼키려고 한다. 이때 이물질이 기도로 넘어가 후두를 막게 되면 아이가 갑자기 숨을 못 쉬면서 얼굴이 새파래지는 현상을 보인다. 이때는 초응급 상태이다. 이때는 아이를 뒤에서 안고 앞가슴을 일순간 '팍' 눌러서 폐 안에 있는 공기가 기도를 타고 나가게 하는 방법으로 이물질을 빼내는 시도를 해야 한다. 또는 아이를 거꾸로 잡아 흔들 수도 있다. 무조건 빨리 병원 응급실로 옮기는 것보다 이렇게 응급조치를 하는 것이 비록 미숙하더라도 생명을 구할 수 있다.

　이물이 기도에는 들어갔지만 기도를 완전히 막지는 않은 경우에는 숨을 잘 쉬지 못해서 숨이 가빠지는 증상만을 보이게 된다. 새파랗게 변하는 청색증이 나타나지 않았다면 집에서 섣불리 해결하려고 하지 말고, 빨리 병원 응급실로 옮기는 것이 최선이다.

또 아이들은 어른들이 생각지도 않는 것을 먹을 수 있다. 이물질로 인해 병원 응급실을 찾는 이유를 보니 농약, 약물, 양잿물, 쥐약, 식초 등의 순이다. 농약이나 약물을 마신 경우 거의 모든 경우 빨리 토하게 하는 것이 가정에서 우선 할 수 있는 응급조치이다. 다만 체온계의 수은을 입으로 먹은 경우에는 금속 수은이 흡수되지 않고 대변으로 배출되기 때문에 그대로 둬도 된다, 또 담배를 먹은 경우 거의 모든 경우 저절로 토하게 되고 간혹 30분이 지난 후 구역질, 구토, 흥분, 불면 등의 증상이 생길 수 있지만 4시간이 지나도 이런 증상이 없다면 안심해도 좋다. 따라서 담배를 먹은 경우 응급실에서는 4시간 정도만 관찰하면 된다. 하지만 기름 종류는 토하게 하면 흡인성 폐렴에 걸리므로 기름은 집에서 토하게 해서는 안 된다. 이런 경우는 위세척이나 관장을 시켜야 한다. 아이가 먹은 물질이 들어있는 용기나 설명서를 갖고 응급실로 가는 것이 꼭 필요한 정보를 제공해주는 것이라는 점도 알아두기를 바란다.

설사

여름철 설사는 장티프스나 이질 등 심각한 수인성 전염병이 원인이 되는 경우가 있어서 주의를 요하지만 여름철이라도 대부분의 설사는 짧으면 하루, 오래가도 1주일 내에 저절로 낫는 가벼운 병이다. 식중독은 원인 자체보다도 설사로 탈수가 문제가 된다. 특히 소아나 노인은 신체에 보유하고 있는 수분과 전해질의 양이 적기 때문에 쉽게 탈수에 빠지고, 때로는 생명에 위험을 초래할 수 있다. 이런 이유로 아직도 일부 후진국에서는 설사가 가장 중요한 사망원인이다.

2시간이 멀다고 하고 설사를 하거나, 열이 난다면, 또는 2일 이상 하루 5회 이상의 설사가 계속된다면 꼭 의사의 진료를 받아야 한다. 특히 소아나 노인의 경우에는 꼭 병원에 가야 한다. 그렇지만 하루 2~3번 정도의 설사만 하고, 먹는 것도 그런대로 잘 먹는 경우에는 다음과 같은 요령으로 스스로 설사를 치료할 수 있다.

우선 설사를 할 때는 밥이나 빵, 우유, 과자, 과일 등 평소에 먹던 음식물은 먹지 말아야 한다. 대신 설사로 인해서 빠져나간 수분과 전해질을 보충하는데 세계보건기구에서는 설사를 보충하는 용액을 다음과 같은 요령으로 만들어 쓰도록 권하고 있다.

> 끓인 물 1 L + 설탕 1 숟갈 + 소금 3/4 찻숟갈 + 쥬스 1컵

이렇게 만든 음료는 훌륭한 '먹는 링거'이다. 설사할 때 설사를 멈추는 약을 먹고, 링거를 맞아야 한다고 생각하는 것은 잘못 알려진 상식이다. 위에서 설명한 대로 만든 '먹는 링거'를 완전히 대체할 수는 없지만 요즈음 많이 나와 있는 이온 음료(스포츠 음료)도 가벼운 탈수에는 좋은 간편한 음료이다. 스포츠 음료를 냉장고에 넣지 말고 상온에 두고 설사한 양보다 더 많이 마시는 것이 설사 치료 방법이다.

잠깐! 잘못 알고 있는 건강 상식

비타민이나 영양제를 따로 보충하면 건강에 좋다?

비타민이 우리 몸에 필수적인 영양소라는 사실을 모르는 사람은 없다. 비타민 중 비타민 B, 비타민 C, 비타민 E는 수용성 비타민으로 몸에 오래 저장이 되지 않는다. 이 때문에, 옛날 선원들이 수 개월 동안 항해하면서 신선한 야채를 먹지 못하면 비타민 C 결핍증인 괴혈병에 걸렸다. 알코올 중독자처럼 술 이외의 음식을 잘 안 먹으면 비타민 B 결핍증에 걸린다. 이에 비해 지용성 비타민인 비타민 A, 비타민 D, 비타민 K 등은 몸에 오래 저장되기 때문에 결핍증이 잘 생기지 않고 오히려 지나치게 복용하면 몸에 축적되어 콩팥이나 간을 상하게 한다.

건강을 중요하게 생각하고 영양도 따져 먹는 생활이 보편화 되면서 비타민을 비롯한 각종 영양제가 넘쳐나고 있다. 이런 영양제의 설명서를 보면 정말 그럴듯해 보일 것이다. 이런 것을 먹으면 못 고칠 병이 없고 몸이 약한 사람이 하나도 없을 것 같이 선전한다. 그러나 그런 영양제를 복용하는 것이 몸에 좋다는 근거는 별로 없다. 오히려 영양제가 과잉되면 부작용이 생길 가능성만 높아진다. 어떤 영양제도 비타민과 마찬가지로 역효과를 가져올 가능성이 있기 때문에 확실하게 필요한 사람이 아니면 복용하지 말라.

몸에 좋다는 비타민이나 영양제에 현혹되는 것은 건강을 매력적인 상품으로 만들어 파는 상업성이 그 뒤에 숨어있다는 것을 모르기 때문이다. 우리에게 필요한 것은 영양제를 먹는 것이 아니라 균형 잡힌 식사를 잘 하는 것이다. 균형 잡힌 식사란 적절한 체중을 유지하는 정도의 양과 탄수화물, 단백질, 지방, 채소와 과일, 우유 등을 골고루 먹는 것을 의미한다. 이런 균형 잡힌 식사의 원칙은 보통 사람은 물론 고혈압, 당뇨병, 암 등 많은 질병이 있는 사람에게도 똑같이 해당된다. 다만 만성신부전증, 통풍, 고지혈증 등 특수한 건강문제가 있을 때는 균형 잡힌 식사법에서 약간의 변형을 하면 좋다. 한국인은 이와 같이 먹는 것의 기본을 이해하고 실천하는 데 너무 안이하다. 대신 건강과 특별한 먹거리나 영양제와의 관계를 과대 포장하는 경향이 있다. 그래서 "염증이 있을 때는 기름기를 피해야 하고, 당뇨병이 있으면 흰쌀밥은 안 되고, 이런 병에는 이런 음식이 좋고, 이런 증상이 있을 때는 이런 음식을 피해야 하고…" 등 먹는 것과 관련되어 많은 말을 한다. 하지만 현대의학에서 인정되는 것은 별로 없다.

하지만 어떤 질병이 있거나 알코올 중독이거나 영양섭취에 문제가 있는 경우에는 비타민이나 영양제를 따로 보충할 필요가 있다. 이런 경우 담당 의사와 상의하면 되지만 그 외의 보통 사람의 경우 어른이고 아이고 비타민을 보충해야 할 이유가 없다.

이럴 땐 이렇게!

아침 식사는 걸러도 좋다?

요즈음 젊은 직장인 중에는 아침식사를 거르는 이들이 많다. 잠이 부족하니 잠을 조금이라도 더 자야하고, 아침운동도 하지 않으니 아침에 입맛도 없는 것이 당연하다. 또 어떤 사람은 아침식사를 하면 속이 더부룩하다고 해서 아예 아침식사를 거르고 커피 한 잔으로 끝내기도 한다.

하지만 아침 식사를 하지 않으면 오전 중 우리 몸의 신진대사와 활동에 필요한 에너지로 지방을 분해해서 사용해야 하는데 이것이 정신과 신체의 활력 저하로 이어지기 쉽다. 더구나 아침을 거르고 점심 때 과식하거나, 혹은 점심조차 적당히 때우고 저녁 때 과식하면 신체의 리듬이 깨지게 만다. 이런 식의 식사법은 비만, 지방간의 원인이다. 하루 섭취해야 하는 에너지를 총 100%라고 한다면 아침 30%, 점심 35%, 저녁 35%으로 나누어 섭취하는 것이 가장 이상적이다.

아침이라도 보통 식사처럼 밥이나 빵, 단백질 그리고 지방과 야채가 고루 섞인 음식을 적당히 먹는 것이 좋다. 그리고 이렇게 식사하기 어려우신 분은 죽이나 빵을 들라. 아침 식사를 하면 오전에 일을 할 수 없을 정도로 피곤하거나 전철이나 버스를 타고 출근할 수 없을 정도로 대변을 자주 봐야 하는 등 아침 식사와 원수(?)진 사람까지 아침을 먹으라고 권하지는 않겠다. 하지만 대부분은 아침을 거르지 않는 것이 영양과 신체 리듬을 유지하는 데 도움을 준다는 사실을 기억하라.

너무 말라서 걱정이다?

어떤 사람은 물만 마시는 데도 살이 찐다고 고민 하고, 또 어떤 사람은 먹어도 살이 안 찐다고 걱정한다. 세상 참 불공평한 것 같지만 다 이유가 있다. 만약, 입맛도 좋고 식사도 잘 하는데 체중이 감소한다면 어떤 병이 있을 가능성이 있다. 체중이 빠지면서 땀이 잘 나고 맥박이 빨라지고 가슴이 자주 두근거린다면 갑상선 기능 항진증을 의심할 수 있고, 다음(多飮), 다식(多食), 다뇨(多尿)가 나타나면 당뇨병일 가능성이 높다. 특별한 증상이 없는데 체중이 계속 감소한다면, 위암, 폐암, 췌장암과 같은 암이나, 결핵, 우울증과 같은 병이 있는지 확인해야 한다.

'저체중'이지만 최근 몇 개월, 혹은 몇 년 동안 체중이 변하지 않았다면 어떤 병이 있을 가능성은 낮다. 체중이 변하지 않는다는 것은 식사량과 에너지 소비량이 같다는 것을 의미하고 몸의 소비에 맞는 에너지를 섭취할 수 있다면 심각한 병을 갖고 있을 가능성은 떨어진다.

적게 먹어도 살이 찌는 '에너지 절약형 체질'이 있는가 하면, 많이 먹어도 살이 찌지 않는 '에너지 소비형 체질'이 있다. 이 두 체형의 차이가 좀 나기는 하지만 절대적인 것은 아니다. 아무리 에너지 소비형이라도 너무 많이 먹으면 살찌는 것은 당연하다. '에너지 소비형 체질'을 갖고 있는 사람은 부모나 형제의 체형도 마른 경우가 많다. 이런 분들이 체중을 늘리려고 과식하게 되면 오히려 소화기능이 떨어지고 소화장애로 고생을 하게 된다. 몸이 마른 사람은 억지로 과식하지 말고 자신의 체형을 그대로 인정하는 것이 좋다.

자신이 '홀쭉이'인 것이 싫다면 체중을 좀 늘리는 방법 있다. 우선 체중을 결정하는 가장 중요한 요소 두 가지는 '식사량'과 '활동량'이라는 것을 이해해야 한다. 체중이 느는 이유는 먹는 양이 활동량 즉, 에너지로 소비하는 양보다 많기 때문이고, 체중이 빠지는 이유는 반대로 먹는 양이 활동량보다 적기 때문이다. 만약 '에너지 소비형 체질'을 갖고 있다면 잘 먹는 것 같아도 체중이 증가가 잘 일어나지 않는다. 이런 경우 목표 체중을 너무 높게 잡지 말고 현재 체중의 5% 정도만 늘리는 것으로 잡으면 적당하다. 그리고 목표 체중을 달성하는 기간도 한 달에 0.5kg 정도로 해서 기간을 길게 하라. 그래야만 체중이 늘어도 지방만 느는 것이 아니라 근육과 뼈도 늘어나면서 균형 잡힌 몸매를 만들 수 있다. 식사는 고칼로리 음식을 조금씩 늘리되 균형 잡힌 식단이 중요하다. 체중을 늘리려고 과자와 빵과 라면을 자주 먹는 것은 오히려 건강을 해친다. 밥이나 빵과 같은 당분, 단백질과 지방, 그리고 야채와 과일을 골고루 섭취하는 것을 잊지 말라. 한 숟갈 더 먹고 끼니를 거르지 않고 마음을 편하게 먹으면 체중 증가는 그리 어려운 일이 아니다. 이런 식으로 조금만 신경 써서 식사하다보면, 어느새 살이 도톰하게 올라와서 건강해 보인다는 소리를 듣게 될 것이다.

감기를 빨리 낫게 하려면 주사를 맞아야 한다?

감기약이 특효약이 있을까? 불행히도 없다. 왜냐하면 감기를 일으키는 바이러스를 없애는 치료법이 아직 개발되지 않았기 때문이다. 의사들이 사용하는 약들은 그저 증상을 좋게 하는 약에 불과하다. 즉 콧물이 나지 않게 하거나, 두통을 가라앉게 하거나, 가래를 삭히는 약이다. 감기에 항생제를 쓰는 의사들도 많은데 정말 감기라면 항생제가 전혀 필요 없다. 다만 세균성 인후염이나 편도선염 등이 의심되거나 감기의 2차 합병증이 생겼을 때는 항생제를 잘 써야 한다.

약으로 감기의 증상을 좋게 하면 감기가 낫는 것일까? 감기의 합병증인 급성부비동염(축농증)이나 중이염, 폐렴도 약으로 예방이 될까? 아니다. 감기는 우리 스스로의 저항력에 의해서 감기 바이러스를 이겨낸 후에야 좋아진다. 미리 항생제를 쓴다고 감기 합병증이 예방되지 않는다는 것은 이미 세계적인 연구에서 밝혀진 것이다. 항생제는 오히려 내성균을 증식시켜서 더 나쁘다. 따라서 감기에 걸리면 충분한 휴식을 취하면서 적절한 영양과 수분을 공급하고, 증상이 심하면 의사의 진찰을 받고 증상을 줄여주는 약을 처방받아 복용하면 된다. 감기가 심하거나 잘 낫지 않는 경우에는 의사에게 한 번 정도 정말 감기인지, 다른 문제는 없는 지 알아보고 약이 필요하면 처방받는 것이 좋다.

어떤 사람들은 주사에 대해서 마술 같은 기대를 가지고 증상이 심할 때 주사를 맞아 증상이 확 가라앉기를 바란다. 실제 주사를 맞고 증상이 좋아지는 경험을 할 수도 있지만 과연 꼭 주사를 맞을 필요가 있을까?

어떤 치료 방법이건 이득과 손해가 있기 마련이다. 손해가 전혀 없는 치료법은 그리 많지 않다. 주사는 핏속의 약의 농도를 빨리 높여서 증상을 빨리 줄여주는 효과가 있다. 하지만 약을 빨리 주입하는 것 때문에 약의 부작용이 생기면 심각한 부작용이 생길 가능성도 같이 높아진다. 현재 약과 관련된 의료분쟁의 대부분이 주사제와 관련된 사고이다. 주사약을 사용하는 이유는 먹는 약을 쓸 수 없거나, 주사약 이외에 먹는 약이 개발되지 않은 경우로 한정하는 것이 원칙이다. 세계적으로 우리나라처럼 감기나 관절염 등 먹는 약을 쓸 수 있음에도 주사를 많이 쓰는 나라는 없다.

감기약으로 쓰는 주사는 대개 진통소염제나 항생제이다. 이 정도의 효과는 먹는 약으로도 충분히 얻을 수 있다. 보통 병을 치료하거나 증상을 줄여주기 위해 주사제를 쓰는 것은 마치 출퇴근하는데 대중교통을 이용하거나 승용차를 타면 될 것을 대형 트럭을 타는 것과 같이 격이 맞지 않고 위험한 것이라는 점을 강조하고 싶다.

'감기는 주사를 맞아야 빨리 낫는다' '안 낫는 감기는 주사를 맞아야 낫는다' 등의 말은 잘못 알려진 상식일 뿐이다.

콘돔을 쓰면 성병은 걱정없다?

성병은 인류가 겪어온 병 중 인류의 문화에 큰 영향을 많이 끼친 병이다. 매독은 선사시대의 화석인류나 미라에도 그 증거를 찾아볼 수 있을 정도로 오래된 질병이다. 매독은 르네상스 시대에 자유로운 성관계가 상류층의 일상적인 문화로 자리 잡으면서 급속히 확산되었다. 한때는 유럽사회의 상류층 남자들 중에는 성병에 걸리는 것을 자랑스럽게 여길 정도였다. 자유를 제일 중요한 가치로 여겼던 한 시대의 치기(稚氣)라고 할 수 있다. 매독은 20세기 중반까지 전세계 수많은 사람들에게 고통을 주었지만 1939년 영국에서 페니실린제제가 개발되기 전까지 신통한 특효약은 없었다. 샤를 8세, 프랑소와 1세와 같은 프랑스 왕뿐만 아니라 슈베르트, 모파상 등 유명인들도 이 병으로 고생하다가 죽었다. 당시 의사들은 매독을 근본적으로 치료할 수 없어 그들의 고통을 좀 줄여주거나 아니면 플라세보(placebo, 위약)을 주었다. 그런데 놀랍게도 사회적으로 중인 계급이었던 의사가 상류층으로 도약할 수 있었던 것도 바로 의사들이 상류층의 성병을 치료하면서 이들과 교류가 활발해진 것이 계기가 되었다. 역설적이게도 성병은 의사들에게 돈과 명예를 가져다준 고마운 존재이다.

현대에 와서 인류에게 가장 무서운 질병은 암과 에이즈일 것이다. 이 중 에이즈의 가장 중요한 전파 경로는 성관계이다. 처음에는 항문 성교를 하는 동성애자와 주사기를 쓰는 마약중독자들을 중심으로 퍼졌으나 이제는 모자(母子)감염이나 잘못된 수혈, 그리고 이성간의 성관계 등의 경로로 빠르게 전파되고 있다. 우리나라도 이제 에이즈 예외 국가가 아니다. 현재 등록된 HIV 감염자는 약 3,000명이지만 실제 감염자수는 약 10배인 3만 명이 넘을 것이라는 견해도 있다.

성병(性病)은 성교나 기타 성접촉을 통해 전파되는 질병을 통틀어서 말한다. 좁은 의미의 성병으로 분류되지는 않지만 B형 간염, 사면발니(crab louse) 등은 성관계로도 전파될 수 있다. 성병의 종류에는 매독과 에이즈 외에도 임질, 비임균성요도염, 연성하감(성기궤양), 콘딜로마

(항문사마귀), 서혜림프육아종, 허페스(물집) 등이 있다. 성병 중에는 성기나 요도에 증상이 나타나는 경우도 있지만 에이즈나 B형 간염, 2·3기 매독처럼 성기와 상관없는 곳에 생기는 경우도 있다. 또 성병은 꼭 직업여성에게서만 옮기는 것은 아니다. 지금처럼 혼전성교, 혼외정사가 많아진 시대에는 누구든 성병을 갖고 있을 수 있다. 보균자의 경우는 남에게 병을 줄 뿐 자신은 증상이 없기 때문에 치료받을 기회도 없다. 여성의 경우에도 증상을 못 느끼는 경우가 적지 않다. 그래서 성병의 확률은 성교 대상자의 수와 비례한다.

콘돔은 가장 효과적인 성병 예방 수단이지만 완전하지는 않다는 것이 문제이다. 콘딜로마, 사면발니, B형 간염 등의 병뿐만 아니라 에이즈도 콘돔으로 다 막기 어렵다. 결국 부부 이외의 성교는 곧 성병을 일으킬 수 있다. 한 순간의 쾌락을 위해 생명과도 바꿀 수 있는 행위를 하는 것이 자유이고 용기일까? 젊음의 객기로, 술에 취했다는 핑계로 꼭 그런 성관계를 가져야 할까? 사소한 것에 목숨을 걸지 말라!

> **이럴 땐 이렇게!**
> ### 자연피임법이 좋은 것이여!?
> 사람들 중에는 피임기구나 약을 쓰지 않는 자연피임법도 피임법이라고 알고 있는 사람들이 많다. 과연 이런 자연피임법으로 피임이 가능할까? 생물의 생명력은 참으로 놀라워서 어떤 어려운 상황에서도, 수 천분의 일의 확률도 안 되는 상황에서도 생명을 잉태할 수 있다. 남녀가 만나 성행위를 통해 정자와 난자가 만날 수 있는 기회만 주어지면, 그 기회에 임신

이 될 확률이 아무리 적더라도 임신은 가능하다. 따라서 원치 않는 임신을 피하려면 임신 주기에 상관없이 확실한 피임법을 써야 한다.

피임을 원하는 남녀 중에는 자연피임법, 소위 날짜피임법, 또는 오기노법(荻野法)이라고 하는 방법을 쓰는 사람들이 있다. 이 방법은 여성의 배란일을 예측해 배란일 전후로 각 1주일 동안의 금욕기간을 갖는 피임법이다. 즉, 다음 월경시작일을 추정한 배란일 전 1주일, 후 1주일 동안 성관계를 갖지 않거나 콘돔 등 다른 피임법을 쓰는 것이다. 그런데 이 피임법의 치명적인 단점은 피임성공률이 낮다는 것이다. 정상적인 부부가 자연피임법으로 피임했을 때 임신할 확률은 1년 동안 50%나 된다. 이렇게 실패율이 높다보니 피임법이라고도 할 수 없다. 꼭 피임을 원하는 사람은 이 피임법을 쓰면 안 된다. 이 방법은 임신해도 상관없는 경우에나 쓸 수 있는 피임법이다. 대신 꼭 피임하기를 원한다면 여성이 피임약을 먹거나 남성이 콘돔을 쓰는 등 다른 피임법을 써야 한다.

자녀를 더 이상 갖지 않기를 원하는 경우에는 영구피임을 생각할 것이다. 현재 영구피임법은 남성의 정관을 막아 정자가 정액에 섞이는 것을 막는 정관 결찰술, 그리고 여성의 나팔관을 묶어서 정자와 난자의 만남을 근본적으로 막는 나팔관 결찰술 두 가지가 쓰이고 있다. 결론적으로 여성보다는 남성이 영구 피임을 하는 것이 수술방법도 간단하고, 합병증도 적고, 나중에 다시 아이를 갖기를 원할 때 재수술이 간단하고 성공률도 높다는 점이다. 이런 정보를 갖고도 자기는 피하고 부인에게 수술을 권하는 남성이 있다면 어떻게 봐야 할까?

🧑 우유를 많이 마시면 요로 결석에 잘 걸린다?

인간이 경험할 수 있는 통증 중에 가장 극심한 통증은 무엇일까? 인간이 단기간 경험하는 통증 중에서는 산통(疝痛)이 가장 극심한 통증이다. 산통은 우리 몸 기관의 통로가 막혔을 때 그 기관이 막힌 것을 내보내려고 긴장도를 높이고 격렬한 운동을 할 때 생긴다. 앞은 막힌 상태에서 근육이 마구 움직이니 관이 늘어나면서 엄청난 통증을 유발한다. 이런 산통을 일으키는 경우는 아이를 낳을 때, 장이 막히는 장폐쇄증, 담도가 막히는 담도결석, 신장에서 소변이 만들어져서 밖으로 나오는 길이 막히는 요로 결석 등이 있다. 이런 경우는 병원 응급실을 찾지 않을 수 없을 정도로 고통이 심하다.

요로 결석은 소변이 만들어져서 나가는 길에 돌이 생겼다는 뜻인데 실제는 돌과 같은 성분도 아니고, 돌처럼 단단하지도 않다. 단지 소변 성분 중에 칼슘, 수산, 요산 등이 반응해서 찌꺼기를 형성해 뭉친 것뿐이다.

요로 결석은 선천적인 이상, 혹은 섭취하는 음식 때문에 칼슘이나 요산이 과도하게 소변으로 배출되거나 요로에 어떤 감염이 생기면 잘 생긴다. 소변은 우리 몸의 대사에서 생긴 노폐물과 필요 없는 영양소를 내보내는 일종의 하수구와 같은 역할을 하는 곳인데 이 하수구에 물이 너무 적게 흐르면 그만큼 찌꺼기들이 뭉쳐 돌이 생길 기회가 증가하게 되어 요로 결석이 잘 생긴다. 날씨가 더워지면 요로 결석 환자들이 늘어난다. 땀은 많이 흘리는데 수분 보충이 없는 경우 소변량이 줄어들어 찌꺼기들의 농도가 올라가 이것들이 뭉쳐서 요로 결석을 만들 기회가 늘어나기 때문이다. 따라서 하수구에 적당한 물이 계속 흐르는 것이 필요하듯 신장에서 방광으로 적당한 양의 소변이 계속 흐르도록 하는 것이 필요하다. 특히 평소에 물을 충분히 마시는 것은 요로 결석을 예방하는데 효과적이다.

요로 결석은 골프공처럼 매우 큰 경우도 있지만 이런 경우는 드물고, 보통은 지름이 1센티미터 이하이다. 따라서 물을 많이 마시고 줄넘기나 뛰는 운동을 하면 저절로 빠지는 것이 보통이다. 결석의 크기가 작다면 물을 하루에 1.5리터 페트병 한 병을 들고 열심히 운동을 하면 대부분 저절로 돌이 배출된다. 가장 간편하면서도 돈이 들지 않는 방법이다. 어떤 분들은 소변량을 늘리기 위해 맥주를 마시는데, 맥주는 요로 결석의 성분 중 하나인 수산염의 배출을 늘리기 때문에 보통 권하는 방법은 아니다. 이렇게 물을 많이 마시면서 운동하는 방법으로 요로 결석이 배출되지 않으면, 체외충격파쇄석기라고하는 기계를 이용해서 수술하지 않고 밖에서 돌을 깨는 치료를 한다. 대부분 성공하지만 이런 방법으로도 치료가 안 되면 비뇨기과에서 특수한 장비를 이용해서 꺼내거나, 드문 경우 수술을 하게 된다.

요로 결석을 예방하기 위해서는 물을 많이 마시고, 몸을 많이 움직여야 한다. 특히 땀을 많이 흘려 소변양이 줄어들 가능성이 높은 여름철이나 운동을 많이 한 후에는 흘린 땀의 양보다 많은 물을 보충하라.

신장 결석 중에는 칼슘을 적게 섭취해야 하는 경우도 있지만 한국인들이 걸리는 대부분의 요로결석은 칼슘을 충분히 섭취하는 것이 오히려 결석을 예방한다. 요로 결석의 85%는 수산칼슘결석인데, 수산칼슘은 채소에 많이 들어있는 수산과 칼슘이 결합한 것이다. 그런데 음식으로 섭취한 칼슘은 장내에서 수산과 결합해서 대변으로 배설시키기 때문에 소변으로 빠져나가는 수산을 적게 하는 효과가 있다. 요로 결석을 앓았던 분이 무조건 우유를 드시지 않아야 다시 결석에 걸리지 않는다고 알고 계시는 것은 잘못 알려진 상식이다. 오히려 우유를 적당히 마셔야 수산이 대변으로 잘 배출되고 소변으로는 적게 배출되어 요로 결석이 예방된다.

여성 흡연은 성적 평등의 상징이다?

우리나라 성인 남성 흡연율은 약 43%, 여성의 흡연율은 약 5% 정도이다. 그러나 젊은 여성의 경우 10%를 넘는다. 최근 특정 여자고등학생이나 대형매장 등 여성이 집단으로 일하는 곳은 흡연율이 50%가 넘는다는 보고도 있다. 흡연으로 인해 폐암이 발생하기까지 약 20년이 걸린다는 점을 고려하면 현재 여성 암 사망의 2위를 차지하는 여성 폐암환자는 더욱 증가할 것으로 예상된다.

젊은 여성이 담배를 피우는 이유는 멋있는 이미지뿐만 아니라 스트레스 및 불안감 해소, 몸매를 날씬하게 하려는 욕구 때문이다. 하지만 실제 흡연하면 복부 비만이 심해져서 몸매 관리에는 더 나쁘다는 것을 모르는 흡연 여성들이 많다. 또한 담배는 피부 미용에도 나쁜 영향을 준다. 담배를 피우면 니코틴에 의한 말초혈관 수축으로 혈액순환과 산소공급을 감소시켜 피부에 영향을 주므로 주름살이 생기고 빨리 늙어 버리게 된다. 피부에 흡착된 담배연기 입자가 악취를 내게 되며 땀구멍을 막기도 한다. 또 담배를 피우는 사람은 피부의 기능이 떨어져 있으므로 비흡연자보다 성형 수술에서 기대하는 효과를 거두기 어렵다. 담뱃진의 찌꺼기가 혈관벽에 변화를 가져오고, 혈소판의 응집력을 크게 해 혈류의 흐름을 방해함으로써 흉터가 크게 남을 수 있기 때문이다.

같은 양의 흡연을 한 경우 여성이 남성보다 폐암의 위험성이 높으며 유전자의 변화도 많이 일어난다. 여성이 유두종(乳頭腫) 바이러스(HPV)에 감염된 상태에서 담배를 피우면 자궁경부암에 걸릴 위험이 세 배 가까이 높아진다. 흡연은 여성의 임신능력을 떨어뜨린다. 여성의 생식기능이 잘 유지되기 위해서는 난소에 있던 난자가 배란되어 나팔관을 타고 자궁쪽으로 이동하면서 정자를 만나 수정된 후 자궁벽에 착상이 되어야 한다. 그런데 흡연을 하는 경우에는 난관의 상피세포에 변화가 일어나 난자의 이동에 장애가 발생하고, 수정이 잘 되지 않으며, 자연유산될 확률이 높아진다. 임산부가 흡연을 하는 경우 자연유산의 확률이 2배 증가하고, 산전 출혈이 발생해 산모와 태아 모두 위험해 질 수 있다. 조기파막(분만이 시작되기 전에 파수되는 것)으로 인해 태아가 감염위험에 빠질 수 있다. 여성 흡연은 태아에게 강제로 흡연을 시키는 것과 같은 효과를 나타내어 미성숙상태를 초래해 저체중아가 될 수 있고, 흡연에 의한 산소결핍상태로 인해 뇌발달이 저해되어 지능저하, 행동 및 정신장애가 야기되며, 정신박약아와 선천성 기형의 위험이 비흡연자에 비해 2배 증가한다. 그런데 최근 서울의대 산부인과교실의 보고를 보면 임신부의 흡연율이 2%에 이르는 것으로 알려지고 있다. 니코틴 중독 때문에 임신을 한 줄 알면서도 금연하지 못하는 여성이 있다는 것을 의미한다. 그리고 이 여성의 대부분은 중고등학교나 대학교 때부터 흡연을 시작했다. 또 여성 흡연은 노화를 촉진하기로 해 에스트로젠과 프로제스테론 등 여성호로몬이 줄어드는 것에 영향을 미쳐 폐경기를 2년 정도 앞당긴다.

이렇게 흡연에 취약한 여성들이 아직도 숨어서 담배를 피우는 경우가 많고 금연도 공개적으로 하려고 하지 않기 때문에 적절한 금연법을 실천하지 못하는 경우가 많다. 여성도 남성과 마찬가지로 하루 10개비 이상 흡연하거나 과거 실패의 경험이 있다면 니코틴 대체제를 쓰거나 웰부트린, 챔픽스와 같은 약을 쓰는 것이 성공률을 높인다.

금연은 빨리 시작할수록 이익도 커진다. 여성에게 특히 금연을 더 권하는 것은 여성을 차별해서가 아니다. 여성이 의학적으로 흡연에 더 취약하기 때문이다. 주변의 누군가가 '기호'라는 이름으로 건강을 해치고 있지 않은지 생각해보라.

20~30대 건강진단 체크 항목

다음 진단 항목 중 특별한 표시가 없는 것은 매년 실시하는 것이 좋음

1. 스스로 평가해 보기(혼자서 어려우면 의사 등 전문가의 도움을 받을 것)
   - 식습관 평가하기
   - 신체활동량 평가하기
   - 흡연, 음주, 약물복용 평가하기
   - 직업 관련 위험요인은 있는가?
   - 잠은 충분히 자는가?
   - 성병 예방, 피임 등 성생활의 준비는 되어 있는가?
   - 신장, 체중, 허리둘레

2. 의사에게 진찰받기
   - 혈압
   - 의사의 신체 진찰(눈, 귀, 목, 가슴, 배, 생식기, 사지 등)
   - 충치, 치주염(치과)

3. 피검사

- B형 간염 항원, 항체검사(이미 알고 있는 사람은 제외)
- 총 콜레스테롤/HDL/중성지방/LDL 콜레스테롤
- 간기능검사 ALT
- 혈색소(빈혈검사)
- 혈당(당뇨병 검사)

4. 방사선 및 기타 검사

- 흉부 X선 검사
- 자궁세포진검사(자궁암검사)
- 매독혈청검사(성 파트너가 여러 명인 경우 등 성병 고위험군)

5. 예방접종

- B형 간염
- 독감
- 파상풍(Td)
- 신증후군출혈열(다발지역 군인, 주민)
- 풍진
- 자궁암예방접종

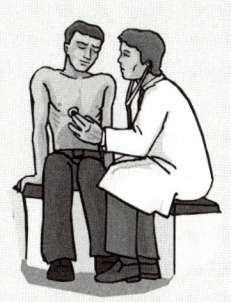

우리가족 건강을 부탁해요

4

몸이 보내는 신호에 적극적으로 응답하라
40~50대 건강

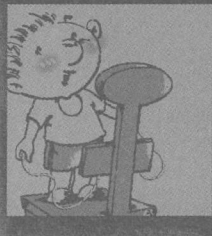

나는 건강 원칙을 잘 지키고 있는가

나의 식사 습관은 적절한가

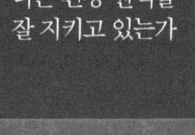
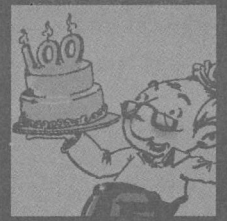

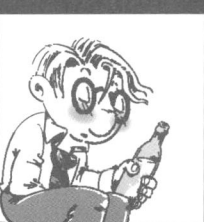

암 이야기

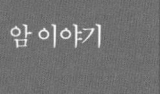
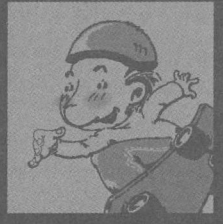

놓치지 말자! 꼭 알아야 할 건강 상식

잠깐! 잘못 알고 있는 건강 상식

40~50대 건강진단 체크 항목

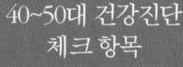
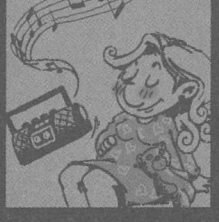

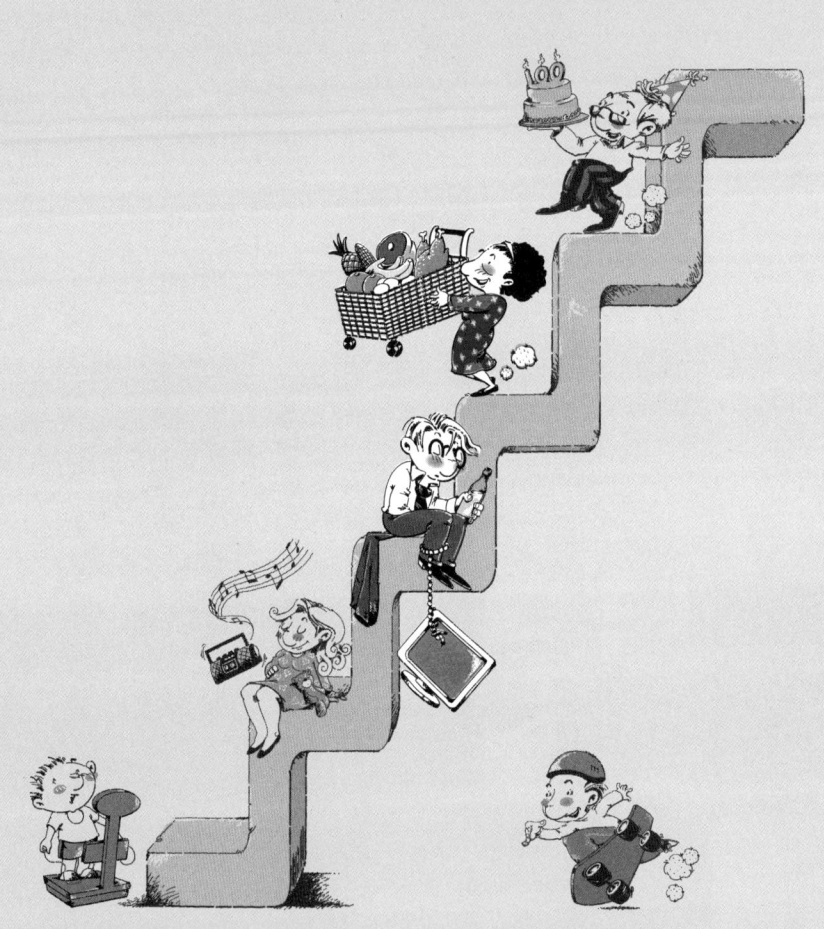

나는 건강 원칙을 잘 지키고 있는가

눈에 보이는 것과 보이지 않는 것

사람의 운명이나 수명과 관련된 말 중 '인명(人命)은 재천(在天)이다'라는 말이 있다. 하지만 이 말을 아무에게나 함부로 써서는 안 된다. 이 말이야말로 삶에 최선을 다한 사람만이 쓸 수 있는 말이기 때문이다. 땀을 흘리며 노력하지 않은 농부가 좋은 결실을 맺을 수 없는 것처럼 건강도 정성을 들여야 좋은 결과를 얻을 수 있다. 건강 투자 없이 장수, 건강한 노년, 삶의 질 높은 인생을 얻을 수 없다. 나는 병 든 후에야 건강은 저절로 주어지지 않는다는 사실을 깨닫고 후회하는 사람을 매일 만난다.

어떤 사람은 "죽고 사는 것은 운명이다. 얼마나 더 살려고 술 담배 끊고 사나! ○○○씨를 봐라. 술 담배 안 했어도 일찍 병으로 죽지 않았느냐? ○○○씨를 봐라. 술고래요, 골초인데도 70이 넘어서도 얼마나 건강하냐? 일본에는 100세 넘은 장수자들 중에서 담배를 피운 사람들이 많다"라고 항변을 한다. 언뜻 들으면 설득력 있는 것 같지만 이런 주장은 현재 눈에 보이는 것과 보이지 않는 것을 구분하지 못하는 사람들이

하는 것이다. 어떤 요인이 건강에 좋은 지 나쁜 지는 현재 살아있는 사람만 보고 판단하면 안 된다. 이들 눈에는 건강관리를 잘 하지 못해 이미 세상을 떠났거나 병들어 누운 많은 사람은 보이지 않는다. 가령 어떤 공장에 일하는 노동자들의 건강을 조사했더니 모두 건강했다고 하자. 그러면 이 공장은 어떤 위해 요인도 없는 안전한 공장일까? 아니다. 엄청난 위해 요인이 숨어있을 수 있다. 왜냐하면 만약 그 동안 이 공장에서 일했던 많은 노동자들이 병을 얻어 이미 공장에서 일할 수 없기 때문에 조사 시점에는 운 좋게 건강한 노동자만 남을 수 있기 때문이다. 그렇다면 이 공장은 당장 문을 닫아야 한다. 이 공장에 들어와서 일했던 모든 사람들의 건강 기록을 조사해야 공장의 안전 여부를 알 수 있다. 이런 현상을 건강 노동자 효과(Health Worker's Effect)라고 한다. 우리가 어떤 현상을 판단할 때는 자신의 눈앞에 있는 것만 보고 판단해서는 안 되는 이유가 바로 이런 이유 때문이다.

한국인은 얼마나 건강할까? 한국인은 세계의 선진국 국민에 비해 얼마나 오래 살까? 다행스럽게도 우리의 건강 수준은 OECD 국가와 비교해도 평균 수준이다. 가장 최근의 통계 자료를 보면 남녀 모두 합쳐서 국민 전체의 평균 수명이 한국은 78.2세이다. 이에 비해 가장 오래 사는 나라 일본은 82.8세이고, 북한은 64.5세, 홍콩 82.2세, 싱가포르 79.4세, 중국 72.6세, 인도 64.9세이다. 또한 미국은 74.6세, 유럽의 아이슬란드 81.4세, 독일 79.3세, 네덜란드 79.0세이다. 이런 통계치를 감안하면 우리의 평균 수명 수준이 꽤 높다는 것을 알 수 있다.

그런데 남녀 모두를 합한 평균 수명은 높은 편이지만 남성만 놓고 보면 그리 높지 않다는데 문제가 있다. 한국의 여성과 남성의 평균 수명은 각각 81세, 74세로 OECD국가의 평균(여성 81세, 남성 75세)수준과 비교하면 여성은 평균 수준이지만 남성은 평균보다 낮은 것을 알 수 있다. 남녀의 수명 차이도 다른 나라는 3년 정도인데 한국인의 경우 6년 차이가 난다. 그만큼 우리나라 남성이 여성에 비해 오래 살지 못한다는 것을 의미한다.

한국 남성들의 건강 수준이 다른 나라의 남성보다 만족스러운 수준이 못 되는 이유는 흡연, 과음, 과로, 스트레스, 비만 등 건강위험요인이 많은데 건강진단을 잘 받지 않고, 고혈압, 당뇨병 등 만성질환 관리에도 소홀하기 때문이다. 아직도 술과 담배는 남성 문화의 중요한 요소이고 40% 정도는 무료로 건강진단을 하라고 해도 건강진단을 받지 않는다. 그러니 고혈압, 당뇨병을 갖고 있는 사람 중에 반은 자신이 고혈압, 당뇨병을 갖고 있는 지도 모른다. 고혈압, 당뇨병을 갖고 있다는 것을 아는 사람 중에 실제 치료받는 사람은 그 중 반이고, 게다가 실제 관리에 힘쓰고 잘 조절하고 있는 사람은 그 중 반에 불과하다. 이러다보니 고혈압, 당뇨병과 같이 평생 조절해야 되는 병임에도 단 20~25%만이 잘 조절하고 있을 뿐이다.

술, 담배로 대표되는 건강위해인자가 건강에 해롭다는 것은 이미 여러 대단위 연구를 통해 밝혀졌다. 이미 많은 사람들이 음주, 흡연을 비롯한 나쁜 건강습관 때문에 병으로 세상을 떠났거나 입원해 있고 또 외출을 잘 못한다. 그래서 이런 사람들이 눈에 잘 보이지 않는 것이다. 혹시 건강관리를 잘 하지 못하는 사람이 건강하게 오래 살더라도 이 사람은 운이 좋을 뿐이고 언제라도 병이 찾아올 확률은 건강관리를 잘 하는 사람보다 높다는 점을 기억하자.

🌸 건강 십계명

 선승이며, 자연주의 사상가이고 실천가인 법정 스님은 《살아 있는 것은 다 행복하라》라는 책에서 맑은 정신과 행복한 참 자아를 발견하기 위해서 다음과 같은 권고를 하고 있다.

> **생활의 규칙**
>
> (중략)
> 몸은 길들이기 나름이다.
> 너무 편하고 안락하면 게으름에 빠지기 쉽다.
> 잠들 때는 복잡한 생각에서 벗어나
> 숙면이 되도록 무심해져야 한다.
> 당신은 어떤 생활의 규칙을 세워 지키고 있는가
> 당신을 만드는 것은 바로 당신 자신의 생활 습관이다.

나는 법정 스님의 말씀과 그 분의 삶을 머리 숙여 존경한다. 건강은 앞의 잠언처럼 올바른 생활 습관으로 만들어진다. 타고난 건강도 있고, 건강이 환경의 영향을 받는 것도 분명하지만 제일 중요하고 또 우리가 바꿀 수 있는 것은 바로 생활 습관이다.

다음 건강 10계명은 필자가 여러 의학자의 의견과 자료를 종합해서 만든 것이다. 10가지 모두 실천하는 것이 어려울 것 같지만 스스로 규칙을 세워 지켜나가려는 사람에게 그리 어려운 일은 아니리라. 이 10가지를 꾸준히 지킨다면 그렇지 못한 사람보다 10년 이상 건강하게, 맑은 정신을 가지고 오래 살 수 있음을 강조하고 싶다.

표 4-1 건강십계명

1. 안전제일을 생활화하자.
2. 매일 편식하지 말고 변화 있게 여러 가지 음식을 먹는다.
3. 신선한 채소와 과일을 매끼니 먹는다.
4. 우유와 된장국을 매일 먹는다.
5. 짜고 매운 음식, 너무 뜨거운 음식, 불에 태운 고기를 피한다.
6. 술은 아예 마시지 않거나 마시더라도 3잔을 넘지 않는다.
7. 금연한다.
8. 땀이 날 정도의 적당한 운동을 하되 과로는 피한다.
9. 긍정적인 사고로 스트레스를 피하고 기쁜 마음을 갖는다.
10. 매년 정기적인 건강검진을 받는다.

첫째는 안전이다. 우리 모두 평생 사고 없이 살 수 있다면 얼마나 좋을까? 30세 이전에는 사고가 사망과 불구의 제1원인이다. '첫째도 안전, 둘째도 안전, 셋째도 안전'이라는 말은 위험한 사업장에만 적용되는 말이 아니다. 자신의 작업장뿐만 아니라 온갖 생활공간에 위험요인이 있는지 살펴라. 무엇을 하던지 안전을 우선 체크하는 습관을 기르라. 위험하다고 판단되면 일이건 스포츠건 중단하라. 사소한 일에 목숨을 걸 이유가 없다. 운전할 때뿐만 아니라 승용차 뒷좌석이건 버스건 안전벨트는 항상 매라. 미국인이나 유럽인들을 보라. 이들은 차를 타면 출발하기 전 반드시 안전벨트를 맨다. 이런 기본적인 습관이 교통사고율 자체도 줄이고 중대 사고율도 낮춘다.

둘째, 장수를 위해 중요한 것이 한 가지일 수는 없지만 그래도 가장 중요한 것을 꼽으라고 한다면 그것은 먹는 것이다. 입으로 들어가는 것이 건강을 결정하는 요인 중 가장 중요하다. 매일 편식하지 말고 다양한 재료를 이용한 음식을 골고루, 적당히, 규칙적으로 먹는 습관이야말로 장수로 가는 열쇠이다. 어떤 특정한 음식이 건강에 도움이 되는 것이 아니라 밥과 빵, 고기, 생선, 야채, 과일 등 온갖 음식을 모두 골고루 먹어야 한다. '탄수화물 : 지방 : 단백질'의 비율도 '60 : 20 : 20'으로 맞추어 균형 잡힌 식사를 매끼니 하는 것이 원칙이다.

셋째, 신선한 채소와 과일을 매끼니 먹는 것은 암과 성인병을 예방하는 비타민과 항산화제를 먹는 것이다. 신선한 채소를 어쩌다 먹고, 과일을 디저트로 먹는 것도 바쁜 아침 식사, 점심 식사는 거르고 저녁 식사 때만 하면 되는 것은 아니다. 매끼니 식사 때마다 먹는 것이 최선이다.

넷째, 우유와 된장국은 우리나라 사람에게 제일 많은 위암을 예방한다. 아직도 위암은 한국인 발생률로는 남성과 여성 모두 1위이고, 사망 원인으로는 남성 2위, 여성 1위이다. 위암은 신선하게 저장된 음식, 신선한 야채와 과일, 그리고 우유와 된장국이 예방효과를 갖고 있다. 된장국을 위에 나쁜 것으로 잘못 알고 있는 사람들이 많다. 된장을 찌개로 많이 먹는 것은 소금 섭취를 늘리므로 좋지 않지만 된장국은 위암 예방에 도움이 된다. 물론 된장국도 짜게 먹으면 소금 섭취가 늘어나므로 조금씩 자주 먹는 것을 권한다.

다섯째, 신선하지 않은 음식, 너무 짜거나 뜨거운 음식, 불에 태운 고기는 위암의 원인이다. 어쩌다 한 달에 한 번 이내로 구운 고기를 먹는 것은 문제가 없지만 자주 이런 음식을 먹는 습관이 위암과 고혈압을 부른다.

여섯째, 술은 아예 마시지 않거나 마시더라도 남성은 3잔, 여성은 2잔을 넘지 말라. 술은 적당히 마시면 보약이요, 정도를 넘으면 독약이다. 왜 아직도 많은 사람들이 술을 즐긴다고 하면서 사실은 자신의 몸과 정신의 건강을 해치는 자해행위를 멈추지 못하는 것일까?

일곱째, 금연하라. 담배 연기는 옆에서 맡지도 말라. 담배는 모든 암의 제1원인이요, 심장질환과 폐질환의 가장 중요한 원인이기 때문이다.

여덟째, 몸을 써서 먹고 사는 직업(육체노동자, 운동 선수, 댄서 등)을 갖고 있지 않다면 **몸을 자주 써야 한다.** 일주일에 20분 이상 3~5회 운동을 하거나, 혹은 자주 걷고 계단을 이용하고 몸을 많이 쓰는 취미생활을 하라.

아홉째, 스트레스를 피하고, 또 적당히 풀 수 있도록 운동과 취미생활을 하라.

마지막 열째, 매년 정기적인 건강검진을 받으라. 병은 빨리 발견할수록 완치할 가능성이 높아지기 때문이다. 조기 발견, 조기 치료도 예방이다.

이런 10가지 습관을 잘 실천하는 사람은 그렇지 못한 사람보다 10년 이상 오래 살 수 있다. 오래 살 뿐만 아니라 건강하고 기쁘게 산다. 어떤가? 모두 상식적이고 그리 어려운 일은 아니지 않은가? 습관을 바꾸는 것이 쉬운 일은 아니지만 마음만 먹으면 누구나 가능하다. 건강은 상식적인 것을 얼마나 꾸준히 실천하는가에 달려있다.

나의 식사 습관은 적절한가

🌸 식사 습관 체크하기

　세계적인 많은 연구 결과와 선진 보건당국이 국민 건강을 위해 가장 강조하는 것이 무엇일까? 예방접종? 개인위생? 건강진단? 운동? 아니다. 먹는 것이다. 건강을 결정하는 가장 중요한 요인은 생활습관이고 그 중 먹는 것이 가장 중요하다는 것이 권위 있는 연구의 결과이다. 먹는 것과 관련된 세계 각국의 연구는 오래 전부터 진행되어 왔고, 결론은 그 나라, 그 지역, 그 계절의 재료를 이용해서 '잘 균형 잡힌 식사(well balanced diet)'를 하라는 것이다. 이런 식사법은 생활에 활력을 제공하고, 위와 대장 등 소화기 암뿐만 아니라 각종 암을 예방하고, 현대인의 골칫거리인 심혈관계질환, 뇌중풍, 골다공증 등 각종 질환을 예방하는데 필수적이라는 것이다. 다음은 현대의 영양학자들과 의학자들이 권고하는 좋은 식사법이다. 다음 10가지 중 나는 몇 가지나 해당이 될까?

☐ 나는 매일 편식하지 말고 변화 있게 여러 가지 음식을 골고루 먹는다.
☐ 나는 거의 매끼니 신선한 채소와 과일을 먹는다.
☐ 나는 매일 우유나 된장국을 먹는다.
☐ 나는 짜고 매운 음식, 너무 뜨거운 음식, 불에 태운 고기를 거의 먹지 않는다.
☐ 나는 기름에 튀긴 음식(감자 튀김, 생선 튀김 등)을 싫어한다.
☐ 나는 술은 아예 마시지 않거나 마시더라도 하루에 3잔(여성은 2잔)을 넘지 않는다.
☐ 나는 적절한 칼로리가 담긴 음식을 먹기 때문에 적절한 체중을 유지하고 있다.
☐ 나는 음식을 천천히 오래 씹어 삼킨다. 그래서 친구들과 식사하면 제일 늦게 마치는 편이다.
☐ 나는 자주 가족이나 친구들과 어울려서 즐겁게 식사한다.
☐ 나는 외식보다 집에서 신선한 재료로 요리를 만들어 먹는 것을 즐긴다.

만약 이 중 8가지 이상 해당되지 않는다면 건강한 식사법을 갖고 있다고 할 수 없다.

"먹는 것이 남는 것이다"라는 우스개 소리는 사실 맞는 말이다. 정말 먹는 것이 중요하고 먹는 것이 남는 것이다. 하지만 중요한 것은 무엇이 남는가이다. 잘못 먹으면 남는 것은 지방과 병 뿐이다.

세계적인 장수자들은 어떤 먹는 습관을 갖고 있는지를 살펴보자.

100세 이상 장수자를 대상으로 한 연구를 보면 장수자들은 곡류, 야채, 고기, 생선 등 여러 가지 음식을 골고루 잘 먹지만 양은 많지 않은 것이 특징이다. 아울러 이들은 꼭 세 끼니의 식사를 챙겨서 먹고 천천히 꼭꼭 씹어서 먹기 때문에 소화를 잘 시킨다. 아울러 각 지방마다 특색 있는 음식을 즐겨 먹는다. 한국 장수자들은 된장국이나 나물을 잘 먹고, 불가리아 지방 장수자들은 요구르트를 즐겨 먹고, 이태리의 장수자들은 포도주를 즐겨 마신다.

   먹는 것과 수명이 연관성이 깊다는 것이 밝혀진 것은 쥐 실험을 통해서이다. 20세기 들어서면서 여러 과학자들이 쥐 등 동물 실험에서 먹는 양을 줄이면 수명이 연장된다는 사실을 보고하기 시작했다. 그 전까지는 잘 먹어야 잘 크고 또 영양상태가 좋아 오래 사는 것으로 알고 있었는데 기존 지식을 뒤집는 발견이었다. 결국 동물 실험을 통해 마음껏 먹도록 하는 것보다는 기존 식사량의 20~30%를 줄이면 평균 수명이 30~60% 늘어나고 암 발생도 줄어든다는 것을 발견했다.

   인간에게는 이런 칼로리 제한을 통해 실험할 수 없으므로 노인들의 평균 식사량을 조사한 연구들이 많다. 연구결과는 식사량이 적은 노인들이 심혈관질환, 암, 당뇨병, 뇌졸중 등이 적게 걸린다고 보고했다. 그렇다고 한 없이 적게 먹는 것이 아니고 체중이 이상 체중보다 적은 경우가 아니라면 보통 자신이 먹던 칼로리를 약간 줄이는 것을 말한다. 대신 곡류, 양질의 단백질(동물성 및 식물성 모두), 지방(불포화지방이 50% 포함되도록), 그리고 비타민을 비롯한 필수 영양소가 골고루 담긴 음식을 잘 먹는 것을 의미한다. 술도 마찬가지이다. 술도 조금씩 제한

해서 마셔야 건강에 이롭다. 술을 남성은 매일 2~3잔, 여성은 1~2잔을 마시면 술이 주는 좋은 효과, 심장병과 치매 예방효과, 성기능 개선 효과 등을 얻을 수 있다.

일본에는 현재 101세인 쇼지 사브로(昇地三郞) 박사가 있다. 그는 65세 때부터 한국어를 학습해 서울대학교 의대 박상철 교수와도 우리말로 자유롭게 대화를 나누었다고 한다. 뿐만 아니라 95세가 되었을 때 중국어 공부를 시작했고 백세가 되었을 때는 중국 장춘을 방문해 특별 강연을 중국말로 해 사람들을 놀라게 했다. 자신을 사람들에게 "백세소년, 百世兒, 100 year boy"라고 소개하는데 자신이 나이만 백세이지 아직 젊은 사람임을 말하는 것이다. 이 분은 일곱 살 무렵 위장이 좋지 않아 음식을 먹어도 소화를 제대로 시키지 못 했다고 한다. 당시 어머니께서 밥 먹을 때 반드시 30회 이상 씩 꼭꼭 씹어 먹어야 한다고 가르치셨고 지금까지 지키고 있다. NHK 방송에서 쇼지 사브로 박사를 취재하면서 테스트 한 결과, 그는 조식 때 1,200회, 중식에 1,000회, 석식에 1,600회를 씹었다고 한다. 오래 씹는 활동이 인간의 인지능력을 결정하는 데 중요한 역할을 하는 뇌의 해마 부위의 신경활동을 크게 강화해 주고 소화에도 도움이 되는 것으로 추정된다.

제철 음식을, 가능하면 덜 조리해서, 영양학적으로 균형 잡힌 식사를 하는 것, 그리고 그렇게 조리된 음식을 천천히 꼭꼭 씹어 먹는 것, 혹시 술을 곁들인다면 2~3잔으로 그치는 것, 이런 식사습관이 장수의 비결이다.

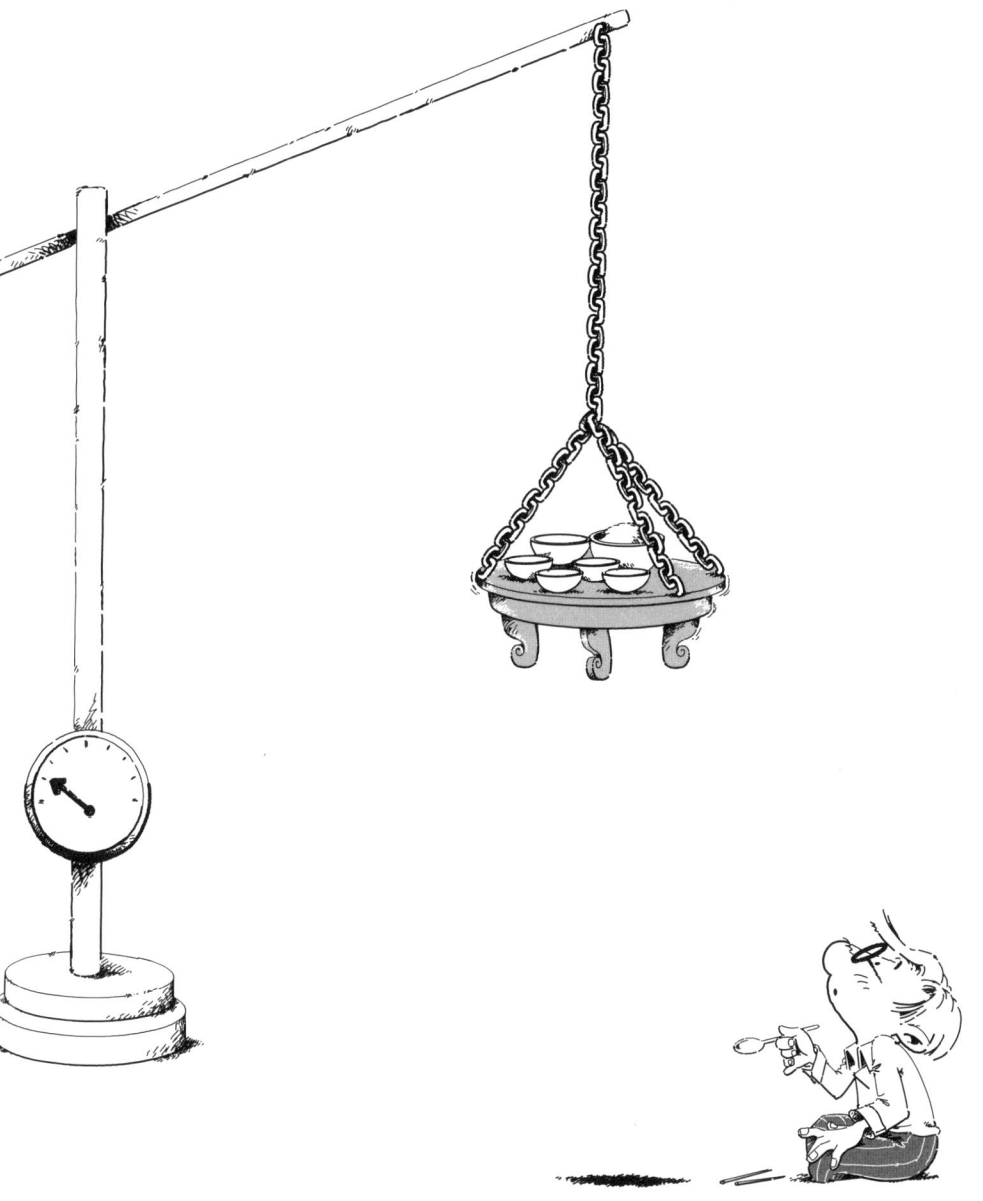

🌱 채식주의는 권장할만한가?

"저 같은 병을 가진 사람은 무엇을 먹는 것이 좋습니까? 혹은 어떤 음식은 먹으면 안 되나요?"

"이제부터 채식만 하려고 하는데 괜찮겠지요?"

진료실에서 환자나 보호자들로부터 가장 많이 받게 되는 질문 중의 하나이다. 내가 의사라고 하니 건강과 관련된 질문을 하는데 질병 다음으로 먹는 것(음식과 건강식품)과 관련된 질문이 많다. 이런 현상은 먹는 것을 중요하게 생각하는 우리나라 전통 때문이기도 하지만, 현대에서 많아지고 있는 암과 성인병 등이 식생활이 밀접한 관계에 있는 것이 알려지면서 더욱 두드러졌다. 나는 고혈압, 당뇨병, 심장병, 역류성 식도염, 고지혈증, 비만 등 식사요법이 중요한 환자와 보호자에게는 먹는 것의 중요성을 강조하며 개별적으로 먹는 것에 대한 교육을 한다. 특별한 경우에는 영양사로부터 전문적인 영양 상담을 받도록 권고하고 안내를 하기도 한다. 하지만 기본적인 식사 요법 이외에 특별한 것이 필요하지 않는 감기, 몸살, 우울증, 각종 암 등의 경우에도 역시 무얼 먹어야 회복에 도움이 되는지, 어떤 음식을 피해야하는지 종종 질문을 하는 것을 보면, 우리나라 사람들이 얼마나 먹는 것을 중요하게 여기는지 알 수 있다.

먹는 것이 중요하지 않을 리 없다. 건강과 관련해 가장 중요한 요소라고 해도 과언이 아니다. 더구나 최근 환경, 우리 몸에 대한 관심이 커지고 육식이 주는 폐해가 많이 알려지면서 육식은 도전을 받고 있다.

채식주의자가 되는 사람도 늘어나서 나와 자주 식사를 할 정도로 친한 사람 중에서도 세 명이 채식주의자이다. 이들과 식사할 때마다 이들의 정갈한 정신과 생활 습관에 육식이 부끄럽게 느낄 때도 있어서 나의 잡식주의가 도전을 받는 셈이다. 더구나 채식으로 각종 질병을 치료했다는 경험이 방송을 타고 있고 채식주의자도 많이 불편하지 않을 정도로 채식 위주의 식단이 제공되는 프로그램이나 식당도 늘어나고 있는 점은 채식을 결심하기에 좋은 동기부여가 되고 있다.

채식주의(vegetarianism)는 크게 세 가지로 구분되는데, 먼저 일체의 동물성 식품을 거부하는 극단적인 채식주의자인 '베전(vegan)', 우유나 치즈 등의 유제품은 먹는 '락토 베지테리언(lacto-vegetarian)', 유제품 외에 달걀까지 먹는 '락토 오보 베지테리언(lacto-ovo-vegetarian)' 등이다. 일체의 동물성 식품을 배격하는 극단적인 채식주의는 영양에 대한 해박한 지식이 없을 경우에 영양소 결핍으로 건강에 오히려 해가 될 수 있어서 어린이와 보통 초보자에게 권하지 않는다. 동물성 식품을 일체 먹지 않을 경우에 문제가 되는 것은 단백질, 철, 칼슘, 비타민 B12, 비타민 D, 엽산 등이 부족해지는 것이다. 단백질은 뼈와 근육을 만드는 데 가장 기본이 되는 물질이므로 절대적으로 필요한 영양소이다. 단백질의 기본 구조를 이루는 아미노산 중에서 반드시 음식으로 섭취해야 하는 9종의 아미노산을 필수 아미노산이라고 한다. 필수 아미노산을 모두 포함한 것을 완전 단백질이라고 하며, 우유, 계란, 육류, 어류 등이 대표적이다. 식물성 단백질은 불완전 단백질이기는 하지만 여러 가지 식품을 섞어서 섭취하면 필수 아미노산을 충분히 섭취할 수 있다. 비타민 B12는 동물성 식품에만 들어있다고 알고 있었지만 최근에는 된장, 간장, 김치, 식초, 연근, 김, 새송이버섯 등에도 상당량이 함유되어 있는 것으로 알려져 있다. 이외에도 극단적인 채식주의에서는 철분, 칼슘, 아연 등의 무기질 섭취 부족도 문제가 될 수 있다. 따라서 녹황색 채소나 칼슘 함유량이 높은 해조류를 자주 먹어야 한다.

개인의 선호에 따라 채식주의를 선택하는 것을 반대할 이유는 없다. 향후 이런 식사법이 표준으로 자리 잡을 가능성도 있다. 완전 단백질 식품인 우유 및 유제품이나 달걀까지는 먹는 채식주의라면 그리 어렵지 않을 것이다. 아울러 충분한 양의 식물성 단백질, 도정하지 않은 현미 등의 잡곡, 김, 미역, 다시마 등의 해조류, 깨, 땅콩, 호두, 잣 등의 견과류 등을 골고루 섭취해 필수 아미노산과 무기질 등 영양학적으로 결함이 없는 식사를 하기를 권한다.

동물성 지방 및 육류의 과다한 섭취와 연관이 있는 질병은 대장암, 유방암 등 암과, 고혈압, 뇌혈관질환, 심혈관질환, 당뇨병, 비만 등이다. 최근에는 생선을 많이 먹는 것도 바다로 흘러가는 오염물질, 특히 환경호르몬을 같이 먹게 되어 유방암 발생률을 높인다는 보고가 있다. 과도한 육식이나 편식이 주는 질병을 예방하기 위해서 선진국은 물론 우리나라 보건당국에서도 균형 잡힌 식단(balanced diet)으로 식사할 것을 권고하고 있다. 균형 잡힌 식사란 탄수화물(밥, 빵, 고구마, 감자, 옥수수, 과일 속의 과당 등) 60%, 단백질(동물성 단백질과 식물성 단백질을 반반) 20%, 지방(동물성 지방과 식물성 지방을 반반) 20%로 열을 내는 음식을 먹고, 술은 안 마시거나 매일 마시되 조금, 그리고 채소는 충분히 먹는 식사를 말한다. 보통 젊은 사람들의 식사에서 섬유소의 섭취를 늘리고 과일을 챙겨 먹고 동물성 지방 섭취를 줄이고 채식을 많이 하는 식생활이 이상적이다. 보건 당국도 공식적으로 균형 잡힌 식사를 권하지 엄격한 채식주의를 권하지는 않고 있다.

채식주의와 채식 위주로 균형 잡힌 식사를 하는 것과는 분명 구분해야 한다. 채식이 성인병 예방과 치료에 좋다는 보고는 대부분 완전한 채식주의자의 얘기가 아니다. 이런 연구는 채식을 많이 하되 동물성 지방과 단백질도 섭취하는 균형 잡힌 식사이다. 한국영양학회에서 발표한 한국인의 식사지침 첫 번째는 "다양한 식품을 골고루 먹자"로 이점을 강조하고 있다. 만약 꼭 채식주의를 실천하고 싶다면 유제품과 달걀까지 먹는 '락토 오보 베지테리언(lacto-ovo-vegetarian)'이 안전하다고 할 수 있다.

알수록 든든하다! 암 이야기

🎨 암은 왜 생기는가?

의사로서 암을 진단하고 이를 알려주면 당사자나 가족이 꼭 하는 질문이 있다. 자신은 그 동안 건강하게 잘 살았는데 왜 지금 자신에게 암이 생겼냐는 것이다. "다른 누구도 아닌 바로 내가, 다른 때도 아닌 바로 이때에, 다른 부위도 아니고 바로 이 부위에 왜 암이 생겼는가?"라는 질문이다. 그 사람의 생활습관이나 유전적인 요인, 그리고 몇 가지 검사를 살펴보면 심증이 가는 경우도 있지만 확실하게 얘기할 수 있는 경우는 거의 없다. 우리 인생 문제에 있어서도 "왜?"라는 질문에 대답하는 것이 어렵듯이 의학적인 문제에 있어서도 "왜?"라는 질문에는 대답하기 곤란한 경우가 많다.

암은 왜 생길까? 아직까지 모든 해답이 나온 것은 아니지만 이제까지 연구 결과를 종합하면 다음과 같다. 암의 발생을 생각할 때 크게 둘로 나누어 암을 일으키는 공격 원인과, 반대로 암을 억제하는 우리 몸의 방어 기전 두 가지를 생각할 수 있다. 단순하게 얘기하면 암을 일으키는 원인이 우리 몸의 방어력보다 강하면 암이 생기는 것이고, 반대로 암을 일으키는 원인이 있어도 이를 이기는 우리 몸의 방어력이 강하면 암은 생기지 않는다. 만약 우리 몸이 갑자기 많은 양의 발암물질에 노출되면 암이 생기는 것을 막기 힘들다. 1945년 일본에 원자폭탄이 투여된 후 많은 암 환자가 생겼고, 체르노빌 원자력 발전소 사건도 마찬가지이다. 퀴리 부인이 암으로 세상을 떠난 것도 연구에 열중하느라 너무 많은 방사선에 노출되었기 때문이다. 일시에 많은 발암물질에 노출되면 아무리 우리 몸의 방어력이 뛰어나도 암의 발생을 막지 못한다. 반대로 우리 몸이 엄청난 스트레스를 오랫동안 계속 받아 몸의 방어력이 약화되면 적은 발암 물질에 노출되어도 암이 생긴다. 방어력이 약하면 암세포를 이겨내지 못하고 암은 크게 자라게 된다. 암을 일으키는 공격 인자와 우리 몸의 방어 인자의 싸움의 결과로 암은 예방되기도 하고, 또 발생하기도 한다.

☑ 왜 재벌은 폐암으로 사망하는가?

2006년 67세의 미국 ABC 방송 앵커 피터 제닝스(Peter Jennings)가 폐암으로 사망했다. 그는 4개월 전 방송을 통해 "현재 이 목소리로는 앵커를 계속 할 수 없다. 바로 폐암 때문이다. 건강해지면 다시 나오겠다"고 약속했지만 그는 약속을 지키지 못했다. 그 때문에 미국에서 금연운동이 활발해지고 있다고 한다. 한국에서도 2001년 이주일 씨가 폐암에 걸린 후 산소를 마시면서 방송에 출연, 시청자들에게 금연을 호소했던 것이 큰 효과가 있었다. 그는 한국 금연운동사에 길이 남는 업적을 남기고 2002년 세상을 떠났다.

한국의 재벌 회장 중 폐암으로 사망한 경우가 많은 것 같다. 얼마 전 정세영 현대산업개발 명예회장과 박성용 금호그룹 명예회장이 폐암으로 세상을 떠났고, 그동안 최종현(SK), 박정구(금호) 회장도 모두 폐암으로 세상을 떠났다.

왜 그럴까? 가장 최신의 효과적인 치료를 받지 못한 것이 아닐텐데 왜 폐암으로 일찍 세상을 떠났을까? 그 이유로 첫째는 현재 남성의 사망원인 1위가 폐암이기 때문이다. 그러니 유명 인사 중에서 폐암으로 사망하는 일이 제일 많을 수밖에 없다. 둘째는 폐암이 제일 조기발견하고 치료하기 어렵기 때문이다. 우리나라 암 사망 1위가 폐암이기는 하지만 그와 비슷하게 간암도 있고 위암도 많고 그 뒤를 이어 대장암도 늘고 있다. 그런데 재벌이 폐암이 아닌 다른 암, 예를 들어 위암, 간암, 대장암 등으로 사망했다는 소리를 듣기 힘든 것은 다른 암은 조기진단과 치료가 가능한데 비해 폐암은 조기진단과 치료가 어렵기 때문이다.

요즘 많은 사람들이 종합건강진단을 받는다. 그래서 매년 중요한 검사를 해서 병을 조기에 찾아낸다. 아마 재벌의 경우 이런 건강진단을 더 자주, 더 정확하게 할 것이다. 그러면 위암이나 간암이나 대장암을 조기에 찾아내서 완치할 수 있다. 하지만 폐암은 조기진단도 어려울뿐더러 조기진단해도 완치할 수 없는 경우가 많다. 폐암을 그나마 조기발견하려면 특수한 CT 검사 등 폐검사를 4개월마다 해야 한다. 이런 검사로도 폐암을 조기에 진단하지 못하는 경우도 있고, 또 아무리 재벌이라도 4개월마다 검사하는 번거로움을 참아내기 힘들다. 혹시 폐암을 조기에 발견했다 하더라도 폐암 진단 후 5년 동안 살 수 있는 확률은

15% 이하이다. 결과적으로 우리나라 남성들이 걸리는 4대암 중에서 폐암만은 조기진단과 치료가 힘들고 이로 인해 유명인들의 폐암 사망 비율이 일반인들보다 높다고 보는 것이 타당할 것이다.

폐암은 대부분 흡연이 원인이다. 그러니 담배는 아예 배우지도 말고 남이 피는 담배 연기를 맡지도 말아야 한다. 흡연자를 남편으로 둔 여성은 폐암에 걸릴 위험이 3배 높다. 그리고 흡연하는 부모를 둔 아이들은 호흡기질환에 자주 걸리고 학습능력도 떨어진다. 이는 집에서 담배를 피우기 때문이 아니라 밖에서 흡연하고 베란다에서 흡연해도 이들의 옷에 묻은 니코틴과 타르가 영향을 미치기 때문이다. 흡연은 폐암 이외에도 구강암, 식도암, 위암, 간암, 방광암의 원인이다. 때로는 담배를 피우지 않은 사람에게도 폐암이 찾아올 수 있는데 광부들의 석면증이나 대기 오염 등이 원인이다. 특히 대기오염의 경우 남녀 불문하고 영향을 미치기 때문에 흡연하지 않는 여성의 경우도 폐암에 걸릴 수 있다.

폐암을 예방하기 위해서는 금연과 담배 연기를 맡지 않는 것 이외에 대기오염을 줄여야 한다. 대기오염을 줄이는 것은 우리나라 산업구조 변화 등 경제와 직결된 문제가 해결이 쉽지 않지만 자신과 우리의 후손을 위해서 반드시 추진해야할 과제이다. 아울러 자동차 배기가스의 기준을 강화하고 자동차를 갖고 다니는 것보다 대중교통을 이용하는 것이 편한 체계로 바꾸어야 한다. 아직 지방자치 단체장들도 대기오염의 심각성을 인식하지 못한다. 대도시가 아니면 모두 자기 지방의 공기가 깨끗하다고 자랑하지만 실제 그렇지도 못하다. 예를 들어 쓰레기를 처리할 때 가장 나쁜 방법이 소각장을 건설하는 것인데 현재 대부분의 지방자치단체들이 쓰레기 소각장을 이용하고 있다. 쓰레기 소각장 주위의 공기가 문제가 없을 수 없고 이런 소각장이 모아져서 결국 공장 수십 개와 맞먹는 공해를 유발하고 있다. 쓰레기를 소각하지 않고 음식물은 퇴비화하고 비닐은 석유로 만들고 깡통은 재활용하는 방법이 이미 개발되어 사용하는 지방자치단체가 있는데 굳이 이를 외면하는 이유는 무엇일까? 참 안타까운 일이다.

다른 암도 마찬가지이지만 개인적인 차원에서는 환경에서 오는 발암물질을 모두 막아 낼 수 없다. 그렇기 때문에 결국 폐암을 예방하기 위해서는 금연이나 건강관리와 같은 개인적인 노력이 가장 중요한 것이 현실이다.

☑ 대장암은 왜 자꾸 증가하는가?

현재 암 중에서 제일 빨리 늘어나는 암이 폐암, 유방암, 그리고 대장암이다. 우리나라 남, 여 모두 대장암은 전체 암 사망의 4위이고 그 숫자는 해마다 늘고 있다. 그 이유는 무엇일까? 이를 이해하기 위해서는 대장의 기능과 대장암의 발생 과정을 이해할 필요가 있다.

대장은 소화의 마지막 단계를 처리하는 기관으로 1.5m 정도로 긴 통으로 이루어진 기관이다. 음식물이 입과 위와 소장을 거쳐 소화 흡수되고 남은 찌꺼기가 대장으로 들어오면 남은 수분을 흡수하고 대장의 세균들이 찌꺼기를 분해해서 필요한 아미노산과 비타민을 얻은 후 남은 것을 직장과 항문을 통해 밖으로 내보낸다. 따라서 대장은 항상 세균과 음식물에 남은 독소에 노출되어 있으므로 이를 극복하지 못하면 질병에 걸릴 수 있다.

대장암의 가장 중요한 원인은 지방, 고단백질, 저섬유식사로 대표되는 서양화된 식단이다. 동물성 지방과 붉은 색 고기, 그리고 흰 설탕, 흰 밀가루, 흰 쌀밥으로 대표되는 과도하게 정제된 탄수화물은 대장에 매우 나쁘다. 여기에 술과 스트레스가 겹치면 대장 건강에는 치명적이다.

대장암과 관련되어 한 가지 중요한 사실은 5% 전후의 대장암은 유전적 소인에 의해 발생한다는 것이다. 즉, 집안 내력으로 40대나 50대에 일찍 대장암이 생기는 집안사람은 30대에 일찍 대장검사를 받아야 한다. 아울러 대장 폴립이 있던 경험이 있는 경우, 가족 중에 대장암에 걸린 사람이 있는 경우, 오랜 기간 동안 궤양성대장염에 시달리고 있는 경우, 고치기 어려운 치루에 걸린 경우에는 대장암의 위험이 높으므로 정기적인 검사가 필수적이다.

그렇다면 이렇게 늘어나고 있는 대장암을 예방하는 방법은 있을까?

첫째는 50세 이후에는 증상에 관계없이 10년마다 대장내시경검사를 받는 것이다. 이렇게 하면 폴립과 같이 대장암으로 변할 수 있는 것을 미리 발견하고 제거해 진행성 대장암으로 발전하지 않는다. 이것은 현재 선진국과 우리나라 정부와 전문가의 공통된 권고사항이다.

둘째는 건강한 식사습관을 갖는 것이다. 특히 잡곡, 과일, 야채 등 섬유질이 많은 음식을 매 끼니 적당히 먹는 것이 중요하다. 이런 음식은 대장안의 발암물질이나 노폐물을 흡착시켜 장 밖으로 끌고 나온다.

이 두 가지만 지키면 대장암으로 사망할 가능성은 0%에 가깝다고 장담할 수 있다.

☑ 남성들이 잘 걸리는 암은 무엇일까?

여성이 남성보다 오래 사는 이유는 무엇일까? 이 이유는 유전적으로 남성과 여성의 수명을 결정하는 유전자가 다르다는 설이 가장 유력하다. 이런 유전적인 차이는 세계적으로 공통이며, 선진국을 봐도 남성과 여성의 수명 차이는 3~4년 정도 난다. 그런데 우리나라 사람의 남녀 평균 수명은 7년이나 차이가 난다. 왜 그럴까?

그 이유는 남성들의 생활습관이 여성보다 나쁘기 때문에 생기는 암이나 뇌혈관질환과 같은 심각한 질병이 더 일찍, 더 많이 생기기 때문이다. 우리나라 남성들의 흡연율(45%)은 여성의 흡연율(5%)보다 훨씬 높고, 남성들은 여성보다 술을 많이 마신다. 거기다가 사고 위험도 높으니 수명이 더 짧다.

이 외에 최근 암연구에서 남성이 여성보다 암에 잘 걸리는 이유의 하나로 철분 과잉을 꼽는다. 여성은 월경으로 실혈(失血)하고 이를 보충하기 위해 골수에서 적혈구를 많이 만들어야 함으로 몸에 저장된 철을 소모한다. 하지만 남성은 이런 일이 없는데다가 육식을 즐김으로써 몸에 과도한 철을 저장하고 있다. 과도하게 저장된 철은 암이 빨리 성장하는 데 결정적인 역할을 함으로써 우리 몸의 면역 체계가 새로 생긴 암 세포를 처리할 수 없도록 한다는 설이 유력하게 제기되고 있다. 이런 이유로 아직 증명된 사실은 아니지만 보통 남성들은 일 년에 3회 정도는 정기적으로 헌혈을 하는 것이 건강에도 도움이 된다고 권장하기도 한다. 헌혈은 남자의 몸에 과도한 철분이 축적되는 것을 막아주기 때문이다. 아울러 회식 때마다 육식 위주의 안주와 식사를 하는 것을

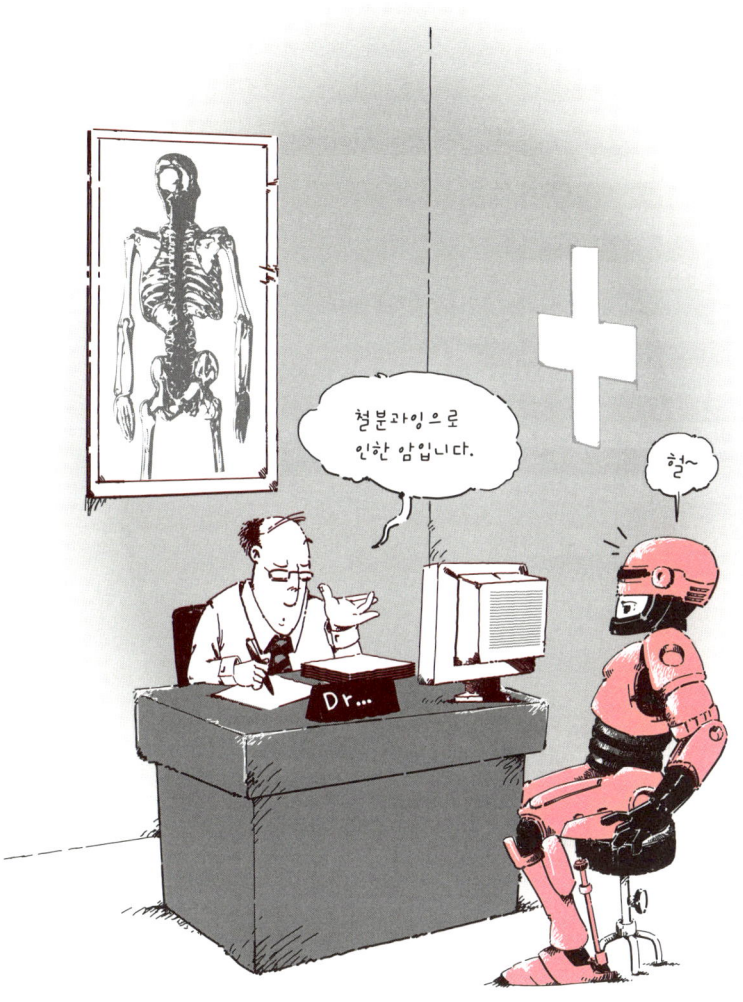

피하는 것도 지나친 철의 공급을 조절하는 방법이다.

한국의 남성들은 위암, 폐암, 간암, 대장 및 직장암, 전립선암, 방광암, 식도암, 췌장암, 담낭암, 그리고 후두암의 순서로 잘 걸리고 있다. 그리고 폐암, 간암, 위암, 대장암, 췌장암, 그리고 식도암의 순으로 암으로 사망한다. 폐암에 대해서는 앞에서 설명 했다. 위암에 덜 걸리는 사람들의 습관 중 가장 중요한 것은 음식을 신선하게 조리해 먹고, 야채와 과일을 좋아하는 것이라는 점도 꼭 염두에 두기를 바란다. 아울러 40세 이후에는 2년마다 위내시경검사를 받을 것을 권한다. 정기적으로 위내시경검사를 받는 것은 현재 암으로 인한 사망을 막는 가장 효과적인 조기발견법이다. 간암은 최근 계속 줄고 있어서 참 다행스럽다. 하지만 B형 간염, C형 간염, 간경화를 갖고 있거나 과음하는 사람은 40세부터 6개월마다 간초음파검사와 알파피토프로테인(AFP ; 간암 표지자로 피검사로 간단하게 알 수 있다)이라는 피검사를 정기적으로 받아야 한다. 왜냐하면 이런 사람들은 간암에 잘 걸리는데 간암도 이런 검사법으로 조기발견하면 완치율이 매우 높기 때문이다.

☑ 여성들이 잘 걸리는 암은 어떤 것이 있을까?

만약 우리가 74세 정도까지 산다면 남성이면 28%, 여성이면 17% 확률로 암이 생길 수 있다. 이만큼 암은 흔하기도 하고 여성이 남성보다 암에 적게 걸린다. 암 종류로 보면 유방암, 위암, 대장암, 자궁경부암, 폐암, 그리고 간암의 순서이다. 이 중 자궁경부암이나 유방암의 경우처럼 치료가 잘 되는 암은 발생률은 높더라도 이 암으로 사망할 확률은 낮다. 반대로 위암이나 폐암은 발생률 순위보다 사망률 순위가 높은데 그만큼 한 번 걸리면 치료되기 어렵다. 그래서 암으로 사망하는 것은 위암, 폐암, 간암, 대장암, 유방암, 자궁암, 췌장암의 순이다.

여성 흡연인구가 늘어나고 대기오염이 나빠지면서 폐암의 발생률과 사망률도 늘고 있다. 서양에서는 이미 오래 전부터 남성과 여성 모두 폐암이 사망원인의 1위인데 이 또한 흡연과 대기오염이 원인이다. 폐암은 현재 여성 암 사망 원인 2위이지만 1위가 될 날이 멀지 않다는 것은 참으로 안타까운 일이다. 현재 여성의 경우도 암 중에서는 위암으로 사망할 확률이 가장 높다. 따라서 40세 이후에는 2년마다, 그리고 검사에서 위암이 잘 생길 수 있는 장화생성위염이나 위축성위염과 같이 위암의 위험이 높은 상태인 사람은 매년 위내시경을 받는 것이 위암의 조기진단법이다.

유방암은 30~39세까지는 2년마다 의사의 진찰을 받으면 되고, 40세 이후에는 의사의 진찰은 년 1회, 유방 촬영은 2년에 1회 받는 것을 권한다. 한국 여성의 경우 서양 여성과는 달리 치밀 유방을 갖고 있는 경우가 많다. 치밀 유방이란 유방의 젖을 만드는 세포를 비롯한 조직이 매우 치밀해서 혹시 암이 생겼더라도 유방촬영(mammography)으로 구분할 수 없는 경우가 많다는 것이다. 따라서 이런 경우는 40세 이후에 2년마다 유방촬영과 유방 초음파 검사를 함께 받는 것이 가장 정확한 검사법이다. 하지만 이 방법은 비용이 많이 들기 때문에 2년마다 유방 촬영을 받고 이 검사에서 이상이 있거나 멍울이 만져질 때 초음파검사를 받는 것도 좋다.

여성 자궁암 검사, 다른 말로 여성자궁세포진검사(팝 스미어, Pop Smear Papanicolaou smear)는 신뢰도와 정확도가 높은 검사법이다. 자궁세포진검사는 정확하고 자궁암도 매우 천천히 자라는 암이므로 이 검사를 매년 받아서 3회 정상인 경우 매 3년마다 검사를 받아도 된다.

하지만 이런 권고는 35세 이전부터 매년 검사를 받은 경우이므로 우리 나라처럼 자궁경부암 진료율이 20% 정도인 경우 의사들은 여성들에게 매년 검사를 받으라고 권할 수밖에 없다.

   대장암과 직장암을 조기발견하기 위해서는 50세 이후 10년마다 대장내시경을 받아야 한다. 새벽 4시부터 일어나 대장을 씻어내는 물을 많이 먹고 설사(설사처럼 나오지만 설사가 아니고 먹은 물과 콜로이드만 나오는 것이니 해롭지 않다)를 한 후 대장내시경을 받는 것이다. 그리 쉽지는 않지만 10년에 한 번만 하면 되므로 누구나 50세부터는 받아야 한다. 의사의 진찰과 대변잠혈검사라는 매우 간단한 방법이 있기는 하지만 정확하지 않기 때문에 보조적인 수단일 뿐이다.

암을 어떻게 조기발견할 것인가?

   위에서도 암을 조기발견하는 방법을 설명했지만 여기서는 종합적으로 정리해서 제시하고 싶다. 어떤 병을 발견하기 위해 정기적으로 시행하는 검사를 '선별검사(選別檢查, screening test)'라고 한다. 현재 많은 검사법이 나와 있지만 어떤 경우는 너무 상업적인 측면에 치우쳐서 별 도움이 안 되는 검사를 하는 경우도 있다.

   좋은 선별검사는,

   첫째, 발견하고자 하는 질병 자체가 비교적 흔한 것이어야 하고,

   둘째, 조기 발견에 따른 효과적인 치료방법이 있어야하며,

셋째, 치료에 의해 생명과 주요 기능에 지장이 없는 조기에 진단이 가능할 수 있는 검사방법이 있어야 하며,

넷째, 검사방법이 정확해야 하며,

다섯째, 비용이 싸고, 일반인이 그 검사방법을 받아들일 수 있는 방법이어야 한다.

이런 조건에 맞는 적절한 선별검사를 받는 것이 암을 조기에 진단하는데 필수적이다. 이런 선별검사로 보건복지부와 국립암센터가 주도하고 권위 있는 학자들이 모여서 만든 권장 가이드라인을 소개하면 다음과 같다.

표 5-2 국립암센터 권장 암검진

암종	검진대상	검진주기	검진방법
위암	40세 이상 남녀	2년	위장조영촬영 또는 위내시경 검사
간암	20세 이상 남녀로 간경변증이나 B형 간염바이러스 항원 또는 C형 간염바이러스 항체 양성으로 확인된 자	6개월	간초음파검사+혈청알파태아 단백검사
대장암	50세 이상 남녀	1년	분변잠혈반응검사 : 이상 소견시 대장내시경검사 또는 이중조영바륨검사
유방암	30세 이상 여성 40세 이상 여성	매월 2년	유방자가검진 유방촬영술+유방 임상진찰 권장
자궁경부함	30세 이상 여성	2년	자궁경부질세포검사

이 중 대장에 대해 좀더 자세하게 살펴보면 다음과 같다.

표 5-3 국립암센터, 대한대장항문학회 권고안

	검사방법	시작연령	검사주기
고 위험군:가족력, 용종, 염증성 장 질환, 유전성 암			
(1) 가족력			
1) 부모형제가 암인 경우 암 발생연령이 55세 이하 혹은 두 명 이상의 암(연령불문)	대장내시경	40세*	5년 주기
2) 부모형제가 암인 경우 암 발생연령 55세 이상	대장내시경	50세**	5년 주기
(2) 용종(폴립)의 병력			
1) 증식성 용종 : 평균위험군에 준하여 검진			
2) 성종성 용종 :			
1cm 미만	대장내시경	절제 후 3년	
1cm 이상 혹은 다발성	대장내시경	절제 후 1년	
(3) 염증성 장질환			
좌측 대장에 국한	대장내시경	발병 15년	매 1~2년
대장 전체에 병변	대장내시경	발병 8년	매 1~2년
(4) 유전성암			
1) 가족성용종증의 가족력	에스결장경	12세	매 1~2년
2) 유전성비용종증의 가족력	대장내시경	21~40세	매 2년

* 유전성암인 경우에는 검진시작시 유전자검사를 고려한다.
** 유전성비용종증의 가족력이 있는 경우는 최연소 가족 내 암환자의 발생연령보다 10년 일찍부터 검사를 시작한다.

🌸 암은 차라리 건드리지 않는 것이 좋다?

한 때 일본인 의사가 《암과 싸우지 마라(患者よ, がんと鬪うな)》고 쓴 책이 인기가 있었다. 암을 치료한다고 하는 수술이나 항암요법, 그리고 방사선 치료의 허실을 날카롭게 비판한 책이다. 양의사가 역설적으로 양의학의 한계와 비인간적인 측면을 부각했기 때문에 더욱 설득력이 있었던 책이었다.

하지만 우리는 이 말을 얼마나 일반화해서 받아들여야 할까? 정말 암은 건드리지 않는 것이 좋을까? 물론 건드리지 않는 것이 좋은 상태의 암을 건드려서 필요 없는 고통을 주고 결국 생명을 단축시키는 일이 있을 수 있다. 의사의 잘못된 판단 때문에, 혹은 의술이 아닌 상술에 노예가 된 의사나 병원을 만나면 그럴 수도 있을 것이다. 그러나 분명 얘기할 수 있는 것은 상당수의 암은 완치가 가능하다는 것이다. 암은 고칠 수 있는 병(curable disease)이고 암을 고칠 수 있는 가장 강력한 수단이 수술이다. 수술로 완치할 수 있는 대표적인 암은 위암, 대장암, 갑상선암, 유방암, 전립선암 등이다. 주위에 암을 진단받고 수술이나 항암요법을 받은 후 10년 이상 아무 문제없이 건강하게 살고 계신 분들이 있지 않은가? 만약 이 들이 '차라리 암은 건드리지 않는 것이 낫다'고 해서 치료를 받지 않았다면 어떻게 되었을까? 생각만 해도 끔찍하다.

암을 치료하는 방법은 암의 종류와 암의 위치, 퍼진 정도, 암을 앓고 있는 사람의 건강 상태에 따라 달라진다. 암을 치료하는 데는 수술, 항암제 치료, 방사선 치료, 면역요법, 호르몬 요법, 온열 요법 등이 쓰인다. 각각의 요법도 여러 가지 방법이 있어서 암 치료는 실로 수십 가지의 방법이 단독으로 그리고 더 자주는 복합적으로 사용된다고 할 수 있다.

　암을 처음 진단받는 경우 환자 본인이나 가족 모두 얼마나 놀라는가? 아직도 많은 사람들이 환자에게는 암이라는 사실을 알리기를 원치 않는다. 암을 진단하고 그 사실을 말하는 것을 '선고(宣告)'한다고 할 정도로 암은 바로 생명과 직결되는 심각한 상태이지만 이제 암은 고칠 수 있는 병의 하나일 뿐이다. 더구나 수술할 수 있다고 한다면 우선은 숨을 돌려도 된다. 백혈병과 같이 혈액암이 아니고 위암, 대장암처럼 고형암인 경우 수술할 수 있다는 말은 암을 완치할 수 있을 만큼 암이 아직 퍼지지 않고 한정된 곳에만 존재한다는 것을 의미하기 때문이다. 현재의 검사방법으로는 3~5mm까지만 발견할 수 있어 실제 암이 다른 곳에 퍼졌더라도 3~5mm보다 작은 경우에는 진단할 수 없는 한계가 있다. 그렇더라도 일단 수술로 보이는 암을 모두 절제할 수 있다면 완치 확률은 그만큼 높아진다. 따라서 암은 차라리 건드리지 않는 것이 좋다는 말은 참으로 잘못된 말이다.

　수술로 암을 완전히 제거할 수 없거나 혈액암과 같이 전신에 퍼져있는 암이라고 완치할 수 없는 것은 아니다. 최신의 항암제 치료, 방사선 치료, 면역요법, 호르몬 요법, 온열 요법 등으로 치료 가능하다. 때로는 수술할 수 있는 암이지만 아예 수술도 하지 않고 방사선 치료나 항암제만으로도 암을 완치하기도 한다. 이런 암 중에서 대표적인 것이 여성의 자궁경부암이다. 1기 자궁경부암의 경우는 방사선 치료만으로 완치할 수 있다. 유방암은 수술 후 항암제와 방사선 복합 치료를 하는 것이 원칙이지만, 암 종류나 상태에 따라 최근 수술 없이 항암제와 방사선 복합 치료만으로도 완치가 가능하게 되었다.

누구에게나 암이 생긴 것은 불행하지만 결코 치료를 포기할 만큼 심각한 것은 아니다. 치료를 포기하거나 증명되지 않은 치료법에 의존해서 더 불행해지면 안 된다. 단 하나의 생명을 대상으로 실험하듯 이 방법, 저 방법을 시도해서도 안 된다. 누구라도 암을 갖고 있는 사람은 좋은 병원과 암전문의로부터 현재까지 알려지고 증명된 치료법 중에서 가장 효과적인 방법으로 치료를 받아야 할 권리가 있다. 그러나 효과적인 치료법이 없는 경우에 무리하게 암 치료를 시도해 환자와 가족에게 고통과 경제적 손해를 끼쳐서도 안 된다. 오히려 이런 경우에 의사는 현대의학의 한계를 분명히 인정하고 환자의 고통을 줄이고 인간으로서의 존엄성을 갖고 살 수 있도록 도와줘야 할 것이다. 암으로 인한 통증이나 기능 소실을 줄여주는 것도 현대의학의 역할이다. 그리고 좋은 의사라면 만약 환자가 현대 의학이 아닌 전통적인 치료나 종교적인 방법으로 암을 치료하려고 시도할 때라도 의사는 이를 이해하고 환자와의 유대를 놓치지 않도록 해야 한다. 즉, 그러한 방법이 환자의 상태를 더 나쁘게 하지 않는 범위에서 서로 상의하고 도움을 받는 관계를 유지하는 것이다. 만약 이런 환자의 심리를 이해하지 못하고 자기의 치료법만을 고집하는 의사라면 그의 아량과 인격의 폭은 좁다고 밖에 할 수 없다. 의사는 어떤 경우라도 환자의 고통을 줄여주고 인간의 존엄성을 지켜주면서 끝까지 희망을 주는 존재이어야 하기 때문이다.

암을 예방하는 방법

☑ 암을 일으키는 발암물질 피하기

특별히 암을 잘 일으키는 물질이 있는데 이런 물질을 우리는 발암물질이라고 부른다. 이런 물질로 제일 먼저 알려진 것이 굴뚝의 재이다. 영국 굴뚝 청소부에게서 음낭암이 잘 생기는 것을 관찰하면서 굴뚝의 재가 암을 일으킨다는 사실을 알게 되었다. 그 후 재에는 벤조피렌이라는 발암물질이 다수 포함되어 있다는 것이 밝혀졌다. 현재 재 속에 함유된 벤조피렌처럼 암을 일으킬 수 있는 발암물질은 밝혀진 것만 해도 수만 가지이다. 이런 발암물질들이 암을 일으키는 기전으로 가장 대표적인 것은 발암물질이 염색체 DNA에 붙어서 복제에 영향을 줘 세포가 돌연변이를 일으켜 암세포가 탄생하는 것이다. 암을 일으키는 것은 화학적 발암물질 외에도 자외선이나 핵물질, 그리고 바이러스도 있다. 예를 들어 바이러스 중 허페스 바이러스는 여성자궁암, B형 혹은 C형 간염 바이러스는 간암을 일으키는 등 암을 일으키는 바이러스도 수십 종이다.

암을 일으키는 발암 물질이 수없이 많은데, 그런 발암 물질들을 개인적인 차원에서 막을 수 있는 신통한 방법이 없다. 왜냐하면 환경오염의 특성은 불특정 다수에 의해 발생되어 불특정 다수에게 영향을 끼치기 때문이다. 특별히 경제 개발과 환경오염은 끊을 수 없는 관계를 가지고 있다. 1960년대 이후 세계에서 유래를 찾을 수 없을 정도로 빠른 경제 발전을 이룩한 우리가 지금과 같은 경제 개발을 계속하는 한 환경오염과 이로 인해 발암 물질의 발생을 막는 것은 한계가 있을 수밖에 없다.

우리나라뿐만 아니라 세계가 대적한 문제가 바로 이 문제이다. 결국 이 문제는 국가 경제의 발전 속도를 어떻게 정할 것인가, 또 산업 구조는 어떻게 바꿀 것인가 등의 거시적인 문제뿐만 아니라 개인과 가족의 생활 방식과 삶의 질에 대한 기대 수준 등 미시적인 문제와 관련이 깊다. 아울러 개인과 단체, 기업, 국가 등 여러 이해 당사자들이 이해가 복잡하게 얽혀 있기 때문에 해결이 쉽지 않다.

결국 개인은 이런 발암 물질들과의 접촉을 모두 막을 수 없다. 식품을 통해서, 대기오염을 통해서, 그리고 직업과 관련해서 우리 몸에 영향을 주기 때문에 대부분의 발암물질은 개인적인 차원에서는 어떤 예방책이 있기 어렵다. 세계적으로 암 발생률이 높은 나라는 주로 산업이 발달한 선진국이다. 반대로 쿠웨이트인, 인도인, 싱가포르 말레이인 등에게서 암 발생은 낮은 수준으로 조사되고 있는데 이런 민족은 특별히 환경오염이 덜 된 곳에서 살고 있는 것을 알 수 있다. 따라서 환경을 깨끗하게 보전하는 것이 암 발생을 일으키는 물질들을 억제하는 데도 매우 중요하다는 것을 알 수 있다. 우리는 이제 개인적인 차원이나 의학적인 차원을 넘어서 지구 환경 전체와 연관되어 있는 건강을 인식해야 한다.

개인이 암에 걸리지 않으려면 이런 발암물질과의 접촉을 최대한 줄여야 한다. 이를 위해서는 이미 잘 알려진 발암물질, 태운 고기, 담배 연기, 과도한 술을 피해야 한다. 아울러 환경 호르몬이 바다로 흘러가서 생선에 축적되므로 생선도 너무 많이 먹는 것은 좋지 않다. 보통 일주일에 세 번을 넘지 않는 것을 권한다. 다음에 설명하는 암을 억제하는 능력을 키우는 것이 중요하다.

☑ 암을 억제하는 경찰세포를 활성화하기

개인적인 차원에서 발암 물질과의 접촉을 끊고 살 수 없다면 암을 막기 위해 개인이 할 일은 암에 대한 방어력을 최대한으로 높이는 것이 아니겠는가? 국가 정치적으로, 세계 환경적으로 어떤 대책을 마련하기까지 지난한 시간과 노력이 들므로 그런 사회적이고 국제적인 노력과 함께 개인 차원에서는 스스로 자신의 건강을 관리하는 것이 우선 할 수 있는 가장 현실적인 대안일 것이다.

암에 대한 방어력을 갖는데 가장 중요한 세포가 있다. 나는 이 세포를 경찰세포라고 부른다. 이 경찰세포들은 몸에 암세포가 생기더라도 이 암세포가 더 분화하지 못하게 막고 제거하는 역할을 하는데, 자연살해세포, 단핵대식세포, 중성백혈구 등이 바로 그 역할을 한다. 이 세포들은 돌연변이로 우리 몸의 정상세포와는 다른 암세포를 찾아내서 파괴한다. 그 중에서 가장 중요한 세포가 T-임파구의 일종인 대과립림파구(Large Granular Lymphocyte;LGL)이다. 어떤 연구에 의하면 이 세포들은 항상 감사한 마음으로 살아가는 사람에서는 숫자가 많고, 감옥에 있는 범죄자와 같이 불만 속에서 살아가는 사람에서는 그 수가 적다. 그만큼 감사하게, 기쁘게 살아가는 사람은 이 T-임파구가 수가 많고 강하게 활동하기 때문에 암세포가 생겨도 커질 수가 없다. 하지만 불만과 스트레스가 가득 차있는 사람에게는 이 경찰세포의 수가 적고 활동력이 약해 많지 않은 암세포가 생겨도 이 암세포를 처리하지 못해 결국 암이 커지게 된다.

이 경찰세포의 특징은 매우 정확하다는 것이다. 국민과 사회의 안녕을 지킨다는 경찰과 검찰, 그리고 과거 중앙정보부와는 사뭇 다르다. 이들은 때로 정말 암적인 존재는 찾아내지 못하고 애꿎은 사람을 잡는 경우가 있지만 우리 몸속에 있는 경찰 세포들은 아주 정확하게 암세포만을 찾아내서 파괴하고 정상세포는 전혀 건드리지 않는다. 결국 이 경찰세포가 제대로 활동하지 못할 정도로 우리 몸의 면역능력이 약화되어 있거나, 아니면 경찰세포는 강하지만 암세포가 워낙 수적으로 많이 생겨 더 이상 손을 쓸 수 없을 때 암이 생긴다.

경찰세포들을 강하게 하는 길은 자신의 생활에 만족하고 감사하면서 주위 사람들과 조화를 이루어가며 기쁘게 살아가는 것이다. 아울러 몸에 해롭다고 알려진 것은 피하고, 적절한 영양 섭취, 운동, 스트레스 해소로 우리의 몸과 마음을 건강하게 지키는 것이다. 이 평범한 진리는 암을 막는 데도 여전히 유효하다.

☑ 사랑하기

여성이라면 누구나 유방이 아프거나 유방에 무언가 만져지면 혹시 유방암이 아닌가 걱정한다. 하지만 사실 이렇게 유방통을 느껴서 유방암을 진단하게 되는 일은 드물다. 왜냐하면 유방암은 초기에 통증을 일으키지 않기 때문이다. 유방암은 딱딱한 콩알이나 돌처럼 만져져서 그때 진단하게 되는 경우가 대부분이다. 보통 여성들이 유방이 아픈 이유는 대개 여성 호르몬의 영향 때문에 유방 조직이 뭉쳐있거나 유방 조직이 치밀하게 많은 경우 유방의 변화를 주기 때문이다. 유방통은 질병과는 관련이 없는 경우가 대부분이다.

유방암이 느는 가장 큰 이유는 식생활의 변화이다. 서양식 음식이 문제이다. 음식 중에서 유방암과 관련이 깊은 것은 동물성 지방과 생선과 술이다. 또 독신 여성일수록, 결혼 연령이 늦을수록, 아이를 낳지 않을수록, 또 젖을 먹이지 않을수록 유방암은 증가하는데 현대 여성의 행태가 바로 이런 조류이기 때문에 유방암은 늘어날 수밖에 없다.

유방암은 한국 여성에서 분명 증가하고 있지만 아직까지 서양 여성에 비해서는 매우 낮다. 따라서 과도한 염려는 하지 않아도 된다. 더구나 결혼했고, 아이도 낳았고, 모유를 먹였다면 유방암은 드물다. 만약 35세 이상의 여성에서 직계 가족 중 유방암이 있었거나, 독신 여성이거나, 비만하거나, 섬유낭종이라는 유방의 혹이 있다면 주의할 필요가 있다. 누구라도 혹시 생길지도 모르는 유방암을 조기 발견하기 위해서 30~39세까지는 2년마다 의사의 진찰을 받으면 되고, 40세 이후에는 의사의 진찰은 년 1회, 유방 촬영은 2년에 1회 받는 것으로 충분하다는 사실을 기억하라.

유방암에 관련된 연구 중에는 남편이 유방을 자주 애무해줄수록 부인이 유방암에 걸릴 확률은 현격히 떨어진다는 연구가 있다. 남편들이 부인의 유방을 자주 애무해주면 그 자체가 유방의 기능과 환경을 개선시키고 우리 몸의 면역력을 증가시키기 때문에 암을 예방할 수 있는 것이다. 아울러 혹시 유방암이 생기더라도 이런 남편들은 유방의 이상을 일찍 발견해내기 때문이다.

작년 초 나의 부모님에게 있었던 일이다.

어머니 : "여보, 우리가 아무리 노인이기로서니 일 년 내내 천장만 쳐다보
다가 자는 것은 너무 하잖아요?"
아버지 : "뭔 소리야?"
어머니 : "함께 자면서 대화만 하고 손도 한 번 안 잡고 자요? 스킨십을 젊
은 사람만 하나요?"
아버지 : "...."
그날 밤 어머니는 아버지 손을 꼭 잡고 주무셨다.
그 다음 날 새벽,
아버지는 전에 안 하시던 행동(?)을 하셨다.
아버지 : "이게 뭐여? 뭐가 만져지는데?"
어머니 : "뭐긴 뭐예요. 갈비뼈죠. 워낙 말라서 그래요."
아버지 : "이상한데…"

그 다음 날 어머니는 내게 진찰을 받으셨는데 유방암 초기 소견이었
다. 그리고 그 주에 정밀진단으로 유방암을 확진 받았고 수술도 암만
제거하는 유방암 수술 중에서 가장 간단한 수술을 받았다. 그리고 항암

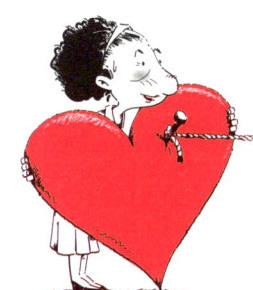
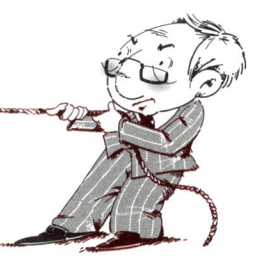

요법은 필요 없을 정도로 초기 소견이라 수술 후 방사선치료 30회와 5년 동안 항에스트로젠요법(매일 한 알의 약을 복용하면 된다. 별 부작용이 없다)을 받았다.

70세가 넘은 부부가 서로 애무해주다가 유방암을 발견해서 아주 간단하게 수술로 완치한 것이다. 남녀의 진솔하고 정감 있는 사랑은 유방암뿐만 아니라 모든 암과 병을 예방하는 힘을 갖고 있다. 예방이 어렵더라도 조기발견에 도움이 되고 치료에도 절대적으로 도움이 된다. 이것은 현대 과학에서도 증명하고 있는 사실이다. 사랑은 암을 예방할 수 있다!

암과 음식 이야기*

우리나라 사람들이 건강에 가장 중요하게 생각하는 것이 먹는 것이다. 한국인은 어떤 병에 걸려도, 어떤 일이 있어도 먹는 것을 우선 떠올린다. 특히 어르신들이 그렇다.

"이제 보신 좀 해야지. 몸이 허하면 안 돼야."

"일은 밥 심으로 해야 하는 거야. 많이 먹어야 해"

이런 어르신들의 생각은 옳은 생각일까? 이 분들의 생각은 가난했던 시절에나 맞는 얘기일까?

*참조 : 《암과 음식》, 명승권 외 지음, 국립암센터, 2008

현대의 여러 권위 있는 연구는 이런 어르신들의 생각이 대부분은 맞지만 일부는 틀리다고 말하고 있다. 일부 틀린 점은 영양이 부족하지 않은데 이런 저런 몸보신을 하는 것이다.

2007년도 국민건강영양조사에 따르면 19세 이상 성인의 비만 비율은 31.7%로 조사될 정도로 현재 우리나라 사람들은 풍족한 식생활을 하고 있다. 에너지 과잉은 고혈압, 당뇨병, 고지혈증 등 대사질환 뿐만 아니라, 대장암, 유방암, 자궁내막암, 식도암의 위험도를 증가시킨다. 더구나 과잉 칼로리가 과도한 지방 섭취로 이루어지면 더욱 위험하다. 지방은 우리 몸에서 에너지 과잉을 일으켜 비만의 원인이 되고, 동시에 암의 위험도를 증가시키게 된다. 고지방식은 대장암, 유방암, 직장암, 자궁내막암 등의 위험도를 높인다. 다만 지방의 종류에 따라서는 우리 몸에 유익한 효과를 내는 것도 있다. 유방암과 전립선암, 대장암의 경우 동물성 지방을 많이 섭취하면 증가하지만, 생선기름에 의해서는 감소한다. 이는 생선기름에는 오메가-3 지방산인 에이코사펜타엔오익산(eicosapentaenoic acid; EPA)와 도코사헥사엔오익산(docosahexaenoic acid; DHA)과 같은 불포화지방산이 들어 있기 때문이다. 이외에도 몸에 좋은 필수지방산으로는 옥수수기름, 콩기름, 올리브유, 포도씨유, 참기름, 들기름 등에 많이 들어 있는 리놀레산인 오메가-6 지방산도 있다. 이런 유익한 지방은 땅콩, 호두와 같은 견과류에도 많이 들어 있다.

☑ 암을 일으키는 음식

암 예방을 위해 중요한 것은 발암물질이 들어있는 음식은 피하고 암을 예방하는 물질이 들어있는 음식은 많이 섭취하는 것이다. 암을 유발하는 음식으로는 고지방 식사 자체 이외에도 육류나 생선을 높은 온도에서 조리할 때 생기는 발암물질도 문제이다. 육류나 생선에 고온을 가하면 생기는 물질 중에 헤테로사이클릭 아민(heterocyclic amines; HCAs)이라고 하는 물질이 있는데 이 물질은 식품 중 아미노산이나 단백질의 열분해에 의해서 발생한다. 태운 고기나 생선, 햄버거 등 가열가공식품 등에서 발견된다. 그러나 우유, 달걀, 두부, 내장 등과 같은 단백질을 조리할 때는 거의 발생되지 않는다. 조리방법에 있어서는, 튀기거나 굽는 요리 등과 같이 높은 온도(200~250도)에서 조리하는 경우 많이 발생하며, 100도 이하에서 찌거나 끓이는 요리에서는 거의 발생되지 않는다. 또한, 다환 방향족 탄화수소(polycyclic aromatic hydrocarbons; PAHs)라고 석유와 석탄 등의 화석연료, 목재나 연료가스나 종이 등의 불완전연소나 열분해, 화재, 식품의 탄화, 담배 연기 등에 의해 발생된다. 이런 물질은 음식 조리 시 육류의 기름이 불 속으로 떨어지면 음식에 닿는 연기와 불꽃에 의해 생성된다. 이런 발암 물질은 고기를 석쇠에 굽거나 바비큐를 하거나 기름에 튀길 경우 많이 발생할 수 있다. 발암 물질에는 엔-니트로소(N-nitroso)화합물이 있는데 이 물질은 식품 중에 존재하는 아민(amine)이 식품이나 첨가물의 아질산과 제조, 가공 또는 보존 중에 반응해 생성되거나, 주로 육류에 들어 있는 아민이 위장관 내의 산성조건에서 침 속에 존재하는 아질산과 반응해 생성된다. 이 화합물은 식도암, 위암, 간암, 폐암, 그리고 백혈병을 일으킨다. 오랫동안 소금에 절인 염장식품은 염장식품 자체에서는 특정한 화학물질이 검출되지는 않았으나 여러 연구들을 통해서 이런 음식을 많이 먹으면 위암에 걸릴 확률이 높아진다. 하지만 한국인이 많이 먹는 김치나 된장은 해당되지 않으며 된장국은 오히려 위암을 예방하는 효과를 갖고 있다.

☑ 암을 예방하는 음식

암을 예방하려면 발암물질이 들어 있는 음식을 피하는 것도 중요하지만 암을 예방하는 음식을 많이 먹는 것도 중요하다. 암을 예방하는 대표적인 음식이 항산화제(antioxidants)이다. 우리 몸 세포의 대사과정 중에 유리기(자유 라디칼;free radical)라는 물질이 생성되는데 이 물질은 때로 세포내 DNA, 단백질, 지질 등을 공격해 손상을 입힌다. 그런데 음식 중에 포함된 항산화제는 이 유리기에 의한 산화적 손상을 막아주고 암의 위험도를 낮추어 준다. 이런 항산화제 중에 대표적인 것이 비타민 E이다. 비타민 E는 지용성 비타민으로 유리기를 제거해 세포막에 존재하는 다가 불포화지방산의 산화를 막아주는 역할을 한다. 하지만 성인에서는 비타민 E가 결핍되는 경우는 거의 없고, 오히려 하루 500mg 이상 섭취했을 경우, 백혈구 기능 손상이나 비타민 A와 비타인 K의 흡수를 방해할 수 있기 때문에, 보충제를 이용해 섭취하는 것을 권장하지 않는다. 오히려 식물성 기름, 땅콩, 아스파라거스 등과 같은 비타민 E가 풍부한 음식을 충분히 섭취하는 것이 좋겠다.

항산화제 중 하나인 비타민 C는 유리기를 제거하는 항산화제 역할뿐만 아니라, 상처회복, 면역성 강화, 철분의 흡수 증진 등에도 관여한다. 비타민 C의 섭취량이 많을수록 위암, 구강암, 식도암, 폐암, 췌장암의 위험도가 내려간다. 하루 권장량은 2000mg 정도인데 비타민 C가 풍부한 음식에는 감귤류, 오렌지 주스, 토마토, 감자, 시금치, 풋고추, 완두콩, 열무, 수박 등이 있다. 이런 음식을 매끼니 한 가지 이상 먹어야 한다. 비타민 C는 산소, 빛, 열에 쉽게 파괴되므로 보관에 주의가 필요하며 항상 신선한 생채소와 생과일을 먹어야 한다.

항산화제로 카로티노이드(Carotenoids)라는 물질이 있는데 카로티노이드는 주로 오렌지색, 녹황색, 붉은색을 나타내는 식물에 많이 들어있다. 이 중에서 비타민 A의 전구체인 베타 카로틴이 많이 들어있는 음식은 당근, 늙은 호박, 망고, 브로콜리, 시금치 등이다. 그러나 베타카로틴을 보충제로 과량 복용한 경우 오히려 암의 발생이 증가했다는 보고도 있으므로, 보충제로 과량 섭취하는 것보다는 음식을 통해서 섭취하는 것이 바람직하다.

항산화제 중 광물질인 셀레늄(Selenium)이 있는데 셀레늄은 항산화효소의 구성성분으로 전립선암, 폐암, 대장암의 위험을 낮춘다. 이 무기질은 주로 어패류, 육류, 내장류, 전밀, 견과류에 많이 들어 있다.

한국인이 많이 먹는 식이섬유소(dietary fiber)는 위장관에서 분해되지 않아 체내로 흡수되지 않으면서 장내 독성물질을 흡수하고, 대변을 적당하게 무르게 만들어 변비를 예방해 대장암을 예방한다. 주로 곡류, 과일, 채소 등에 많이 들어 있다. 섬유소가 많은 음식을 섭취하면 대장암 발생을 25% 감소시킨다.

최근 암 예방의 중요한 물질도 대두되고 있는 것이 파이토케미컬

(phytochemical)이라는 물질이다. 피이토케미컬은 과일, 채소, 곡류 등의 식물에 함유되어 있는 생리활성을 지닌 자연물질을 의미한다. 이는 주로 과일과 채소의 색과 많은 관련이 있으며, 다양한 색의 과일과 채소를 섭취하는 것이 암이나 심장질환 같은 만성질환에 걸릴 위험성을 낮춘다고 알려져 있다.

붉은색을 띄는 토마토, 수박에 많이 들어있는 라이코핀(lycopene)은 전립선암, 폐암, 위암을 억제하는 것으로 보고되고 있으며, 콩에 많이 들어있는 이소플라본(isoflavones)은 페놀의 일종으로 여성호르몬 중 에스트로겐과 비슷한 구조를 가지고 있어 폐경 전 여성에서 에스트로겐 대사를 변화시켜 항암효과를 나타내는 것으로 보고되었다. 마늘, 양파, 부추, 파 등의 채소에는 알릴황화합물(allylic sulfur compounds)이 들어있어 암세포의 성장을 억제할 수 있다. 이 물질은 마늘을 까거나 잘랐을 때 항암성을 갖게 되는데, 껍질을 벗긴 이후에 바로 요리를 할 경우에는 그 효과를 잃어버리기 때문에, 껍질을 제거하고 15분 정도 후에 요리하는 것이 좋다. 하지만 전문가들은 이렇게 몸에 좋은 마늘도 보조제를 통해 의도적으로 많이 섭취하기 보다는 음식을 통해 충분히 섭취하는 것을 권하고 있다. 브로콜리, 양배추, 배추, 무 등에 포함되어 있는 이소시오시아네이트(isothiocyannates)는 발암물질 해독해 항암효과를 나타내는 것으로, 전립선암, 유방암, 방광암, 폐암 등의 위험도를 낮춘다.

음식은 적정 체중을 유지할 정도로 절제해서 먹고, 태운 음식은 피하고, 지방이 많은 동물성 음식은 적게 먹고, 섬유소가 많은 곡류와 야채, 과일을 많이 먹는 것이 암 예방에 필수적이다.

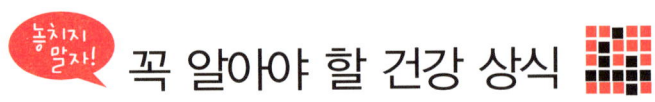
꼭 알아야 할 건강 상식

🎀 나의 성기능 점수는?

☑ 남성 성기능 체크하기

성기능만큼 관심이 큰 데 비해 지식은 왜곡되고, 과도한 기대감으로, 상대에 대한 배려 부족으로 부부 트러블을 일으키는 것이 있을까?

성기능이 정상적이라는 것은 발기능력, 극치 감, 성적 욕구, 성교 만족도, 그리고 총체적 성만족도 등이 모두 충족된 상태를 말한다. 그렇다고 5개 부분 모두가 100점이어야 정상이고 그렇지 않으면 문제가 있다는 뜻은 아니다. 때로는 50점, 60점이라도 괜찮다. 항상 만족할 수 있는 것은 세상에 없다. 부부가 서로 믿고 사랑하고 항상은 아니더라도 자주, 어떤 경우는 때로 만족할 수 있다면 아무런 문제가 될 게 없다.

남성의 경우 성기능을 평가하는 방법으로 발기능 국제지표(IIEF ;International Index of Erection Function)를 사용한다. 이 설문지는 15개의 문항으로 구성되어 있고 각 점수를 더해 총점을 낸다. 발기능 점수는 최하 5점, 최고 75점인데, 6~17점일 때는 발기부전이 심한 상태로 의사의 상담과 진찰이 필요하다. 18~22점은 경미한 발기부전이 있다고 할 수 있고 23점을 넘으면 정상 범위로 간주한다. 이 설문은 만점이 100점이라면 정상은 30점이 넘으면 되는 참 희한한 설문이다. 그만큼 성기능은 기본만 충족이 되어도 부부가 서로 만족할 수 있으며, 평균적인 부부들이 느끼는 수준이 이 정도라는 점을 이해하면 좋겠다.

자, 이제 자신의 성기능의 수준을 평가해보자.

✓ 성기능 평가 설문지(IIEF)

1. 지난 한 달 동안 귀하가 경험한 모든 성활동 횟수 가운데 발기되는 일이 몇 번쯤이었습니까?

    (0) 성활동의 기회가 한번도 없었다
    (1) 거의 없었다
    (2) 시도한 성활동 횟수의 절반 미만
    (3) 시도한 성활동 횟수의 절반정도
    (4) 시도한 성활동 횟수의 절반 이상
    (5) 성활동을 시도할 때마다 모두 발기되었다

2. 성적자극으로 발기되었을 때 질내 삽입에 어려움이 없는 발기 강직도를 이루어야 합니다. 귀하의 경우엔 지난 한 달 동안 시도한 성활동 횟수 가운데 질내 삽입에 어려움이 없는 발기 강직도를 이룬 적이 몇 번이나 되었습니까?

    (0) 성활동을 시도하지 않아 성적 자극을 받은 적이 없다
    (1) 거의 없었다
    (2) 시도한 성활동 횟수 가운데 절반 미만
    (3) 시도한 성활동 횟수 가운데 절반 가량

(4) 시도한 성활동 횟수 가운데 절반이 훨씬 넘는 횟수
(5) 성적 자극을 받을 때 마다 매번

다음 설문은 귀하가 실제로 성행위를 할 때의 발기 상태에 대한 질문입니다.

3. 지난 한 달 동안 실제 성행위를 시도할 때 삽입이 가능했던 경우는?

   (0) 성행위가 한 번도 없었다
   (1) 거의 없거나 한 번도 없었다
   (2) 절반이하
   (3) 절반 정도
   (4) 절반 이상
   (5) 거의 항상 또는 항상

4. 실제 성행위를 할 때 일단 여성 성기와 결합한 후 사정할 때까지 발기 상태가 그대로 유지되어야 합니다. 귀하의 경우 지난 한 달 동안 사정할 때까지 발기상태가 끝까지 유지되었던 일이 몇 번이나 됩니까?

   (0) 성행위가 한 번도 없었다
   (1) 거의 없거나 한 번도 없었다
   (2) 절반이하
   (3) 절반정도
   (4) 절반 이상
   (5) 거의 항상 또는 항상

5. 실제 성행위를 할 때 성행위가 끝날 때까지 발기 상태의 유지가 어려운 일이 있는데 귀하의 경우 지난 한 달 동안 발기상태의 유지가 어려운 정도는?

   (0) 성행위가 없었다

(1) 거의 모두 어려웠다
(2) 매우 어려웠다
(3) 어려웠다
(4) 약간 어려웠다
(5) 어려움이 없었다.

6. 지난 한 달 동안 몇 번이나 성행위를 시도했습니까?

   (0) 한 번도 시도하지 않았다
   (1) 1~2번 정도
   (2) 3~4번 정도
   (3) 5~6번 정도
   (4) 7~10번 정도
   (5) 11번 이상

7. 지난 한 달 동안 성행위를 시도할 때 성적으로 만족한 일이 몇 번이나 됩니까?

   (0) 성행위를 시도한 적이 한 번도 없었다
   (1) 거의 없었다
   (2) 절반 미만
   (3) 절반가량
   (4) 절반 이상
   (5) 거의 항상 만족했다

8. 지난 한 달 동안 실제 성행위를 할 때 귀하가 느낀 성적 즐거움의 정도는?

   (0) 성행위를 한 번도 시도한 적이 없다
   (1) 즐겁지 않았다

(2) 약간 즐거웠다
(3) 그저 그렇다
(4) 상당히 즐거웠다
(5) 매우 즐거웠다.

9. 지난 한 달 동안 귀하가 성적 자극을 받거나 실제로 성행위를 할 때 몇 번이나 사정했습니까?

   (0) 성적 자극을 받거나 성행위를 시도한 적이 한 번도 없었다
   (1) 거의 없거나 없었다
   (2) 몇 번 정도(절반 이하)
   (3) 절반 가량
   (4) 대개(절반 이상)
   (5) 거의 항상 또는 매번

10. 지난 한 달 동안 귀하가 성적자극을 받거나 실제 성행위를 할 때 극치감(오르가즘)을 느꼈던 횟수는 몇 번이나 됩니까?

    (0) 성적자극을 받거나 실제 성행위를 시도한 적이 한번도 없었다
    (1) 거의 없었다
    (2) 한두 번 가량
    (3) 절반 정도
    (4) 절반 이상
    (5) 거의 항상 또는 매번

다음 두 개의 질문은 성욕에 대한 것입니다. 성욕이란 실제 성행위나 자위행위를 하고 싶은 욕망 또는 성행위에 대한 환상을 의미하며 성행위를 할 수 없어 좌절감을 느끼는 상태를 말합니다.

11. 지난 한 달 동안 귀하가 느낀 성욕의 빈도는 얼마나 됩니까?

(1) 거의 없다

(2) 한 달에 한두 번 정도

(3) 한 달에 보름가량

(4) 한 달에 보름이상

(5) 한 달 거의 내내

12. 지난 한 달 동안 귀하의 성욕에 스스로 등급을 매긴다면?

(1) 매우 낮거나 전혀 없다

(2) 낮다

(3) 중간 정도

(4) 높다

(5) 매우 강하다

13. 지난 한 달 동안 전반적인 성생활에 대한 귀하의 만족도를 스스로 평가한다면?

(1) 매우 불만족스럽다

(2) 불만족스러운 편이다

(3) 만족 불만족이 반반이다

(4) 만족스러운 편이다

(5) 매우 만족스럽다

14. 지난 한 달 동안 성상대자와 실제로 섹스를 할 때 귀하의 만족도를 스스로 평가한다면?

(1) 매우 불만족스럽다

(2) 불만족스러운 편이다

(3) 만족·불만족이 반반이다

(4) 만족스러운 편이다

(5) 매우 만족스럽다

15. 지난 한 달 동안 발기력을 얻거나 발기상태를 유지할 수 있는 귀하의 자신감에 스스로 등급을 매긴다면?

(1) 매우 낮다
(2) 낮다
(3) 그저 그렇다
(4) 높다
(5) 매우 자신 있다

위의 설문에서 점수를 합한 것이 23점 이상이면 성기능은 정상 범위인 것으로 간주한다. 하지만 비교적 젊고 평소 성활동이 왕성한 사람이라면 23~30점 정도에는 불만족스러울 것이다. 그런 불만족에 이해가 가지만 다음 두 가지 측면을 꼭 잊지 않기를 바란다. 한 가지는 평균적으로 볼 때 당신의 성기능은 정상 범위라는 점이다. 그러니 자신이나 성 파트너를 너무 탓하지 말라. 성에 대한 과도한 환상이나 기대는 금물이다. 문제는 일시적이거나 조금만 노력하면 해결될 문제이다. 또 한 가지는 이런 경우 다음에 설명하는 성기능 개선 방법을 실천하면 더 큰 만족을 얻을 수 있다는 점이다. 성기능이 아주 낮은 경우 회복이 쉽지 않고 전문가의 도움을 받아야 한다. 하지만 성기능이 약하지만 신뢰하는 성 파트너가 있는 경우에 성기능을 증강하는 것은 어렵지 않다.

✔ 남성의 발기부전을 해결하는 방법

남성의 성기능이 약화되는 이유는 다양한데 가장 중요한 이유는 나이다. 나이가 들수록 성기능은 떨어진다. 항상 10대 후반과 20대의 성기능을 유지할 수 있는 사람은 없다. 하지만 건강관리를 잘 하고 부부관계가 좋은 사람은 70대, 80대까지도 성생활에 만족하며 산다.

남성의 성기능 문제는 발기부전의 문제가 대부분을 차지한다. 가장 중요한 문제인 발기부전은 사실, 남자 혼자만의 문제가 아니다. 성 파트너가 서로 도와주어야 해결할 수 있다. 그렇다고 발기부전이 부부 문제 때문에만 생긴다는 뜻이 아니다. 부부문제가 아니라 나이와 질병, 잘못된 건강습관이 문제가 된다. 하지만 발기부전 문제가 잘 해결되지 않으면 부부관계도 영향을 받기 때문에 적극적으로 문제 해결을 하는 것이 좋겠다.

첫번째 해결방법은 서로 마음을 터놓고 솔직히 이야기하는 것이다. 여성은 남편에게 중년의 남자에게 발기부전은 흔한 일이며 누구라도 일시적으로 겪을 수 있는 문제라는 점을 잘 알고 있다고 이야기 하라.

두번째 발기개선제를 사용하는 것이다. 원인에 관계없이 발기개선제인 비아그라를 비롯해 시알리스, 레비트라, 자이데나, 야일라 등이 도움이 된다. 어떤 사람은 비아그라를 한 번 쓰면 다음에도 계속 쓰지 않고서는 성생활을 못하는 줄 알고 있다. 이는 사실이 아니다. 일시적인 발기부전의 경우에는 몇 번 도움을 받는 정도로 충분하며 더 이상 비아그라를 쓰지 않아도 되는 경우도 흔하다.

세번째 생활습관의 개선이다. 스스로 만족할 수 없거나 약한 수준의 발기부전이 있는 사람은 다음과 같은 방법으로 문제를 개선할 수 있다.

☑ 성기능에 방해되는 것을 알고 이를 해결하라.

과음, 흡연, 꼭 필요하지 않은 약물, 밤 늦게 과식하는 습관, 소화 장애, 과도한 스트레스 모두 성생활에 방해가 된다. 술은 적당히 마시면 (남성은 하루 3잔 이하, 여성은 2잔 이하) 성기능에 도움이 되지만 과음하면 오히려 성기능을 떨어뜨린다. 알코올 남용자, 중독자들의 가장 흔한 건강 문제 중 하나가 발기부전이다. 담배는 혈관의 가장 나쁜 변화인 동맥경화를 일으키는데 나이가 들수록 이 변화가 심해진다. 그러니 담배는 아예 배우지 않는 것이 최선이며 혹시 피우더라도 빨리 끊어야 한다. 약 중에는 보통 자주 먹는 감기약이나 진통소염제도 영향을 미치고, 항고혈압제나 이뇨제, 스테로이드 제제, 항암제, 향정신성 약품 모두 영향을 줄 수 있다. 이 중 항고혈압제는 처음에는 30% 내외에서 성기능장애를 일으키지만 차차 개선된다. 그렇다고 항고혈압제를 복용하지 않으면 고혈압의 합병증이 생길 수 있으므로 약을 끊어서는 안 된다. 이런 경우 항고혈압제를 바꾸거나 시간을 두고 기다리면 성기능장애 문제도 해결된다.

성생활을 하는 방의 분위기도 중요하다. 안락하지 않고 방해받기 쉬운 침실이라면 빨리 고쳐야 한다. 아울러 부부 갈등, 고부 갈등, 과도한 스트레스도 성생활에 방해가 된다. 이런 문제가 일거에 해결되기는 어렵겠지만 가능한 것부터 차근차근 해결하는 것이 성기능 개선 활동의 최우선의 과제이다.

☑ 성기능을 개선하는 운동을 하라

운동 자체가 성호르몬의 분비를 증가시킬 뿐만 아니라 숙면을 유도해서 성호르몬의 분비를 더욱 증가시킨다. 유산소운동, 근력운동, 하체와 복부 운동 모두 좋다. 이런 운동의 효과는 일주일에 3회 20분 이상 꾸준히 할 때 효과가 있다. 만약 시간을 내서 운동을 따로 하기 힘들다면 평소 많이 움직이는 습관도 좋다. 출퇴근 시간에 걷고 점심 먹고 산책하고 엘리베이터를 이용하지 말고 계단을 이용하는 등의 신체활동량을 늘리는 습관도 운동과 거의 같은 효과를 갖고 있다.

아울러 항문의 괄약근(括約筋) 운동이 성기능 개선에 도움이 되는 것으로 알려져 있다. 이 운동은 누워서 해도 좋고 앉아서 해도 좋다. 엉덩이에 힘을 주면서 항문을 오므리는 것을 10초 정도 유지하는 운동이다. 항문을 10초 정도 조였다 풀어주는 것을 반복하는 것을 수시로 해본다. 여성에게 강조하는 케겔 운동도 같은 운동이다. 하루에 100번 정도 한다고 정하고 틈나는 대로 운동하는 것이 좋겠다. 부부가 같이 하는 것을 권한다.

성기능에 관여하는 성호르몬과 성장호르몬은 보통 밤에 깊게 잠들었을 때 왕성하게 분비된다. 가능하면 일찍 자는 것이 더 좋다고 알려져 있다. 그리고 자기 전에 성관계를 갖기 힘들면 일찍 자고 일어나서 성관계를 갖는 것도 성 트러블을 해결할 수 있는 방법으로 추천한다.

쓰지 않는 연장은 녹슬게 마련이다

규칙적으로 성생활을 하지 않으면 성기능은 퇴화한다. 결혼하지 않고 오래 사는 사람이나 비교적 젊은 나이에 혼자되어 오랫동안 성생활을 하지 않은 사람이 그리 힘들지 않게 지내는 이유가 바로 이 때문이다. 규칙적인 성생활을 하지 않는다면 남성의 발기력이나 여성의 만족감 모두 떨어질 수밖에 없다. 성생활을 하지 않으면 남성의 음경의 크기도 줄고 발기력도 줄어들고, 여성의 질 분비나 만족감도 떨어져서 다시 회복하는데 시간이 걸린다.

☑ 성기능을 개선하는 음식은 없다. 균형 잡힌 식사만이 해답이다

먹는 것과 성기능의 연구는 많지만 실제 효과가 입증된 음식은 없다. 다만 적절한 식사는 건강을 개선시키고 결과적으로 성기능을 개선하므로 음식이 성기능과 간접적으로 관련은 되어 있다. 만약 과식을 자주 하고, 포화지방산 트랜스지방, 염분, 설탕 등이 많이 든 음식을 즐긴다면 혈관의 동맥경화가 심해져서 성기능을 떨어뜨린다. 반대로 균형 잡힌 식사를 하면 동맥경화의 위험을 낮춰주고 심리적으로도 안정감을 준다. 등 푸른 생선과 식물성 기름, 그리고 견과류에 많이 들어 있는 불포화지방산과 콩나물, 두부, 양파, 마늘, 과일 등이 성기능을 개선한다고 알려져 있지만 이런 음식 역시 직접적인 관련은 없다. 다만 이런 음식은 영양학적으로 매우 좋은 음식인데 자칫 소홀하기 쉬우므로 더 신경을 써서 챙겨 먹으면 피로회복과 건강에 도움이 되어 결과적으로 성기능 개선에도 도움이 된다. 균형 잡힌 식사와 운동으로 건강하고 멋진 몸매를 만들어보자. 나이 들었다고 안 될 이유가 없다. 성기능 개선에 도움이 될 뿐만 아니라 건강에도 도움이 되는데 못할 이유도 없고 늦을 리도 없다.

☑ 여성의 성기능

우리 사회도 민주화되고 개방화되고 서구화되면서 여성의 성에 대한 이해가 넓어졌다. 여성도 성생활을 만족하게 할 권리가 있다. 이제 이를 방해하는 사회적인 혹은 개인적인 터부가 무엇인지, 여성은 남성과 어떻게 다른지, 그리고 남성과 여성이 서로 어떻게 해야 하는지 많이 알려졌다. 하지만 아직도 남성의 몰이해, 여성 자신의 인식 부족, 가정의 불화 등 여러 가지 장애가 남아있고 이런 문제가 많은 여성을 괴롭히고 있다.

여성의 경우 성기능을 판단할 때 점수화하는 등의 지표가 아직 개발되어 사용되지 않고 있다. 이 이유는 여성의 경우 남성의 발기기능장애와 같이 성행위 자체가 불가능한 단순한 지표가 없고, 성 행위와 관련되어 느끼는 감정과 만족도가 복잡하고 다양하기 때문이다. 만약 여성이 충분한 성적 흥분을 느끼고 성관계에 만족한다면 성기능은 잘 유지되고 있다고 할 수 있다. 하지만 다음 사항 중 한 가지라도 해당된다면 정도의 차이는 있지만 성기능 장애를 갖고 있다고 할 수 있다.

최근 한 달 사이 아래 문항 중 해당되는 것이 있는가?

- 성적 환상이나 생각 또 성행위 자체를 하고 싶은 마음이 현저히 감소하거나 없어졌다.
- 성파트너와의 성행위가 두렵거나 싫고 기피한다.
- 성행위 시 오르가즘을 느끼지 못한다.
- 성행위 시 질에서 충분한 윤활액이 분비되지 않는다.
- 성행위 시 질이나 하복부의 통증 때문에 괴롭다.
- 성행위 시 클리토리스의 자극에 성적 흥분을 느끼지 못한다.
- 전체적으로 성적 활동에 대한 만족도가 과거에 비해 현저히 떨어졌다.

혹시 하나라도 해당되는 것이 있는가? 그렇다면 여성 성기능 장애를 갖고 있다고 할 수 있다. 의학적으로는 여성성기능 장애를 성욕장애, 성적흥분장애, 오르가즘(절정)장애, 성적통증장애(성교통, 질경련)로 분류하기도 한다. 이 중 성적흥분 장애가 가장 많았고 그 다음은 오르가즘 장애이다. 하지만 여성의 경우 이런 문제를 갖고 있다고 하더라도 성교 자체는 가능한 경우가 많기 때문에 문제를 인식하지 못하고 따라서 문제를 해결하려고 하지도 않는 경우가 허다하다. 더구나 성적 파트너에 대한 관심이 적어졌거나 폐경기 나이가 되었다면 이런 문제를 당연한 것으로 받아들이기도 한다. 하지만 문제는 여성의 성적 문제가 해결되지 않으면 스스로도 만족하지 못할 뿐만 아니라 성적 파트너와 관계도 향후 더 큰 문제로 발전할 수 있다는 것이다. 생각해보라. 부인이 자신과의 성생활에 만족을 느끼지 못하는 것을 느끼고, 그 문제가 한 달이 아니라 6개월, 1년 이상 지속된다면 성적 욕구가 아직 왕성한 남성이 언제까지 참고 지내겠는가? 부부 사이의 문제가 성생활 한 가지로만 유지되는 것은 아니라고 하더라도 결국 이 문제가 발단이 되어 부부 관계에 금이 가거나 이혼에 이르는 경우를 드물지 않게 본다. 따라서 만약 여성의 경우에는 별 문제없이 살 수 있다고 하더라도 위에서 설명한 성기능 장애에 해당된다면 문제를 덮지 말고 남편과 터놓고 대화하고 의사와 상의해서 문제를 해결하기를 바란다.

여성 성기능 장애의 원인과 치료 방법도 매우 다양해 어떤 경우는 몇 번의 상담만 해도 문제가 해결되는 경우가 있는가 하면 어떤 경우는 전문가의 도움을 받아도 해결이 어려운 경우도 있다. 예를 들어 폐경후 여성호르몬이 부족하게 되면 질 점막이 위축되고 분비물도 줄어들어 성관계시에 통증을 느낄 수 있다. 이런 경우 여성 호르몬제를 복용하거나 바르는 간단한 치료만으로도 정상으로 회복된다. 갑상선 기능 저하증과 같은 호르몬 문제도 중년 여성에서 흔한데 치료는 매우 간단하다. 그리고 질염이나 골반염과 같은 문제가 있어서 성교통을 느끼는 경우에도 쉽게 치료된다. 하지만 성에 대한 죄책감이나 부정적 태도, 상대에 대한 실망감 등으로 인한 문제인 경우 이런 문제가 해결되지 않으면 성기능장애도 해결되지 않는다. 따라서 좀더 시간이 필요하고 또 성파트너 사이의 신뢰감 회복이 필요하다. 또한 오르가즘을 못 느끼는 경우에 남성의 참여가 중요하다. 여성 중 절정을 못 느끼는 것을 당연하게 생각하는 경우도 있지만 실제 성생활에 만족하는 경우 대부분 여성도 오르가즘을 경험한다. 과거 오르가즘을 느꼈다가 최근 느끼지 못한다면 이것은 파트너와의 신뢰감 문제나 여성 자신이 우울증을 앓거나 술이나 약물을 남용하거나 당뇨병과 같은 만성적 질병이 악화되거나, 여성호르몬이 현저히 떨어진 경우가 있는지 살펴서 이런 문제를 해결하는 것이 우선 필요하다. 아울러 남자 파트너가 조루증과 같은 문제가 있는지, 성행위에 대한 관심이 떨어지거나 기본적인 기술이 부족한지, 아니면 아내에 대한 배려가 부족하지 않은지에 대한 평가도 필요하다.

여성 성기능 장애는 매우 간단한 문제부터 복잡하고 치료에 시간과 노력이 많이 드는 문제까지 다양하다. 위에서 설명한 것처럼 간단하게 해결할 수 있는 경우도 많으므로 자신의 문제를 숨기지 말고 의사와 상의하는 것이 중요하다. 문제 해결은 문제를 인지하고 이를 드러내는 데서 출발한다.

뒷목이 뻣뻣한 이유

사람들은 목이 뻣뻣한 증상이 생기면 우선 목 디스크나 혈압이 높다고 생각한다. 그러나 목이 뻣뻣한 것은 대부분 목 디스크나 고혈압과는 관련이 없다. 간혹 고혈압을 가진 경우 목이 뻣뻣한 증상을 일으킬 수 있는데, 이것은 갑자기 혈압이 증가하거나 매우 심한 고혈압이 있을 때나 가능하다. 물론 목이 뻣뻣한 사람이 혈압을 측정해서 혈압이 높은 경우가 있을 수도 있는데 이것은 원래 고혈압이 성인에서는 흔하기 때문이다. 또 목이 뻣뻣한 원인 중에 과도한 스트레스가 있는데, 과도한

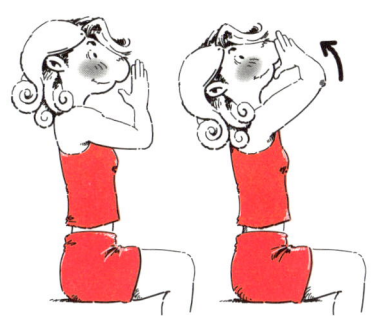

1. 고개 젖히기
두 손바닥을 붙인 뒤 엄지 손가락 끝으로 턱을 밀어 올린다. 20~30초 동안 동작을 유지한다.

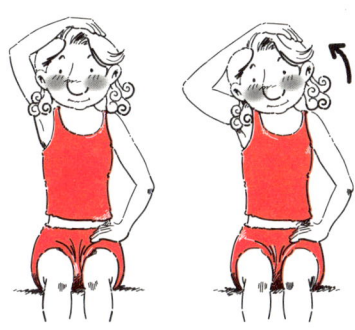

2. 머리 옆으로 당기기
오른손으로 왼쪽 머리 부분을 감싸듯이 올려놓은 다음 지그시 오른쪽으로 당긴다.

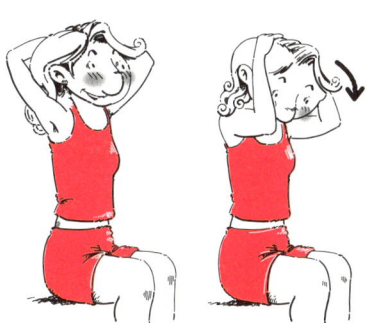

3. 머리 숙여 당기기
양손은 깍지를 끼고 머리 뒤 중간 부위에 올려 고개를 천천히 앞으로 숙이면서 양손을 살짝 아래로 당긴다. 등이 구부러지지 않도록 허리를 바르게 유지한다.

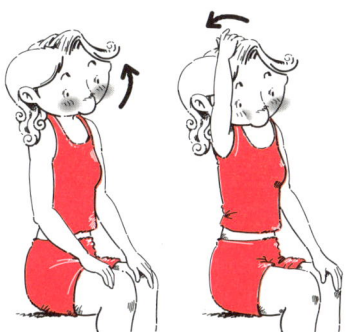

4. 머리 사선 당기기
오른손을 왼쪽 머리 뒤 대각선 방향에 살며시 올린다. 고개를 45도 방향으로 당겨 고개와 시선의 방향, 팔꿈치 방향이 일치하도록 한다.

그림 5-1 목 스트레칭 방법

스트레스는 혈압을 올릴 수 있기 때문에 목이 뻣뻣한 증상이 있을 때 혈압을 재보면 혈압이 높은 경우가 있다. 오히려 고혈압을 가진 환자들은 대부분 증상이 없다. 그래서 우리는 고혈압을 '조용한 살인자'라고 부른다.

목 디스크도 잘못 알려진 경우가 많다. 누구든지 목 MRI 사진을 찍으면 50%에서 목 디스크의 이상이 관찰된다. 그러면 이 사람들이 모두 목 디스크 환자일까? 아니다. 그 중 일부만 진짜 환자이다. MRI 사진에서 나오는 디스크 이상이 바로 병으로 연결되는 경우는 그리 흔하지 않다. 따라서 목이 불편하다고 보험 급여도 안 되는 비싼 MRI 사진을 찍고 목 디스크가 있다고 치료받아야 한다면 믿을만한 의사에게 2차 의견을 구하는 것이 좋다.

그렇다면 뒷목이 뻣뻣한 이유로 가장 흔한 것은 무엇일까? 긴장과 스트레스 혹은 무리한 일 등으로 인해 목 근육이 과도하게 수축한 것이다. 이때는 스트레스를 풀고 안정을 취하는 것이 중요하다. 또 진통제를 복용할 수 있는데, 며칠 내에 좋아지지 않는 경우에는 의사의 진찰을 받아야 한다.

목이 뻣뻣한 증상을 예방하려면 목을 곧게 세우고 약간 턱을 안으로 당기는 자연스러운 자세를 유지하는 것이 중요하다. 목을 뒤로 젖히는 놀이나 게임은 피하고, 적당히 목을 늘려주는 스트레칭 운동을 한다면 목이 뻣뻣한 증상을 치료할 수 있고 또 예방할 수도 있다.

늘 궁금한 혈압 이야기

☑ 아무 증상도 없는데 왜 고혈압을 조절해야 할까?

혈압은 혈관의 벽이 받는 압력이다. 의학자들이 혈압을 이해하고 실제 혈압을 측정하게 된 것은 그리 오래 되지 않는다. 러시아의 의학자 코로트코프(Nicholai Korotkov)는 100여 년 전 팔의 동맥 혈관을 외부에서 눌러 막은 후 서서히 열면 피가 다시 흐르게 되는 순간부터 소리가 난다는 것을 발견했다. 이 소리를 코로트코프음(Korotkoff sound)라고 한다. 그리고 이 소리가 들리기 시작할 때의 혈압이 심장이 뛸 때 피를 펌프질하듯 내보내는 순간(수축기) 압력과 비슷하고, 이 소리가 없어지는 순간은 심장이 최대한 커지는(이완기) 압력과 비슷하다는 것을 발견했다. 이후부터 혈압을 쉽게 측정할 수 있는 혈압계를 발명해 사용했고, 수은을 이용해 사람의 혈압을 객관적으로 측정해 수치로 나타낼 수 있게 되었다.

혈압이 높으면 동맥경화를 일으키는데 결국은 주요 심장질환인 관상동맥질환, 뇌중풍, 신장질환, 말초동맥질환 등 심각한 합병증을 유발한다. 그런데 문제는 한국인 중 아직도 많은 사람이 자신이 고혈압이 있다는 사실을 모르거나 알고 있다고 하더라도 정상 혈압으로 조절하지 못하고 있다는 것이다. 2007년을 기준으로 우리나라 성인 중 고혈압을 갖고 있는 인구는 약 400만 명이나 된다. 그리고 이 중 55% 정도만 항고혈압제를 복용해 혈압 조절을 시도하고 있을 뿐이고 나머지 45%는 자신이 고혈압이 있다는 것도 모르거나 알고 있어도 치료 받지 않고 있다. 그리고 실제 혈압이 잘 조절되는 경우는 전체 고혈압을 갖고 있는 사람 중 38%에 불과하다. 이러다보니 우리나라 성인 중 뇌경색에 의한 뇌중풍은 줄어들지 않고 있고, 심장병, 말초혈관질환은 계속 늘고 있다. 어느 날 갑자기 세상을 떠나는 돌연사의 가장 중요한 원인인 관상동맥질환의 주요 위험인자인 고혈압 관리가 잘 안 되다보니 돌연사도 줄지 않고 있다.

☑ 정상 혈압을 유지하는 방법은 무엇인가?

혈압을 잘 조절하려면 혈압을 높이는 요인을 멀리 해야 한다. 과도한 음주, 흡연, 스트레스, 운동 부족, 비만, 짜게 먹는 습관, 불균형 식사가 혈압을 높인다. 반대로 적절한 음주(고혈압을 갖고 있다면 조절되지 않을 때는 술을 한 잔도 마시지 않는 것이 좋다. 하지만 혈압이 잘 조절되는 상태에서는 남성은 하루 2잔, 여성은 1잔까지 가능하다), 금연, 스트레스 조절, 유산소 운동(걷기, 등산, 줄넘기, 달리기, 수영 등), 체중 조절, 싱겁게 먹는 습관, 탄수화물, 단백질, 적절한 불포화지방산을 포함한 지방, 야채와 과일 등 균형 잡힌 식사는 혈압을 낮춘다. 반대로 술, 짠 음식, 포화지방산이 많은 동물성 지방은 혈압을 높일 수 있으므로 피하거나 최소한으로 먹어야 한다. 한의사들은 인삼도 상향열(얼굴로 향하는 열)이 있을 때는 피할 것을 권고한다.

고혈압을 조절하는 데 가장 중요한 것은 항고혈압제를 잘 복용하는 것이다. 약만 복용한다고 혈압으로 인한 합병증을 다 막지 못하지만 약 없이는 혈압 조절이라는 목표를 달성하지 못하는 경우가 많다. 따라서 고혈압을 진단받은 초기 6개월 내에 약을 쓰지 않고 혈압이 정상이 되지 않는다면 평생 항고혈압제를 복용하는 것이 최선이다. 목표 혈압은 수축기 혈압 130mmHg(밀리머큐리;이하 생략), 이완기 혈압 80 미만을 달성하는 것이 좋다. 당뇨병이나 신장질환이 있는 경우에는 더욱 혈압 조절을 잘 해야 합병증을 예방할 수 있다. 항고혈압제를 정기적으로 복용하면서 다니는 병원에서 뿐만 아니라 집에서도 혈압을 주 1회 측정하면 좋다. 스스로 자신의 상태를 파악하고 대처할 수 있기 때문이다. 항고혈압제는 세계적으로 가장 많은 사람들이 복용하는 약이고, 임상시험 또한 가장 대단위로 이루어진 약이므로 약의 효능이나 부작용에 대해서는 걱정하지 않아도 된다. 항고혈압제를 처방받을 때마다 의사와 상의하고, 년 1회 이상 피검사나 영상의학검사, 심전도검사 등을 통해 드러나지 않는 문제를 발견하는 노력과 함께 꾸준히 약을 복용하면 고혈압을 갖고 있더라도 고혈압이 없는 사람과 거의 비슷한 수준의 건강 목표를 달성할 수 있다.

나는 20여 년 동안 고혈압 환자를 진료해 왔다. 고혈압을 갖고 있는 사람 중 항고혈압제를 수 년 동안 계속 복용하는 것을 의문시하거나 싫어하는 사람이 있다. 그래서 혈압이 잘 조절된다고 의사와 상의 없이 약을 줄이거나 약을 정기적으로 복용하지 않고 1주일에 두 번이나 세 번 복용하는 사람도 있다. 그런데 연구에 의하면 이런 사람들은 혈압을 고르게 조절되지 않아 고혈압 합병증이 잘 생긴다고 경고하고 있다. 항고혈압제는 혈압이 정상이더라도 계속 복용해야 효과가 있다. 다만 혈압을 올리는 다른 위험 요인을 모두 교정했고 항고혈압제의 복용량도 최소 수준이라면 의사의 면밀한 관찰 하에 약을 끊는 것을 시도할 수는 있다. 하지만 이런 경우에도 성공률은 겨우 15% 수준이다. 그래서 나는 아주 특별한 경우가 아니면 항고혈압제를 끊는 것을 권하지 않는다. 한 번 밖에 없는 귀한 자기 몸을 함부로 시험하지 않기를 바란다.

☑ 저혈압도 병인가?

여성 중에는 혈압을 재보면 보통 정상이라고 알고 있는 120/80 이하로 나와 저혈압이라는 얘기를 듣는 분이 있다. 더구나 혈압이 100/70, 혹은 80/60처럼 많이 낮을수록 저혈압이 심하다고 야단이다. 과연 혈압이 낮게 측정되는 것이 저혈압이라는 병을 갖고 있는 것일까? 사실은 전혀 그렇지 않다. 여성은 팔의 둘레가 작고 또 혈관이 말랑말랑해서 혈압이 낮게 측정되어도 대부분 정상이라는 사실을 알아두자. 실제 팔이 가는 사람은 혈압이 실제보다 낮게 측정되고 팔이 굵은 사람은 실제보다 높게 측정된다. 만약 당신이 평상시 건강하고 심장병과 같이 어떤 병이 없는데도 누군가 "혈압이 이렇게 낮으니 당신은 저혈압이 있습니다. 치료를 하셔야 하겠습니다"라고 말한다면, 그 말의 진의를 한 번 의심해도 좋다. 혈압이 낮을 뿐이고 저혈압이라는 병은 없는데 뭔가 혈압에 대해 잘못 알고 있거나 다른 의도가 있는 의사나 약사, 한의사일 가능성이 높다.

우리나라는 혈압이나 어지럼증 이외에도 여러 가지 잘못 알려진 건강상식이 난무하고 때로 이런 식의 정보를 이용해서 이익을 취하는 의료인과 건강식품 판매자들이 많다. 더구나 이런 식품이나 의료기구들이 식품의약안전청의 허가를 받았다고 해서 효과가 있는 것처럼 선전하는데 정부의 허가를 받았다는 것과 효과가 있다는 것과는 별개의 문제이므로 주의를 요한다. 혈압이 낮게 측정되어도 심장 이상이나 출혈, 쇼크 등 심각한 원인 때문에 혈압이 낮아지는 경우가 아니라면 괜찮다. 여성들이 어지럽거나 기운이 없는 경우 혈압까지 낮으면 무슨 큰일이라도 난 것처럼 보약이나 의학적으로 별 도움이 안 되는 혈액순환 개선제, 강심제 등을 권하는 소위 전문가라는 사람들이 있는데 이것은 잘못 알려진 건강상식이다. 그렇게 어지럽고 기운이 없는 이유는 다른 데 있다. 가령 기립성 저혈압이라고 해서 앉았다가 일어날 때 일시적으로 혈압이 떨어지는 현상이 있거나, 식후에 소화를 위해 장으로 피가 몰리면서 일시적으로 뇌로 가는 피가 적어지는 경우도 있다. 이외에도 과로, 스트레스, 우울증 때문에 피곤하고 어지러울 수 있다. 그런 진짜 이유를 모른 채 혈압이 낮게 측정된다고 "저혈압이 있다, 혈액순환이 안 된다" 하는 엉뚱한 병명을 붙이는 것은 몰상식한 처사이다.

노인의 경우 기립성 저혈압이 생길 수 있다. 이런 경우 아침에 잠자리에서 일어날 때, 오래 앉았다가 일어날 때 하지에서 심장으로 되돌아오는 피의 양이 줄어들면서 뇌로 가는 혈액양이 줄어드는 저혈압이 생길 수 있다. 앉아서 혈압을 측정한 후 일어서서 1분 후 다시 측정하면 수축기 혈압은 20mmHg, 이완기 혈압은 10mmHg 이상 떨어지면 기립성 저혈압이라고 진단한다. 기립성 저혈압의 원인이 분명한 경우, 예를 들면 약물의 부작용이나 어떤 특별한 병이 있다면 그 문제를 해결하면 된다. 만약 그것이 아니라면 아침에 일어날 때 천천히 일어난다든지, 일어날 때는 꼭 두 주먹을 불끈 쥐고 일어나면 어지럼증 없이 편하게 일어날 수 있다.

가짜 고혈압이 있다

어릴 적 귀신을 묘사할 때 하얀 소복을 입고 머리를 길게 기른 처녀귀신을 제일 먼저 떠올린다. 더구나 누구에게나 병원이라는 곳은 아프면 가고, 주사를 주고, 수술하고 뭔가 고통을 주는 곳으로 인식하기 쉽다. 그래서 그런지 하얀 가운만 보면 떠는 사람들이 있다. 바로 흰옷을 보면 혈압이 오른다고 해 '백의고혈압' 이라고 하는 고혈압 아닌 고혈압을 가진 사람들이다. 백의고혈압은 병원에 오거나 백색 옷을 입은 의사를 만나기만 하면 긴장이 되어 혈압이 올라가는 경우를 의미한다. 실제로는 고혈압이 없는데 병원에서 측정한 혈압은 높아 고혈압으로 잘못 진단 받은 것이다. 연구에 따라서는 현재 항고혈압제를 복용하는 사람 중에서 극히 일부이지만 백의고혈압이어서 약을 복용할 필요가 없는 사람들이 포함되었다는 주장도 있을 정도이다.

이런 실수를 하지 않으려고 의사나 간호사는 혈압을 측정할 때 긴장이 되는지, 또 맥박이 빠른 지를 체크한다. 그리고 만약 집에서 혈압을 측정했다면 이를 의사에게 보여주는 것이 중요하다. 아울러 백의고혈압이 의심되면 24시간 내내 혈압을 주기적으로 측정하는 기계를 써서 정말 고혈압을 갖고 있는지 아닌지 정확하게 진단한다. 이런 혈압 측정은 보험 급여가 되므로 별 부담 없이 받을 수 있다.

요즈음 일반인들도 쉽게 쓸 수 있는 의료기기들이 많이 나와 있다. 혈압기나 혈당측정기나 간단한 물리치료기기 등 집에서 사용하는 데 편리하고 저렴한 것들이다. 이 중 혈압기와 혈당측정기는 매우 요긴하고 혈압이 높거나 당뇨병을 갖고 있다면 반드시 구입해 스스로 체크하기를 권한다. 병원이 아닌 곳에서 측정한 혈압은 고혈압 관리에 중요한 정보가 될 뿐만 아니라, 스스로 혈압을 측정해서 평소 혈압이 정상범위에 있도록 하는 것이 가장 중요하기 때문이다.

현대인의 건강을 위협하는 대사증후군

최근 국내외의 주요 연구 결과 협심증, 심장마비, 뇌졸중, 그리고 일부 암의 근본 원인은 바로 '대사증후군'이라는 결론을 내리고 있다. 대사증후군은 현대인들의 겪는 성인병의 가장 중요한 원인이며 이 문제를 해결하지 못하면 빠르면 40대, 늦어도 60대에 심병병이나 뇌중풍, 암 등 각종 성인병이 찾아온다는 것이다. 대사증후군은 한 가지 질병이라기보다는 인슐린의 작용과 관련된 대사의 이상으로 생긴 복합적인 문제인데 다음과 같이 정의한다.

(1) 복부비만 : 허리 둘레 남성 90cm, 여성 85cm 이상

(2) 중성지방 150mg/dl 이상

(3) 고밀도 콜레스테롤 : 남성 40mg/dl, 여성 50mg/dl 미만

(4) 공복 혈당 : 100mg/dl 이상 또는 당뇨병

(5) 혈압 : 수축기 130mmHg 이상 또는 이완기 85 이상

위의 5가지 중 3가지 이상 해당되면 대사증후군으로 정의한다. 만약 2가지만 해당되는데 건강관리를 잘 못한다면 곧 대사증후군의 진단 기준에 속하게 될 가능성이 높다.

최근 조사 결과 한국인의 경우, 30대의 15~20%, 40세 이상의 30~40% 정도가 대사증후군을 보이는 것으로 나타났다. 대사증후군을 갖고 있는 사람이 흡연자이면 이것은 최악의 상황이다. 왜냐하면 담배 연기에는 암을 일으키는 발암물질이 40여종 있을 뿐만 아니라 일산화탄소 등 동맥경화를 촉진하는 물질이 보통 공기보다 수십 배 많기 때문이다. 대사증후군을 갖고 있으면서 흡연자인 사람의 혈관은 큰 혈관, 작은 혈관 가릴 것이 없이 조기에 동맥경화가 진행한다. 이렇게 되면 심장질환에 의한 급사, 협심증, 뇌중풍, 말초동맥질환으로 인한 하지 통증 및 운동 제한, 성기능 제한 등의 각종 합병증이 뒤따라온다.

왜 대사증후군에 걸리는가? 최근까지의 연구는 유전 요인과 생활습관요인의 복합적인 원인으로 설명하고 있다. 대사증후군을 갖는 사람들은 대개 비슷한 체형을 가졌으며 식사 습관, 운동 습관, 취미, 성격도 비슷하다. 먹는 것을 좋아하고 특히 기름진 음식이나 단 음식을 좋아한다. 반면 움직이는 것은 싫어한다. 혈당과 혈압이 오르는 가장 중요한

원인은 많이 먹고 운동하지 않는 것이다. 간식과 디저트는 구분해야 한다. 디저트도 식사의 한 단계이다. 따라서 디저트를 포함한 전체 식사의 칼로리와 영양소가 적절해야 한다. 저녁을 많이 먹고 나서 텔레비전을 보면서 또 과일 한 접시를 아무렇지 않게 비우는 것은 매우 위험한 습관이다. 간식은 특별하게 일을 많이 하거나 운동을 하지 않는 이상 필요 없다. 혹시 먹더라도 100Kcal 이하로 아주 간단히 먹는 것이 좋다. 결국 대사증후군을 막는 비결은 적당히 먹고 적당히 운동하는 습관이다. 하루 세끼의 식사를 골고루, 천천히, 적당한 양을 먹는 습관이야말로 건강의 기초이다. 아울러 육체노동을 하는 사람이 아니라면 운동을 따로 하거나 하루 만 보정도 걷는 습관을 가져보자. 시간이 없으면 출퇴근 때 걷고 엘리베이터를 타기보다는 계단을 걷자.

배가 나온 사람 중에 '나는 원래 이래. 나는 안 돼'라고 생각하는 사람이 적지 않다. 유전적인 요인과 오랜 습관의 결과로 나온 배를 원래대로 집어넣는 것이 쉽지 않다. 스스로 노력한다고 했지만 결과가 만족스럽지 않고 체중 조절이 쉽지 않은 것을 체험한 후 다가온 체념이다. 이런 마음이 이해는 되지만 그렇다고 굴복해서는 안 된다. 헬렌 켈러는 "비관론자가 천체의 비밀을 밝히거나 해도(海圖) 없는 지역을 항해하거나 인간 정신세계의 새로운 지평을 연 사례는 한 번도 없었다"라고 말했다. 몸짱 아줌마, 몸짱 아저씨가 먼 나라 얘기가 아니다. 꾸준히 원칙을 가지고 좋은 습관을 유지하는 사람에게 빠르면 6개월 늦어도 1년 내 주어지는 자연스러운 결과일 뿐이다.

과로사

고혈압, 당뇨병을 조절 받던 환자 중 한 회사의 이사로 일하던 사람이 있었다. 그는 자신의 젊음을 바쳐서 회사를 위해 일했을 뿐만 아니라 가족을 돌볼 시간을 갖지 못했다고 회고했다. 결국은 가족의 희생을 감수하면서 살아왔다고 얘기한다. 어디 그 분뿐이겠는가? 기업인과 노동자, 그리고 대다수의 국민들이 그렇게 살아왔다.

그런데 그가 갑자기 세상을 떠났다. 그 날도 늦게까지 일하다가 회식에 참가하고 귀가하려던 참이었다. 화장실에 갔다가 쓰러진 그를 동료들이 급히 병원으로 옮겼지만 생명을 구하지는 못했다. 그가 다니던 회사는 국내에서 회사를 운영하는 것이 어려워지자 중국과 베트남에 일부 공장을 이전했다. 그 때문에 그는 자주 해외 출장을 다녔다. 그는 그렇게도 사랑했던 아들이 군대를 제대하는 것도 못보고, 그렇게도 예뻐했던 딸이 대학에 합격한 소식도 듣지 못하고 세상을 등지게 되었다. 나는 지금도 "회사는 개인의 희생만 요구하는 것이 아니라 가족의 희생까지 요구했다"라는 그의 말을 잊을 수가 없다.

전에 내가 봉사하는 진료팀에서 돌보던 한 네팔 노동자가 공장에서 36시간 쉬지 않고 일하다가 바로 일하던 그 기계 아래서 사망한 채 발견된 적이 있었다. 누구도 부인할 수 없는 전형적인 과로사였다. 그러나 이렇게 분명하고도 심한 과로 후 바로 그 자리에서 사망하는 경우는 드물다. 앞에 예를 든 경우처럼 보통 회사원들이 일하는 것처럼 일하고, 다른 사람들이 받는 정도의 스트레스를 받은 것 같은데 갑자기 죽음의 사자가 찾아오는 경우가 많다. 더구나 평소 아무런 건강문제가 없었다가 갑자기 사망에 이르는 돌연사도 많다.

평소부터 고혈압, 당뇨병, 심장병과 같은 건강문제를 갖고 있다가 갑자기 발생하는 사망도 과로사로 분류될 수 있다. 최근 법원의 판례를 보면 평소 지병을 갖고 있었다고 하더라도, 더구나 사망이 집에서 일어났다고 하더라도 최근 회사의 일이 근로기준법에 정해진 근무 시간을 초과하거나 평소보다 심한 육체적 혹은 정신적인 격무가 있었다고 인정되면 과로사로 인정해 산재보상보험법의 보상을 받을 수 있도록 하고 있다.

산재보상보험법 시행규칙에는 뇌출혈, 지주막하출혈(뇌출혈의 일종), 뇌경색, 고혈압성 뇌증, 협심증, 심근경색증이 발병하거나 이 병으로 사망한 경우에 다음과 같이 업무와 관련이 있다고 인정되면 산재보상을 해주고 있다.

- 돌발적이고 예측 곤란한 긴장, 흥분 등의 급격한 작업환경의 변화로 근로자에게 현저한 생리적 변화를 초래한 경우.
- 업무의 양, 시간, 강도, 책임 및 작업환경의 변화 등 업무상 부담이 증가해 만성적으로 육체적, 정신적 과로를 유발한 경우.

과로사는 어떤 사람에게, 왜 급하게 찾아오는가? 과로사의 가장 중요한 이유는 시한폭탄 같이 심장에 어떤 원인을 감추고 있다가 어떤 스트레스가 주어지면 갑자기 이 시한 폭탄이 작동하기 때문이다. 심장은 수태된 지 한 달이 되면 뛰기 시작해서 평생 멈추지 않고 피를 펌프질해 온 몸에 영양과 산소를 공급하는 매우 특별한 기관이다. 이 기관에 어떤 이상이 존재하더라도 평소에는 아무런 문제도 일으키지 않다가 어떤 나쁜 상황이 조성되면 갑자기 이상을 일으키는 것이다. 심장은 외부에서 심장의 박동을 조절하는 교감신경계와 부교감신경계의 영향을 받기도 하고, 또 심장 자체에 박동을 조정하는 기관이 있어 상호 영향을 주고받는다. 그런데 격무에 시달리고 더구나 정신적으로 불안정한 상태가 지속되면 아드레날린을 비롯한 각종 스트레스 호르몬이 분비된다. 이런 스트레스 호르몬에 대해 심장은 영향을 받는다. 특히 과중한 노동 강도로 일하거나 과도한 스트레스에 시달릴 때, 밤낮 교대근무를 하는 경우, 직장의 건강관리가 허술하고 형식적인 건강진단만 하는 경우에 잘 생기는 것으로 알려져 있다. 또한 평소에 고혈압, 고지혈증, 흡연, 운동 부족, 당뇨병, 비만, 짜게 먹는 식사습관, 과음 등의 위험요인이 내재된 사람에게 과로사가 잘 찾아온다. 왜냐하면 이런 위험요인을 갖고 있는 사람은 자신은 느끼지 못하지만 심장에 산소와 영양을 공급하는 혈관인 관상동맥이 좁아져 있기 때문이다. 관상동맥이 좁아지면 스트레스를 많이 받을 때 좁아진 혈관 주변의 피가 응고되어 혈관을 막는 심근경색증이 발생해서 급작스럽게 돌연사(突然死)가 일어난다.

불행하게도 우리나라 40대 남성과 관련된 건강지표 중 OECD 국가 중 1위인 것이 많다. 바로 사망률, 간질환 유병률, 흡연율, 알코올 소비율, 알코올 중독 비율 등이다. 이러한 지표들의 주요 원인을 우리나라 직장인들의 과로와 스트레스, 과음, 흡연, 운동부족, 건강진단의 소홀

등에서 찾아볼 수 있다. 이런 나쁜 건강습관은 계속 누적되면 우리 몸의 정상적인 생리현상을 방해하고 면역력을 떨어뜨려 질병에 약하게 만든다. 뿐만 아니라 심장과 뇌혈관 등에 동맥경화 등 숨어 있는 병을 일으켜 결국 몸에 큰 스트레스가 가해질 때 이를 이겨내지 못하고 사망에 이르게 된다. 우리나라의 경제가 여기까지 오는데 가장 중요한 역할을 했고, 또 자신과 가족의 희생을 마다하지 않았던 직장인들이 갑작스레 세상을 떠나는 불행한 일이 일어나는 것이다.

과로사를 예방하기 위해서 가장 중요한 것은 과로를 피하는 일이다. 하지만 과로를 피하는 일이 법적, 제도적 장치만으로 보장되기는 어렵다. 회사 전체의 분위기와 근로 환경, 그리고 국가적인 지원 대책이 함께 어우러져야 가능하다. 따라서 우리 모두가 이런 노동환경을 만들기 위해 노력해야 하겠지만 이런 날이 오기를 기다리기만 할 수는 없다. 개인적인 차원에서 직장과 가정에서 분수를 지키고 자신의 목표를 적절하게 조절해서 스트레스를 줄이는 것이 필요하다. 과로를 하는 이유가 어쩔 수 없는 외부적인 조건 때문일 때가 많지만 개인적인 성취욕이나 과도한 목표 때문인 경우도 적지 않다. 평소에 올바른 건강습관을 생활화하는 것도 과로사를 예방하는 데 매우 중요하다. 어쩌면 몸에 나쁘다고 알려진 것을 피하고 몸에 좋다고 알려진 건강습관을 갖는다는 아주 평범한 진리가 과로사를 예방하는 가장 중요한 지침일 것이다. 수명을 단축시킨다고 알려진 것은 멀리하고, 수명을 늘린다고 밝혀진 것에 친숙해지는 생활습관을 갖는 것이야말로 과로사를 예방하고 장수하는 비결일 것이다.

마음의 병

우리 '마음'은 참으로 신비하다. 고요하다가도 이유 없이 요동치고, 일상의 항로를 잘 따라가다가도 때로는 인생을 걸만한 이유도 아닌데 항로를 이탈해 헤맨다. 마음에 들면 간이라도 빼줄 것처럼 요란을 떨다가도, 약간만 틀어지면 천 길 나락으로 떨어진다.

우리의 마음이 유연하고 깊고 어떤 경우라도 본래의 아름다움을 잃지 않는다면 얼마나 좋을까? 사랑한다면 일시적인 선호나 기분에 좌우되지 않고 끝까지 믿어주고 지켜주어야 하는데 그렇게 심지가 굳지 못한 것이 인간의 마음이다. 이런 저런 이유로 요동치는 마음이 평정을 찾지 못하다가 급기야 몸에 병을 일으키는데 이것을 정신신체질환(psychosomatic disease)라고 한다. 마음이 원인이 되어 병이 생기기도 하고 낫기도 하고 악화되기도 하는 것이다. 우울증, 불안증은 마음의 병이고, 두통, 소화장애, 신경성 식욕부진, 비만, 두드러기, 고혈압, 당뇨병, 천식, 소화기궤양, 궤양성 대장염 등은 마음이 몸에 병을 만든 정신신체질환이다.

왜 그럴까? 왜 마음이 이렇게 큰 파장을 일으키며 몸에 병까지 만들까? 그 이유는 마음은 몸과 연결되어 끊임없이 몸의 기능에 영향을 미치기 때문이다. 예를 들어 스트레스를 과도하게 받는데 해결이 안 되면 스트레스 호르몬인 스테로이드 호르몬, 에피네프린(epinephrine), 노어에피네프린(norepinephrine) 등의 분비가 과도하게 되면서 이 호르몬의 부정적 작용이 커지게 된다. 그 부정적인 작용이 혈압 상승, 위점막

출혈, 면역 저하를 일으키고 결과적으로는 고혈압, 당뇨병, 소화성 궤양이 발생한다. 이유 없는 불안에 시달리는 사람도 적지 않다. 불안 중에는 사람들 앞에만 서면 불안한 경우도 있고, 길 가다가, 혹은 엘리베이터 안에서 꼭 죽을 것 같은 생각에 사로잡히는 공황에 사로잡히는 경우도 있다. 심한 충격을 받은 후 때로 밀려오는 불안과 고통에 시달리는 '외상후 스트레스 장애'도 있고, 자식, 사업, 집단 단속 등 계속해서 확인하고 또 확인하지 않으면 불안해 못 사는 강박장애도 있다. 이런 불안은 정신과의사의 도움 없이 헤어나기 쉽지 않은데 우리 사회가 불안해질수록 환자도 많아지는 것이 안타깝다.

우리나라 국민들의 마음은 그리 편하지 못하고 스트레스 수준이 높다. 사회안전망이 안전하지 못하고 빈익빈 부익부는 심해지고 있으며 경제 문제나 한반도를 둘러싼 국제사회가 순탄하지 않다. 미래가 불확실하고 위험도가 높아지면 마음의 병과 정신신체질환, 자살률이 늘어난다. 문제의 본질과 관계없이 결과적으로 피해를 보는 것은 대책을 세울 수 없는 서민들이다.

우리가 나라 걱정, 미래의 걱정을 안 할 수 없지만 분명한 것은 우리가 걱정하는 것의 90% 이상은 실제 일어나지 않는다는 것이다. 더구나 우리가 걱정한다고 문제가 해결되지도 변화되지도 않는다. 북핵 문제나 정치 문제는 우리가 관심을 갖고 토론하고 걱정할수록 마음이 편해지는 것이 아니라 마음만 무거워지고 힘이 빠지는 문제이다. 그렇다고 이런 문제를 외면하자는 것은 아니다. 주어진 의사 표현의 기회 때 하면 되고 또 혹시 어려운 때, 나를 필요로 할 때가 될 때 내 의무를 다하면 된다. 그러니 평소에는 가족과 친척과 친구들과 이런 문제로 힘을 빼지 말고 나와 가족이 기쁠 수 있는 문제를 얘기하고 실제 그런 기회를 많이 갖기를 바란다. 즉, 서로 관심을 나누고, 같이 문화와 자연을 즐기고, 운동하고, 사랑하고. 같이 삶의 아름다움을 나누는 가운데 불안도 떨치고 새로운 에너지를 얻는 것이 현명하지 않을까?

경제가 좋아지는 것이 지하경제, 거품경제, 향락경제로 인한 것이 아니고 인간의 얼굴을 한 시장경제가 정착되고 빈부격차가 줄어들어서 국민들의 마음의 병도 줄어드는 세상이 오기를 간절히 기원해본다.

소중한 눈, 소홀히 관리하지 말자

☑ 백내장

한창 젊은 시절에는 나이 드는 것을 모른다. 노화는 20세 이후 시작되지만 매우 서서히 진행하기 때문에 본인은 잘 못 느낀다. 그러다가 나이가 들었다는 것을 느끼는 때는 갑자기 외모가 많이 변할 때, 즉 흰머리가 많이 나거나 작은 글씨가 안 보일 때이다. 보통 40대 중반에 일어나는 주요 현상이다. 40대에서 시작하는 눈의 문제는 백내장, 녹내장, 그리고 노안이 가장 중요한 문제이다. 우선 백내장에 대해 알아보자.

눈은 사진기와 비슷하다. 각막 바로 안쪽에 있는 수정체는 사진기의 렌즈에 해당되는데 사진기의 렌즈에 이물질이 묻으면 사진의 일부가 뿌옇게 되는 것처럼 우리 눈의 수정체에도 혼탁이 생기면 그 부분이 잘 안 보이게 된다. 그래서 백내장의 초기 증상은 시력이 떨어지거나 안개 낀 것처럼 흐리고 침침하게 보이는 것이다. 40~50대에 시작한 백내장은 보통 50대부터 시작해서 70대, 80대까지 수술을 받게 된다.

백내장을 치료한다고 안약을 비롯한 약을 쓰는 경우도 있지만 거의 효과가 없다. 여러 연구에서 백내장의 진행을 막기위해 시도한 약물요법은 효과가 없었다. 결국 백내장의 치료는 수술이다. 백내장이 생겼지만 별 증상이 없으면 그냥 지내도 된다. 시력이 0.6 이하로 떨어질 정도로 시력이 떨어지고 교정이 안 되거나 뿌옇게 보여서 불편해지면 수술을 받는 것이 좋다. 너무 늦게 수술을 하면 수정체가 너무 굳어져서 수술에 애를 먹게 되고 합병증도 생기므로 수술시기를 놓치지 않는 것이 좋다. 백내장 수술법은 매우 발전해서 어떤 주사나 마취 없이 안약으로 간단하게 마취해서 수 분 내 수술이 끝난다. 백내장 수술은 백내장의 원인이 되는 수정체를 초음파를 이용해서 전부 깨끗하게 제거하고 새로운 인공 수정체를 넣어주는 것이다. 한 번 수술을 받으면 거의 평생 사용한다. 수술 후 감염이나 출혈의 합병증이 있을 수는 있지만 이런 경우는 드물기 때문에 걱정 없이 수술받기를 권한다.

☑ 녹내장

가끔 머리 앞쪽으로 두통을 느끼고 눈이 불편한 느낌이 들다가 시야가 좁아지는 것을 느낀다면 녹내장일 가능성이 높다. 녹내장이란 눈 안의 압력이 높아지는 병이다. 마치 혈압이 올라가면 심장과 혈관에 문제를 일으키는 것처럼 눈 안의 압력이 올라가면 눈의 신경에 문제가 생긴다. 이 병을 그대로 방치하면 시력을 잃게 되는데 당뇨병, 사고, 고혈압 다음으로 실명의 원인이 되는 심각한 병이다.

녹내장의 원인은 눈에 영양분을 제공하고 쿠션 역할을 하는 방수라는 물이 만들어지고 순환하고 흡수되는 과정 어느 한 부분에 문제가 생겨서 방수가 많아지고 결과적으로 눈 안의 압력이 올라가는 것이다. 눈 속의 압력이 높아지면 압력에 가장 약한 시신경이 먼저 타격을 받아 시야가 좁아지고 급기야 시력을 잃게 된다. 이 병은 인구의 1~2%가 갖고 있을 정도로 흔하고 40대 이후에 증가한다. 따라서 년 1회 안과의사의 건강검진이 필요하다.

녹내장은 보통 눈에 넣는 안약으로 잘 조절된다. 하지만 원인에 따라서는 수술을 해야 하는 경우도 있다. 방수의 순환이 구조적인 문제로 제약을 받을 때는 방수가 흐르는 우회로를 만들어주는 수술을 한다. 비교적 간단한 수술로 이 수술은 병원급의 큰 병원 안과뿐만 아니라 작은 안과의원에서도 장비만 갖추면 수술 할 수 있을 정도로 간단한 수술이다. 안압이 안약으로 잘 조절되는 경우에는 마치 고혈압 환자가 혈압을 체크해가면서 평생 혈압약을 복용하는 것처럼 정기적으로 안압을 측정하면서 평생 안약을 쓰면 된다.

아직까지 녹내장을 예방하는 특별한 방법은 없으며 당뇨병이나 눈의 외상을 당한 경우에 잘 생기므로 년 1회 정기적인 안과 검진과 눈에 이상이 있을 때 조기에 병을 발견할 수 있는 안압측정 검사가 필요하다.

☑ 노안

노화는 우리 몸의 세포 단위에서 일어나기 시작한다. 즉, 성장이 끝나는 시점인 20대를 지나면 세포의 생성과 소멸, 재생의 속도와 질이 낮아지고 여기에 따라 일어나는 갖가지 대사작용이 이전보다 느려지고 효율성이 떨어진다. 하지만 누구나 20~30대는 노화를 느끼지 못하다가 40대 중반을 전후로 어느 날 갑자기 아주 작은 글씨가 안 보이기 시작하면서 몸으로 느낀다. 잘 보이던 눈이 이 나이가 되어 가까운 곳과 먼 곳을 교대로 봐야할 경우 바로바로 초점을 맞추기가 어려워지고 작은 글씨가 안 보인다면 노안이 시작된 것이다. 우리 눈이 가까운 것을 보기 위해서는 수정체를 볼록렌즈처럼 더 볼록하게 만들어 굴절이 잘 일어나도록 해야 한다. 그런데 나이가 듦에 따라 수정체의 탄력성이 감소해 굴절이 잘 안 되는 것이다. 여기에 나이가 들면 수정체의 크기가 조금씩 커지는데 그 말단부와 수정체를 잡아당기는 모양체근과의 거리도 좁아지게 되면서 수정체를 잡아당길 공간도 없어져서 굴절이 잘 안 되는 현상이 발생한다. 결국 노안의 노화에 따라 수정체가 구조적, 기능적으로 변화하여 생긴 현상으로 저절로 좋아질 수는 없는 상태가 된 것이다.

젊은 시절부터 근시 때문에 안경 없이는 멀리까지 잘 안 보였던 사람은 노안이 조금 늦게 온다. 어떤 사람은 젊을 때는 근시 안경을 쓰다가 노안이 올 때쯤이 되면 오히려 눈이 좋아져서 안경을 벗는 사람도 있다. 이것은 초점이 망막 앞에 맺혀서 생긴 근시가 노안으로 수정체의 굴절력이 떨어지면서 오히려 망막에 상이 잘 맺히기 때문이다. 이 시기는 오래 가지 않고 곧 먼 것도 가까운 것도 잘 안 보이는 이중고를 겪게 된다. 급기야는 근거리용과 원거리용 안경을 바꾸어가면서 끼고 벗는 좀 번거로운 일이 벌어진다.

이 경우에 가장 간단한 방법은 다촛점렌즈를 장착한 안경을 쓰는 것이다. 이미 수 년, 혹은 수십 년 안경을 썼던 사람이라면 별 불편없이 다촛점안경으로 원래 있던 근시 문제와 노안 문제를 한꺼번에 해결할 수 있다. 다촛점렌즈에 적응하지 못하는 사람은 다음에 시도되고 있는 수술방법을 택하는 것을 권한다.

노안을 교정하는 수술로 라식 수술이나 엑시머 레이저 수술 등의 수술적 방법이나 드림렌즈를 이용한 무수술적 교정술로 한 눈은 주로 멀리 보고 다른 한 눈은 주로 가까이를 보는 데 사용해 안경 없이 멀리, 가까이 모두 잘 보이게 될 수 있다. 이런 단안시 교정술을 받은 후 만족하는 비율은 약 70~80% 정도이므로 사전에 안과의사와 충분히 상의해야 한다. 이외에도 노안을 교정하는 데 홍채인식 노안수술을 받거나 다초점 인공수정체 삽입술, 초점 조절이 가능한 인공 수정체 등이 이용되므로 정확한 사전검사를 통해 자신에게 맞는 최적의 수술법을 선택해야 한다.

노안은 누구에게나 오는 것이지만 과거처럼 돋보기로만 해결하던 시대는 지나갔다. 노인이 되어도 눈은 편하게 잘 보면서 살아갈 수 있다. 각자의 필요에 따라 편한 방법으로 보는 문제를 해결하는 것은 삶의 질을 향상하는 데 매우 중요하다.

위급한 질병의 신호

☑ 위험한 두통

일상생활에서 흔하게 느끼는 두통은 보통 긴장성 두통이라고 해서 신경 쓰거나 과로할 때 생긴다. 두통이 심하지 않고 쉬거나 진통제를 먹으면 쉽게 가라앉는다면 걱정할 것이 없다. 몸살, 감기에 걸려서 느끼는 두통도 "지끈지끈 아프다"라고 표현할 정도로 아픈 두통이지만 몸살이 나으면 같이 좋아진다. 하지만 두통을 일으킨 원인이 심각하다면 빨리 어떤 조치를 해야 한다. 평소 두통을 느끼지 않던 사람이 갑자기 두통을 경험한다든지, 두통이 매우 갑자기 시작해서 점점 심해지든지, 열이나 발진, 목의 경직을 동반하는 두통이 있든지, 구토를 동반하거나 얼굴이나 사지 근육의 힘이 떨어지는 경우에는 심각한 원인일 수 있다. 또한 두통이 생긴 후 의식이 변하거나 수 시간, 혹은 수 일 전 머리를 다친 후 생긴 두통이 심해진다던지, 운동, 성교, 기침, 재채기 시에 두통이 갑자기 생겼다면 반드시 의사의 진찰이 필요하다.

이런 두통을 일으키는 병에는 어떤 것이 있을까? 두통이 급작스럽게 올 때는 뇌막염, 대뇌 출혈(뇌졸중, 동맥류의 파열), 뇌졸중, 뇌압의 급격한 상승, 급성 녹내장, 급성 부비동염, 급성 대사성 이상(일산화탄소 중독, 저혈당) 등을 생각해야 한다. 대부분 심각한 병이고 신속하게 조치하지 않으면 생명을 잃거나 후유증을 남긴다. 뇌졸중은 갑작스럽게 발병하는 경우도 있지만 발병 전에 전조증상을 보이는 경우도 있다. 즉, 자꾸 자려고만 하고 무기력해하거나, 기운 없이 쓰러지거나 갑자기 눈

앞이 캄캄해지고 잠시 의식을 잃게 되는 경우, 팔, 다리가 저리고 감각이 없거나 힘을 쓸 수 없는 상태, 말이 어눌해지고 잘 알아듣지 못하거나, 똑바로 걷기가 힘들고 물체가 두 개로 보이는 등의 시야장애 등이 계속된다. 이런 증상은 몇 시간 내 사라지더라도 곧 뇌졸중이 발생한다는 예고 증상이므로 무시하지 말고 빨리 병원을 찾아야 한다.

만약 두통이 지속성 혹은 반복성으로 온다면 머리 안에 어떤 혹(암, 농양, 지주막하 혈종, 큰 동정맥 기형 등)이나 긴장성 두통, 편두통(전구증상이 있거나 없는), 군집성 두통, 외상 후 두통, 경추 질환, 삼차신경통, 동정맥기형, 이갈이(측두하악골 기능 이상) 등이 생겼을 가능성이 높다. 이 중 긴장성 두통 같은 가벼운 병도 있지만 암이나 동정맥 기형 같은 심각한 병도 있다. 가벼운 두통이 아니라면 빨리 의사의 진찰을 받고 필요한 경우 뇌단층촬영(CT), MRI 등의 정밀 검사를 받아야 한다.

☑ 흉통

흉통은 가슴 부위에 느끼는 통증, 혹은 불편한 증상을 통칭하는 증상인데 그 원인은 일시적이고 아주 가벼운 질환부터 심근경색증이나 박리성 대동맥류처럼 신속한 치료가 뒤따르지 않으면 사망에 이르는 심각한 병까지 다양하다.

흉통은 통증을 느끼는 부위가 가슴 한 곳에 한정되어 있고 피부 표면 부분에서 통증을 느끼며 예민한 통증으로 호소하는 경우에는 대상포진의 전조 증상이 가능성이 높다. 이런 경우 하루 이틀 이내에 피부 발진이 생기기 시작해서 국소적으로 번진다. 대상포진은 피부병 중에서 가장 통증이 심하지만 전조증상이 있을 때부터 대상포진약을 복용하면 가볍게 이겨낼 수 있다.

통증 부위가 가슴 한 곳에 한정되지 않고 비교적 광범위하게 퍼지며, 심부의 통증으로 인식되고 압박감과 같은 둔통을 호소하는 경우에는 심장과 같은 흉곽 내 장기에 질병이 있을 가능성이 높다. 이런 흉통 중에서 매우 갑작스럽게 심한 흉통을 호소하는 경우에는 심근경색증, 폐동맥색전증, 박리성 대동맥류와 같이 바로 생명과 직결되는 질환을 의심해야 한다. 특히 가슴 중앙부에 발생한 심한 통증을 호소하는 경우에는 이와 같은 심각한 질환이 원인일 때가 많으므로 주의를 요한다. 흉통이 전조 증상이 되어 심각한 병으로 발전하는 대표적인 병이 심근경색증이다. 평소 협심증이 있던 환자나 흡연하던 사람이나 고혈압, 고지혈증, 당뇨병 등이 있는 사람이 갑자기 심한 흉통이 발생해 20분 내 사라지지 않으면 급성 심근경색증을 생각해야 한다. 협심증의 증상은 계단을 오르거나 운동을 하거나 흥분할 때 유발되는데 가슴 부위가 누르듯 뻐근하게 아프고 목이나 왼쪽 팔로 퍼지는 경우가 많다.

박리성 대동맥류의 경우 처음에는 매우 심한 흉통을 경험하지만 바로 증상이 없어지는데 이때 큰 병원 응급실을 찾아야 한다. 왜냐하면 이때 조치를 하지 않으면 24시간 내에 생명을 잃을 수 있기 때문이다. 어떤 통증이건 평소 경험하지 못한 심각한 통증을 느끼는 경우 그 통증이 없어지거나 줄어들었다고 '괜찮겠지'라고 생각하는 것은 금물이다.

☑ 복통

배가 아픈 것은 모두 이유가 있다. 때로는 사촌이 땅을 산 것도 복통의 원인이 된다. 왜냐하면 질투가 스트레스를 유발해 위산 분비는 늘리고 위벽의 방어력을 떨어뜨려 미란성 위염을 만들고 심해지면 위궤양을 일으키기 때문이다. 복통을 일으키는 원인은 참으로 많다. 흔한 원인만 살펴보면, 어른에서는 미란성 위염, 소화성 궤양, 장염, 기능성 위장 장애, 급성 충수염, 결석, 담석 등이 원인이다. 바로 수술을 받지 않으면 심각한 합병증에 빠지는 급성 충수염은 복통은 그리 심하지 않은데 식욕이 전혀 없고 미열이 나며 복통이 처음에는 배의 중앙 위쪽이었다가 점차 우하 부위로 국한되는 것이 특징이다. 소아에서는 감염성 설사, 반복성 복통, 변비, 장중첩증, 장간막 림프선염 등이 원인인데 장중첩증 이외에는 비교적 심각하지 않은 원인이다.

복통이 갑자기 발생되고 매우 심하면 응급실로 가야하고 응급수술을 대비해야 한다. 왜냐하면 소화성 궤양 천공, 자궁외 임신 등과 같이 복강내 장기 천공에 의한 경우가 있기 때문이다. 또 담석이나 요로결석이 심한 복통을 일으키기도 한다. 반면 복통이 서서히 생기면 충수염, 감염성 위장염, 게실염, 골반 내 감염 등 염증성 질환에 의한 경우나 장폐색에 의한 경우이다. 이런 질병은 한 두 시간의 시간을 다투는 상태는 아니므로 평소 단골로 가는 의사의 진찰을 받아 병을 진단하면 된다.

복통이 생겼을 때 다음과 같은 경우는 자가치료로 끝내지 말고 꼭 의사의 판단을 받아야 한다. 즉, 복통이 점차 심해지는 경우, 구토가 복통이 생긴 후에 뒤따르는 경우, 구토나 설사 후에도 복통이 경감되지 않는 경우, 심한 복통이 쉬지 않고 지속적인 경우, 복통으로 인해 잠에서 깨어 한밤중에 응급실을 찾을 정도로 증상이 심한 경우 등은 응급 수술을 받아야할 심각한 병일 수 있으므로 빨리 응급실을 찾아야 한다.

☑ 암을 예고하는 증상

암의 전조증상은 사실 암 자체로 인한 것이 아니다. 암을 잘 일으키는 습관들이 바로 암의 전조 증상이다. 담배 피우고, 술 많이 마시고, 운동은 안 하고, 태운 고기 자주 먹고, 비만하고 스트레스 많이 받고… 이런 습관이 바로 암의 전조증상이다. 왜냐하면 이런 습관을 가진 사람의 암 발생률이 월등히 높기 때문이다.

암은 어느 날 갑자기 생기지 않는다. 우리 몸에서 세포가 돌연변이를 일으키더라도 바로 암으로 발전하지 않기 때문이다. 우리 몸에는 돌연변이 되거나 망가진 세포를 가려내서 없애버리는 면역감시체계가 작동하고 있다. 암은 돌연변이 세포수가 많아지는데 이 세포를 감시하고 없애는 면역감시체계가 약화되어 생긴다. 나쁜 건강습관은 세포가 돌연변이 생기도록 도울 뿐만 아니라 면역감시체계도 약화시키므로 바로 암의 전조증상이라고 할 수 있다.

암의 초기 증상은 매우 다양한데 그 중 중요한 증상은 다음과 같다. 즉, 이유 없는 식욕 감퇴나 체중 감소, 휴식이나 치료에 의해 나아지지 않는 통증, 목소리의 변화, 호흡곤란, 반복되는 복통 등이 있다면 빨리 의사의 진찰을 받아야 한다. 우리 몸에 있는 정상 조직이 변화되어 암으로 발전하는 대표적인 징후가 대장의 폴립이다. 폴립은 소위 물혹이라고 부르는 것으로 대장의 점막의 변화가 일어나서 커지고 점막 조직이 변한 것이다. 이 폴립 중 일부가 암으로 발전하므로 대장내시경검사를 하면서 이 폴립을 제거하면 대장암은 예방된다.

피부에 생긴 점도 일부 피부암으로 발전할 수 있으므로 다음과 같은 피부암의 전조증상이 있을 때는 제거해야 한다. 즉, 피부 점의 색깔이 불규칙한 분포나 불규칙한 가장자리를 갖거나 출혈이나 커지거나 처음부터 5mm 이상 클 때는 곧 피부암으로 발전하거나 피부암 초기 증상일 수 있으므로 바로 제거하는 것이 좋다.

치질을 예방하려면

사람이나 단체나 회사나 이름을 바꾸는 것은 큰 맘 먹지 않고서는 힘든 일이다. 그러니 웬만해서 개명(改名)하지 않고 지낸다. 간혹 이름 바꾸는 사람을 만나는데 특별한 이유가 있다. 이름의 사주가 나쁘다는 것을 알게 되어, 이름이 어릴 때는 부르기 좋지만 어른이 되니 너무 가볍거나 놀림이 되는 경우 등이 일반적인 이유이다. 아주 특이한 경우로 자신이 항문의 병을 잘 치료하는 의사라는 것을 알리기 위해서 이름을 바꾼 사람이 있다. 'ㅇㅇㅇ항문외과'라는 간판을 달고 싶은데 현제 법으로는 항문외과가 독립적인 전문과목이 아니므로 그런 이름을 쓸 수 없다. 그렇다고 자신의 이름을 'ㅇ항문'으로 바꾸기는 좀 그렇다. 그래서 생각해낸 아이디어가 이름을 'ㅇ학문'이라고 바꾸는 것이다. 'ㅇ학문'

이라는 이름은 그리 드물지 않은 이름인데 'ㅇ학문외과'라는 이름을 쓰면 발음이 기가 막히게도 항문외과로 들린다.

수 년 전부터 한국에는 이름을 바꾸면서까지 항문질환을 잘 본다는 간판을 내미는 의사가 있을 정도로 항문의 병과 둘러싼 경쟁이 만만치 않다. 최근 몇 년 동안 수술 후 건강보험에 청구되는 질환 1위가 치질인데 치질이 수술 1위인 나라는 우리나라밖에 없다. 그만큼 한국인들에게 치질이 많기도 하겠지만 항문을 전문한다는 의사가 너무 많고, 그러다 보니 수술이 과도하게 이루어고 있다.

치질(痔疾)은 항문주위의 병을 통틀어 표현하는 병명으로 혈관과 조직이 뭉쳐서 튀어나오는 치핵(痔核), 항문 점막이 찢어지는 치열(痔裂), 그리고 항문과 피부 사이에 구멍이 뚫리는 치루(痔漏) 세 가지를 합해서 치질이라는 표현을 쓴다. 하지만 보통 치질이라면 가장 흔한 병인 치핵을 의미하기도 하다.

치핵은 항문 주위 혈액 순환이 나빠지면서 정맥 내 혈액이 정체되어 정맥이 확장하는 초기 단계부터 시작한다. 이때는 가끔 배변 후 피가 묻는 정도의 증상만 있다. 이후 진행되면 배변 할 때 항문 밖으로 치핵 덩어리가 빠져나왔다가 저절로 들어가는 단계로 발전되는데 이때는 출혈과 통증이 자주 동반된다. 이후 더 진행되면 급기야 항문 밖으로 빠져나온 치핵 덩어리가 항문 안으로 들어가지 않는 4기 단계로 급하게 수술을 받아야 하는 상태가 된다. 치핵은 오래 서있거나 앉아있는 직업을 가졌거나 변비가 심한 경우, 임신했을 때 흔하다. 치핵은 한 번 생기면 호전과 악화를 반복하고, 조치 하지 않으면 계속 진행되어 출혈, 통증, 배변

장애 등 불편한 증상을 일으키고 결국 수술을 받아야 하는 상태가 된다.

치열은 대변이 항문을 통과하면서 항문 점막에 가해지는 압력이 과도하게 높아지면서 점막이 찢어지는 병이다. 변비가 심해서 대변이 너무 딱딱하거나 커서 생기기도 하고, 대변은 정상적인데 항문 주위 긴장도가 높아 항문이 열리지 않기 때문에 생기기도 한다. 통증과 출혈이 흔하고, 반복되면 화장실 가기가 겁나서 변비가 심해지고 변비가 심해지면 치열도 심해지는 악순환을 한다.

치루는 항문주위에 염증이 발전해서 고름이 생기고 이 고름이 주위 조직으로 퍼지면서 항문 내와 피부로 새로운 길이 뚫리는 병이다. 이 병은 한 번 생기면 수술로 새로운 길을 모두 없애는 치료를 받기 전에는 낫지 않는다. 많은 치루는 이러한 수술로 완치되지만 적지 않은 치루가 계속 반복해서 재발하는 경향이 있다.

치질이 많이 진행된 상태에서는 전문적인 치료를 받아야하지만 초기 단계에서는 예방하고 치료하는 방법이 비슷하다. 중요한 것은 규칙적인 배변 습관을 갖는 것이다. 자기 나름대로 매일 일정한 시간에 대변을 볼 수 있는 습관을 기르고 이를 잘 실천하는 것이 중요하다. 배변은 일종의 조건반사작용이므로 자신만의 일정한 조건, 즉 어떤 사람은 일어나자마자, 어떤 사람은 아침 식사 후 커피 한 잔 마신 후, 어떤 사람은 직장에서 편한 시간 등 자신만의 좋은 배변 조건이 될 때 규칙적으로 화장실에 가는 것이 좋다. 가능하면 매일 한 번 배변하는 것이 좋지만 사람마다 하루 세 번, 혹은 3일에 한 번까지는 정상범위라고 볼 수 있다. 아울러 배변 후에는 좌욕을 하는 것이 좋다. 섭씨 40~42도의 물(보통 목욕물로 손을 넣었을 때 아주 뜨겁지는 않은, 따근따근하고 기분이 좋을 정도로 뜨끈한 물)에 항문과 엉덩이를 담그고 힘을 주었다가 뺐다 하기를 약 10분 정도 하면 좋다. 이런 일이 번거롭다면 비데를 쓰는 것도 괜찮다.

변비가 있다면 1~2주 정도는 변비약을 복용해서 대변을 부드럽게 해야 한다. 더 중요한 것은 규칙적인 배변습관과 더불어 섬유질이 많은 음식(무 김치, 우엉, 당근, 미역, 고구마 등)을 많이 먹어서 대변을 부드럽게 하는 것이 필수적이다.

위에서 설명한 기본적인 치료법으로 치핵이 좋아지지 않으면 의학적인 치료를 받아야 하는데 진행 정도에 따라 치핵에 특별한 주사를 놓거나 묶거나 수술로 떼어내기도 한다. 치료법의 장단점이 있고 외과의사마다 잘하는 방법이 있기 때문에 주변에 치료받아본 사람들이 만족스럽다고 얘기하는 믿을만한 곳에서 상의하는 것이 좋다. 치열의 경우에도 규칙적인 배변, 좌욕, 변비 조절 등 기본적인 치료에도 좋아지지 않으면 수술을 받게 되는데 항문 주위를 죄여주는 근육의 긴장도가 너무 높은 경우 부분적인 절제술로 긴장도를 완화시켜주면 치열은 해결된다.

치질을 예방하고 치료하는데 심리적인 안정도 중요하다. 스트레스를 해결하지 못하고 긴장도가 증가할수록 변비가 심해지고 규칙적인 배변을 하기 어려우며 항문 주위 근육에 긴장도가 높아져서 치질이 생길 가능성이 높아진다. 너무 깔끔하게 구는 사람, 남의 눈을 너무 의식하는 사람, 어깨에 너무 힘이 들어간 사람에게 치질이 흔하다. 마음을 편하게 먹는 것, 그리고 스트레스를 적절하게 조절하는 것은 항문의 병을 막는 데도 중요하다.

잠깐! 잘못 알고 있는 건강 상식

🙍 성인은 예방접종이 필요 없다?

유럽인들이 아메리카 대륙의 인디오를 무찌를 수 있었던 가장 강력한 무기는 무엇이었을까? 총과 대포, 아니면 화약 등 신무기였을까? 아니다. 각종 질병이었다. 유럽인들이 현재 미국과 중남미 지역을 쉽게 접수한 것은 질병이 역사를 바꾼 대표적인 예에 속한다. 유럽 사람들은 이미 면역을 획득한 전염병이 신대륙에 옮겨지면서 수많은 인디오들이 죽었다. 특히 인디오들은 홍역에 노출된 적이 없었으므로 홍역이 한 번 유행하면 인디오 어린이뿐만 아니라 성인 인디오들도 쓰러졌다.

현재에도 후진국에서 사망 1위를 차지하는 병은 설사를 일으키는 세균과 각종 전염병이다. 선진국에서는 환경과 위생이 개선되고, 인류를 위협했던 전염병에 대한 예방접종약, 즉 백신이 개발되면서 전염병의 시대가 끝났다. 대부분의 국가에서는 어릴 적부터 예방접종을 실시해 과거 주요 사망원인이었던 천연두, 홍역, 백일해, 디프테리아, 일본뇌염, 그리고 간염 등의 병이 거의 사라졌다. 하지만 아직도 후진국은 이런 예방접종과 환경 위생 개선 사업이 제대로 이루어지지 않아 전염병이 창궐하고 있고 새로 태어나는 어린이의 20%는 1년을 넘게 살지 못하고 평균 수명도 50세를 넘지 못하고 있다.

그러나 선진국이라고 해서 전염병의 위협에서 안전한 것은 아니다. 바로 에이즈, 사스(SARS)와 말라리아로 대표되는 전염병이 아직 정복되지 않았기 때문이다. 전염병을 일으키는 세균을 모두 없앨 수 없기 때문에 병을 매개하거나 최종적으로 병을 앓는 최종 숙주인 인간이 이 세균에 대한 면역을 획득해야 한다. 하지만 면역을 얻을 수 있는 유일한 방법인 백신이 에이즈, 사스, 말라리아에 대해서는 아직 개발되지 않았다. 따라서 근본적으로 이런 병을 예방하는 방법은 아직 없다. 다만 개인 위생을 철저하게 하고, 안전한 성생활과 여름철 모기에 대한 대책을 실천하는 방법만이 최선이다. 또한 말라리아는 유행지역을 여행할 때 미리 예방약을 복용하고 여행을 다녀온 후에도 약을 복용하면 예방가능하다. 유행지역마다 먹는 약과 복용 방법이 다르므로 미리 알아보고 의사의 처방을 받아서 여행 전부터 복용하기 시작해서 여행 후에도 복용해야 한다. 예를 들어 동남아시아를 여행할 때 가장 많이 쓰는 메플로퀸(mefolquine)이라는 항말라리아제는 출발 1주전부터 시작해서 주 1회 한 알만 복용하면 되고 여행 복귀 후 4주 더 복용해야 한다.

지금도 전염병 예방은 중요하다. 전염병 예방의 가장 강력한 수단인 예방접종은 대부분 태어날 때부터 시작해서 주로 어릴 때 받는다. 하지만 성인에게도 필요한 예방접종이 많다. 다음과 같은 예방접종은 성인에게도 필요하다.

☑ B형 간염 예방접종

만약 "당신은 현재 B형 간염에 면역이 되어 있습니까?"라는 질문을 받고 자신 있게 "네"라고 대답할 수 없다면 빨리 검사를 받아야 한다. 왜냐하면 우리나라는 아직도 B형 간염 바이러스 유행지역이기 때문이다. 죽음에 이르게 하는 암 중 2위인 간암과 사망원인 5위인 만성간질환을 예방하는 가장 중요한 수단은 B형 간염 예방접종이다. B형 간염 예방접종은 태어나면서 시작하기는 하지만 이렇게 본격적으로 예방접종을 시작한 지 20여 년밖에 안 되었으므로 모든 성인은 피검사를 통해 B형 간염에 대한 항체를 갖고 있는지를 알아야 한다. 그리고 항체가 없다면 반드시 3회 예방접종을 받으라. 만약 오늘 예방접종을 했다면 두 번째 주사는 1개월 후, 세 번째 주사는 6개월 후에 받아야 한다. 1개월 후는 대개 잊지 않고 받는데 6개월 후가 문제이다. 달력과 수첩과 핸드폰의 스케줄 표에 미리 적어두고 기억해서 꼭 3회 예방접종을 연속으로 받아야 한다.

여러 번 예방접종을 받았는데 항체가 생기지 않는 사람도 있다. 3회 접종 스케줄을 그대로 잘 따랐다면 백신 제조회사가 다른 백신으로 한 번 더 3회 접종 스케줄을 따라 예방접종을 받으면 된다. 만약 그래도 B형 간염 항체가 생기지 않았다면 다시 시도하지 않아도 된다. 이런 경우 드물게 B형 간염 바이러스를 갖고 있는 경우도 있지만 대개는 평생 별 문제없이 살 수 있다.

☑ 풍진 예방접종

아이를 갖게 될 여성은 모두 결혼 전이나 결혼 후 한 번은 풍진 예방접종을 받거나 검사를 받아야 한다. 우리나라에서 풍진 예방접종을 처음 실시한 때는 1978년이고, 본격적으로 실시하게 된 때는 1982년부터이다. 따라서 1982년 이 전에 태어난 대부분의 여성은 현재처럼 생후 12개월과 4~6세에 맞는 홍역·볼거리·풍진 예방접종인 MMR을 받지 못했다. 예방접종을 받았더라도 어릴 적 풍진을 앓고 나왔다면 평생 면역이 되지만 그렇지 않았다면 문제가 될 수 있다. 현재 아이를 가질 수 있는 여성의 10% 정도는 풍진을 이길 수 있는 항체를 갖고 있지 않다. 그런데 문제는 풍진은 어린아이에게서는 가볍게 지나가는 병이지만, 산모가 임신 중에 걸리면 '선천성 풍진 증후군'이라고 하는 심각한 선천성 기형을 일으킨다. 따라서 임신 예정인 여성은 풍진 예방접종을 받거나, 항체 검사를 받아야 한다. 만약 풍진항체를 갖고 있지 않다면 1회 풍진 예방접종으로 충분히 면역을 얻을 수 있다.

☑ 독감 예방접종

독감예방접종은 모든 어린이와 성인이 꼭 받아야 하는 것인가? 이에 대한 여러 의견이 있지만 정부의 보건 당국자는 전국민이 모두 받아야 할 의무는 없지만 다음에 해당되는 경우는 꼭 받기를 권고하고 있다.

- 65세 이상의 노인
- 집단 시설에 있는 55세 이상의 노인

- 심장병, 만성폐질환, 암 등으로 정상적인 면역이 떨어진 사람
- 환자를 돌보는 의료인
- 사스 유행지역으로 해외여행을 자주 하는 사람

최근 조류독감이 자주 유행하고 독감의 대유행이 예상되면서 위에서 열거한 고위험군 뿐만 아니라 국민 누구나 독감 예방접종을 받는 것이 좋다는 것이 보건당국자들의 견해이다. 독감 예방접종은 9월 중순에서 11월 말 사이에 매년 한 번 받는다.

독감 예방접종을 감기 예방접종이라고 잘못 알고 있는 사람도 있다. 독감은 인플루엔자라고 하는 특별한 바이러스에 의한 병이므로 리노바이러스, 아데노바이러스 등 수많은 바이러스에 의해 생기는 감기와는 전혀 다른 병이다. 어린이에게 독감 예방접종을 해서 감기를 예방한다는 잘못 알려진 상식에 현혹되지 말기를 바란다.

예방접종은 가장 '비용 대비 효과'가 높은 의학적 수단이다. 소 잃고 외양간 고치는 것과 같은 일을 당하지 않으려면 어린이나 어른이나 꼭 필요한 예방접종은 꼭 받아야 한다는 점을 다시 한번 강조하고 싶다.

건강진단, 꼭 받아야 하나?

나는 환자들을 진료하는 것 외에 일주일에 두 번 종합검진센터에서 위내시경검사를 하고 있다. 하루에 20명 넘게 내시경을 해야 할 때가

많아 힘이 들지만 조기위암을 발견하거나 암이 되기 직전 단계의 위 점막 변화를 찾아내는 보람으로 검사를 하고 있다.

해마다 위내시경 검사를 받겠다는 사람이 늘고 있다. 왜냐하면 위암을 조기진단하기 위해서는 위내시경을 받아야 한다는 사실이 널리 알려진 이유도 있고, 정부나 회사에서 무료로 위내시경 검사를 받도록 해주는 서비스가 늘어났기 때문이다. 때로 텔레비전 드라마에서 위암을 진단받고 투병하다가 세상을 떠난 주인공이 화제가 되면 위내시경 검사 예약은 몇 달 밀린다.

위암을 비롯한 많은 암은 증상이 없는 초기에 발견하면 완치할 수 있지만 증상을 느낀 후에 발견하면 완치하지 못하는 경우가 허다하다. 암의 위험성은 5년 생존율로 비교한다. 5년 생존율이 50% 이하면 매우 심각한 상태인데 대부분의 암은 초기를 지나 진행된 상태에서 발견되면 낮은 생존율을 보인다. 따라서 암은 예방이 우선이고 예방할 수 없는 경우에는 증상이 없는 초기에 발견해야 한다. 암을 초기에 발견하려면 증상과 관계없이 일정한 간격으로 적절한 검사를 받아야 한다. 수년 전 정부와 학계가 공동으로 연구해 어떤 검사를 어떤 간격으로 받으라는 지침이 나와 있다. 이 지침에 따르면 위암의 경우 특별한 위험 요인이 있는 경우에는 40세부터 1년에 한 번 위내시경검사나 위투시검사를 받고, 보통 위험이 없는 경우에는 2년마다 검사를 받으면 된다.

정기적인 검사를 받아야 할 대상 질환 중 암으로는 위암 이외에도 간암, 대장암, 여성 자궁경부암, 유방암이 있고, 심각한 질환으로는 고혈압, 당뇨병, 고지혈증, 간질환, 폐결핵, 성병 등이 있다. 직장인들은 직장에서, 일반 국민들은 국민건강보험공단에서 정기적으로 건강검진을 받으라는 통보서를 받게 되는데 거기에는 위에서 열거한 대상 질환 중 일부가 포함되어 있다. 생명보험 등의 여러 보험의 경우 가입할 때 건강검진을 의무화하기도 하는데 위에서 열거한 대상질환을 모두 포함하지는 못 한다.

근로기준법에서는 특수한 환경에서 일하는 노동자는 6개월마다, 일반 노동자의 경우 40세 이상은 매년, 40세 미만은 2년마다 건강진단을 받도록 정하고 있다. 현재 직장건강진단에서 의무적으로 시행해야 하는 검사 항목은 혈압측정, 의사의 진찰, 흉부 엑스선 검사, 빈혈검사, B형 간염 검사, 간기능검사(GOT, GPT, γGT), 혈당 및 콜레스테롤, 소변의 당뇨 및 단백뇨 검사, 자궁경부암검사 그리고 40세 이후에 심전도 검사이다. 이러한 항목은 현재 우리나라에서 문제가 되고 있는 각종 질환을 조기발견할 수 있다. 정해진 직장건강검진만 잘 받아도 빈혈, 폐결핵, 간질환, 당뇨병, 고혈압, 심장질환, 여성자궁암 등의 병을 얼마든지 발견할 수 있다. 또한 직장건강진단과 다르게 국민건강보험공단에서 제공하는 서비스로 조기암검진 프로그램에 따라 40세 이후에는 2년마다 위내시경검사나 간암검사를 받도록 하고 있다. 또한 정부는 2007년부터 40세와 66세 되는 분들을 대상으로 생애전환기건강진단을 실시하고 있다. 이것은 지금까지 나온 정부의 어떤 건강진단 프로그램보다 충실한 건강진단으로 그 연령에 해당되는 분은 꼭 받기를 권한다.

검사를 많이 하면 할수록 좋은 줄로 아는 분들이 있다. 그래서 같은 값이면 검사 종류가 많은 것을 선택한다. 그래서 종합검사를 선호하고,

회사에서도 수십 종의 검사가 가능하다고 선전하는 검강진단기관을 선택하기도 한다. 하지만 온갖 종류의 질병과 암을 발견한다고 주장하는 것은 대부분 의학적 근거가 별로 없는 건강진단일 가능성이 많다. 피검사 한 번으로 수십 가지 검사를 해준다고, 피 한 방울로 여러 암까지 진단한다는 선전에 현혹되지 말라. 이런 피검사를 통해 병을 진단한다는 것은 허구인 경우가 대부분이다. 예를 들어 대장암을 진단한다고 핏 속에 있는 CEA라는 물질을 측정하는 검사를 한다고 하자. 이 검사는 다른 피검사를 할 때 같이 하면 되므로 매우 편리하게 대장암을 진단할 수 있다고 주장한다. 우연히 이 수치가 높고 그래서 그 다음에 대장내시경검사를 했더니 대장암을 조기발견했다면 이처럼 다행스러운 일이 없을 것이다. 하지만 CEA는 실제 대장암을 갖고 있어도 높지 않은 경우가 많다. 따라서 CEA 검사를 한 후 정상이라고, 대장암은 없다고 말할 수 없다. 결국 대장암을 조기 발견할 수 있는 검사는 대장내시경검사이지 CEA 검사가 아니다. 이런 종류의 필요 없는 검사는 참으로 많다. 각종 암 표지자(암세포가 있는 것을 나타내는 물질)가 그렇고, 심장병 등의 표지자가 대부분 이런 범주에 들어간다. 그러니 싼 값에 수십 가지 검사를 해준다고 현혹하는 곳을 믿지 않는 것이 좋다. 정말 중요한 검사를 잘 해야지, 다다익선(多多益善)이라고 해서 많은 검사를 하는 것이 중요한 것은 아니다. 필요 없는 검사를 많이 할수록 에러가 일어나고 쓸데없는 걱정을 유발하고 비용 부담도 커지기 때문이다.

직장에서 실시하는 건강진단이나 국민보험공단에서 가입자들에게 제공하는 건강검진은 우리나라 사람의 중요한 질병을 발견해주는 꼭 필요한 검사이므로 이를 불신하지 말고 꼭 받기를 바란다. 검사를 받은 후에는 결과를 확인해서 자신의 건강 증진에 활용하라고 권하고 싶다. 다만 무료로 제공되는 건강진단으로 충분하지 않은 경우도 있으므로 나이와 위험요인에 따른 적절한 건강진단을 추가로 받기를 바란다. 그래야 현재 할 수 있는 완벽에 가까운 건강진단이 된다. 이를 위해서는 신뢰할만한 단골의사와 검사 결과를 가지고 어떤 검사를 더 하면 좋을지 정하면 된다. 그리고 이러한 건강진단은 매년 혹은 2년마다 꾸준히 해야지 어쩌다 한 번 하거나 건강이 걱정될 때만 부정기적으로 하는 것은 별 도움이 안 된다. 고기 잡는 어부가 경험을 바탕으로 일정한 시간에 일정한 위치에서 그물을 던져 많은 고기를 건져 올릴 수 있지, 경험 없는 어부가 아무 때나 한두 번 그물을 던진 것으로 고기를 잡을 수 없는 것과 같은 이치이다. 정부와 전문가들이 권고하는 검사를 성실하게 받으면 이익이 되지 손해될 것이 없지 않은가? 얼마나 많은 사람이 이렇게 병을 일찍 발견해서 완치하고 지금 건강하게 살고 있는가? 평소에는 건강한 생활습관을 통해 병을 예방하고, 나이가 들어가면서 어쩔 수 없게 생길 수 있는 질병은 건강진단으로 조기에 발견해서 완치하는 것이야말로 장수로 가는 첩경임을 강조하고 싶다.

콜레스테롤은 나쁘다?

생활환경과 습관이 바뀌면 병도 변한다. 우리나라 사람들의 병도 서양사람들을 닮아가고 있는데 가장 특징적인 변화가 동맥경화로 인한 심장병과 뇌중풍이 늘어나가는 것이다. 동맥경화는 한마디로 혈관 벽이 두꺼워지고 탄력성을 잃게 되어 혈액이 다니는 통로인 혈관이 좁아지는 병이다. 이렇게 되면 몸의 중요한 기관들이 혈액을 통한 영양과 산소 공급을 잘 받지 못하게 되고 혈관이 더 좁아지거나 막혀버리게 되면 그 기관은 기능을 잃어버리게 된다. 특히 뇌, 심장의 동맥에 동맥 경화가 생기면 생명을 위협하는데 뇌중풍, 협심증, 심근경색증이 바로 그것이다. 국내의 경우 식생활의 서구화 등으로 콜레스테롤 평균 수치가 10년마다 10mg/dl씩 높아지고 있는 것으로 조사되고 있다. 콜레스테롤 수치가 1mg/dl 올라갈 때마다 심장병의 발생위험이 최대 2~3%까지 증가하므로 갈수록 심장병이 늘고 있다.

동맥경화는 한 번 생기면 계속 진행하고 다시 정상으로 되돌아갈 수 없다. 이런 무서운 동맥경화를 일으키는 4대 요인은 흡연, 고혈압, 당뇨병, 그리고 고지혈증이다. 이런 동맥경화의 위험성이 알려지고 콜레스테롤과의 관련성이 강조되다보니 콜레스테롤에 대해 공포감이 커졌다. 그래서 콜레스테롤이 많이 들어있다고 계란을 안 먹는다든지, 고기의 지방은 다 제거하고 먹는 사람들이 많아졌다.

과연 그럴까? 콜레스테롤이 그렇게 나쁜 것인가?

아니다. 콜레스테롤은 우리 몸에서 호르몬과 혈관 벽을 만드는 데 없어서는 안 될 필수 영양소이다. 콜레스테롤은 우리 몸에서 만들어지기도 하고 또 외부 음식으로 들어오기도 하는데 어떤 이유이건 콜레스테롤이 너무 낮으면 뇌혈관이 약해져 뇌출혈의 빈도가 높아진다는 일본과 우리나라의 연구 결과도 있다. 또 콜레스테롤은 어린이의 신경계가 분화 발달하는 데 필수적인 영양소이다. 이런 이유로 어린이나 성인이나 노인 누구나 콜레스테롤을 적당히 섭취할 필요가 있다. 콜레스테롤 섭취를 줄일 이유가 없는 사람조차 콜레스테롤이 들어있는 음식을 피하는 것은 잘못 알려진 건강상식이자 현명하지 못한 식사습관이다. 콜레스테롤은 필수영양소이다!

 자신의 콜레스테롤 수치가 적당한 지 여부를 알 수 있는 피검사는 초등학교 때부터 5년마다 실시하는 것이 좋다. 콜레스테롤은 유전적인 경향과 가족연관성이 크다. 왜냐하면 콜레스테롤은 외부에서 음식으로 섭취하는 양보다 간에서 만들어지는 양이 더 많은데 이는 유전적인 것이 결정하기 때문이다. 아울러 가족은 서로 먹는 취향이 비슷하기 때문에 콜레스테롤 섭취량도 비슷할 가능성이 높기 때문이다. 이 때문에 가족 중 한 사람의 콜레스테롤치가 높으면 나머지 가족도 검사를 받는 것이 좋다. 우리 몸 핏속의 콜레스테롤 정상범위는 140~200mg/dl이지만 더 중요한 것은 저밀도 지단백 콜레스테롤(LDL-콜레스테롤)이다. 이 저밀도 지단백 콜레스테롤 수치가 높을수록 동맥경화의 위험이 높아진다. 이런 나쁜 저밀도 지단백 콜레스테롤이 높은 이유는 유전적인 이유, 즉 집안 내력인 경우가 가장 흔하고, 그 다음으로 콜레스테롤을 과도하게 섭취한다든지, 복부 비만이 심하다든지, 운동 부족 등이 원인이 된다. 이에 반해, 고밀도 지단백 콜레스테롤(HDL-콜레스테롤)은 그 수치가 높을수록 혈관 내 콜레스테롤 대사를 활발하게 시켜주기 때문에 동맥경화를 예방한다. 이 좋은 고밀도 지단백 콜레스테롤을 높이려면 운동을 규칙적으로 하고, 술을 매일 조금씩 마시는 것이 좋다. 고지혈증 치료는 저밀도 지단백 콜레스테롤 수치를 낮추고 고밀도 지단백 콜레스테롤 수치를 높이는 것이 관건이다.

일반적으로 총 콜레스테롤 200mg/dl 미만, 저밀도 지단백 콜레스테롤 160mg/dl 미만, 고밀도 지단백 콜레스테롤 60mg/dl 이상을 유지하는 것이 이상적이다. 좀더 정확히 말하지만 심혈관질환의 위험인자에 따라 더 엄격하게 조절해야 한다. 예를 들어 관상동맥질환을 이미 앓고 있거나 당뇨병이 있거나 흡연, 고혈압, 고지혈증, 가족력 등의 위험인자가 3개 이상이라면 저밀도 지단백 콜레스테롤을 100mg/dl 미만으로 유지해야 한다.

혈중 저밀도 지단백 콜레스테롤치가 높다고 판정받았다면 달걀노른자, 새우, 버터, 치즈, 전지분유, 아이스크림, 생선 알탕 등은 피하는 것이 좋겠다. 어쩌다 한 번 먹는 것은 괜찮지만 매일 이런 종류의 음식을 먹는 것은 안 된다. 생선은 괜찮고, 닭을 먹을 때는 껍질을 벗기고 흰살만 먹는 것이 좋다. 아울러 고기도 지방은 피하고, 살코기만 드시는 것이 좋다. 빵은 괜찮지만 피자, 케이크는 피하고, 초콜릿이나 튀긴 음식도 피하는 것이 좋다. 대신 야채와 과일을 매 끼니 먹는 것이 좋겠다. 만약 식사요법만으로는 이런 기준을 충족할 수 없을 정도로 콜레스테롤이 높다면 약물치료가 필요하다. 콜레스테롤을 낮추는 약물에 대한 연구는 많이 진행되어 비교적 안전하게 평생 약물을 복용할 수 있다.

만약 혈중 콜레스테롤치가 높지 않다면 굳이 콜레스테롤이 많은 음식을 피할 이유는 없다. 현재 한국인의 콜레스테롤 일일 권장량은

300mg인데 계란노른자에는 270mg이 들어 있으니 계란은 하루 한 개만 먹는 것이 좋다. 계란은 철분과 좋은 단백질이 많으므로 특히 여성과 노인은 매일 한 개씩 먹는 것이 좋겠다. 야자와 코코넛 같은 열대성 식물기름은 포화지방 함유량이 높으므로 콜레스테롤 수치를 높이고 경화 마가린에 있는 식물성 기름인 트랜스지방은 콜레스테롤 수치를 높인다. 그러므로 기름을 사용할 때는 올리브유나 포도씨유 등 식물성 기름이 좋다.

간식은 필요하다?

과연 음식을 하루 세 끼만 딱 먹는 것이 좋을까? 아니면 조금씩 자주 나누어 먹는 것이 좋을까?

이 질문에 대한 답은 그 사람의 직업과 갖고 있는 병에 따라 다르지만 대부분의 한국인은 하루 세 끼 식사만 하는 것이 좋다. 만약 육체노동자나 운동선수라면 간식을 먹어도 좋다. 지금도 농촌에서 한참 일하는 시기에는 새참을 먹는다. 워낙 신체활동이 많아서 에너지 소비가 높은 경우 간식은 도움이 되고 아무런 문제가 없다. 문제는 보통 사람들이다. 심한 육체노동이나 운동을 하지 않는데 간식을 먹다보면 여러가지 문제가 생긴다.

식사와 식사 사이에 먹는 간식은 인슐린의 분비 횟수를 늘리는데 사실 이 인슐린이 문제이다. 인슐린은 우리 몸 췌장의 베타세포에서 분비되는 호르몬으로 핏속의 당을 우리 몸의 세포가 쓸 수 있도록 돕는 매우 중요한 역할을 한다. 하지만 인슐린은 지방의 분해를 막기 때문에 인슐린이 자주, 그리고 많이 나오면 나올수록 지방세포는 늘어간다. 또한 인슐린은 혈관 벽의 세포의 크기를 키우고 혈관벽도 두껍게 하기 때문에 식후에만 2~3시간 나오고 그 다음 식사 때까지는 분비되지 않는 것이 좋다. 따라서 간식을 자주 섭취하게 되면 간식을 먹을 때마다 인슐린이 나와서 지방 분해를 방해하기 때문에 나쁘다. 식후 디저트도 식사의 한 과정으로 해야 한다.

신체 에너지 소비가 높은 경우나 위절제수술을 받은 사람, 인슐린 치료를 받는 일부 당뇨병 환자의 경우에만 간식이 필요하다. 이때는 하루 전체 칼로리를 계산해서 적절하게 배분해야 한다. 일반적으로 하루에 간식으로 섭취하는 열량은 200kcal 이내로 적게 섭취하는 것을 권한다. 당뇨병을 갖고 있는 경우 하루 전체적인 혈당 수준이 적절 수준으로 유지되고 환자 자신도 증상이 없다면 간식은 먹지 않는 것이 좋다. 하지만 만약 식사 사이에 혈당이 떨어지는 저혈당 현상이 생기는 경우 인슐린이나 설포닐요소계(Sulfonylurea) 당뇨병약의 용량을 줄이기 어려운 경우(용량을 줄이면 혈당 조절이 안 되므로)에는 간식을 먹는 것이 좋다.

간식으로 권장되는 음식은 우유, 두유, 과일, 오이, 당근과 같은 야채류이다. 고 칼로리 음식이나 혈당을 빨리 올리는 식품은 권장되지 않는다. 저혈당이 있을 때는 오이, 당근처럼 칼로리가 적은 음식은 안 되며 우유나 과일을 권장한다.

헬리코박터, 꼭 치료해야 하나?

우리 몸의 위에는 강산성의 위액이 있기 때문에 웬만한 세균은 살 수가 없다. 그런데 헬리코박터 파이로리균이라는 특별한 세균은 위에서 아주 잘 살고 있다. 강산성을 이겨내는 독특한 생리구조를 갖고 있기 때문이다. 그런데 이 헬리코박터 파이로리균에 대해 이런 저런 말들이 많다. 대표적으로 이 세균을 처음 발견한 사람의 이야기를 들어보자.

"만약 50년 동안 헬리코박터 파이로리균을 가지고 있었다면 위암에 걸릴 확률은 2~5% 가량 됩니다. 따라서 아무런 증상이 없다고 해도 헬리코박터 파이로리균은 없애는 게 좋습니다."

이 말은 헬리코박터 파이로리균 관련 연구로 노벨의학상을 수상한 베리 마셜(Barry J. Marshall) 박사가 한 말이다. 현재 베리 바셜 박사 이외에도 적지 않은 의사들이 이 균 검사를 권하고 있고 균이 발견되면 1~2주 동안 대량 약물 투여로 균을 없애는 치료를 하고 있다.

그렇다면 과연 헬리코박터 파이로리균은 없애야만 하는 균일까? 현재 우리나라 성인 중 60~70%가 위에 헬리코박터 파이로리균이 감염되어 있는데 그렇다면 우리나라 사람 수천만 명이 모두 이 세균이 있는 지를 검사해야할까? 그리고 헬리코박터 파이로리균이 있다면 항생제 2종과 위산분비억제제가 다량으로 들어 있는 약을 1주 이상 복용해야 할까?

결론은 "아직 아니다"이다. 현재까지의 지침은 현재나 과거 소화성 궤양을 앓지 않은 사람이라면 굳이 헬리코박터 파이로리균을 없애는 제균요법을 받지 않아도 된다. 즉, 위에 헬리코박터균 관련 질병을 갖고 있거나 소화성 궤양을 앓는 사람만이 이 균을 없애는 치료의 대상자가 된다. 나머지 사람들은 이 균을 갖고 있어도 괜찮다는 얘기이다.

헬리코박터균을 가지고 있으면서도 왜 어떤 사람에게는 증상이 없고 어떤 사람에게는 궤양이나 위암이 생기는지 그 차이를 아직 모른다. 서울대의대 유근영 교수팀의 연구에 의하면 모든 헬리코박터 파이로리균이 문제가 아니고 이 가운데 특정 균종이 한국인에게 위암을 일으킨다고 한다. 즉 헬리코박터 파이로리균에 감염된 사람들 중 세포독성단백질(CagA)을 생성하는 균에 감염된 경우가 그렇지 않은 경우에 비해 위암 발생 위험이 3.7배 가량 높다고 밝혔다. 또한 한 연구에 의하면 지난 93년부터 9년 동안 1만 8,000천 명의 한국인을 추적 관찰한 결과 위암과 헬리코박터균 사이에 직접적인 관련성이 없어 보인다는 연구 결과도 발표되었다. 그런데 헬리코박터 파이로리균을 발견한 마셜 박사나 의사들이 이런 연구결과와 전문가들의 권고를 무시하고 치료하라고 하는 걸까?

마셜 박사의 경우에는 서양인의 경우에 해당되는 것을 너무 쉽게 동양인에게 일반화시켰다. 서양인에서 헬리코박터 파이로리균은 발암물질과 똑같이 위험천만한 세균이다. 실제 현재와 같은 헬리코박터 파이로리균 제균법이 없을 때는 위를 절제해버려서 위암을 예방하는 치료법을 쓴 적이 있다. 만약 한국인을 대상으로 하는 유근영 교수와 같은 연구 결과가 없다면 마셜 박사의 말을 따르는 것이 옳을 것이다. 하지만 한국인을 대상으로 한 좋은 연구 결과가 있다면 이를 토대로 한 권고를 따르는 것이 옳을 것이다. 그런데 왜 우리나라 의사 중에는 이 원칙을 지키지 않고 헬리코박터 균을 없애는 약을 먹으라는 의사들이 많은지 참 유감스럽다.

헬리코박터는 입에서 입으로 전염된다. 술잔을 돌리고, 국을 같이 먹고, 아기에게 음식을 씹어서 주는 문화는 고쳐야 한다. 이런 습관 때문에 한국인의 헬리코박터 감염률이 세계 최고 수준인 것이다.

하지만 만약 헬리코박터 파이로리균이 있다고 하더라도 겁내지 말고 특별한 권고에 해당되는 사람, 즉 현재나 과거에 소화성궤양을 앓은 분이 아니라면 걱정하지 않아도 된다. 헬리코박터를 갖고 있더라도 위암을 막는 건강습관인 금연, 절주, 신선한 야채와 과일 즐기기, 너무 짠 음식이나 태운 고기 먹지 않기를 잘 실천하는 것으로 충분하다. 아울러 40세부터는 2년에 한 번은 위내시경검사를 받으면 만에 하나 위암이 생겨도 조기발견하기 때문에 95% 이상 완치할 수 있다.

마라톤은 위험하다?

사람들 중에는 보통 사람들이 이해할 수 없는 행동을 하는 사람들이 있다. 도덕적으로나 법적으로 용납할 수 없는 행동이라면 당연히 이해할 수 없지만 그렇지 않은 것에 취미로 혹은 삶의 가치로 여기고 몰입

하는 것을 뭐라 할 수는 없다. '익스트림 스포츠(Extreme sports)'가 이런 류의 하나이다. 아마 마라톤도 보통 사람의 눈에 익스트림 스포츠의 하나일 것이다.

전문적인 선수도 아닌 아마추어인데 마라톤을 완주하는 사람들이 한 해 십만 명이 넘어서고 있다. 국내의 유명한 마라톤대회에는 2~3만 명이 참가한다. 누가 시킨 것도 아닌데 자발적으로 수만 원의 참가비를 내고 뛴다. 42.195km, 100리! 그 길을 서너 시간에 뛰어간다는 것을 상상해보라. 아마 옛날 같으면 축지법을 쓴다고 했을 것이다.

현재 세계 신기록은 에티오피아의 하일레 게브르셀라시에(Haile Gebreselassie Bekele)가 2007년 9월 30일 베를린 마라톤 대회에서 세운 2시간 4분 26초이다. 여성도 2003년 폴라 레드클리프(Paula Radcliffe)가 런던마라톤대회에서 2시간 15분 25초의 기록을 세웠다. 심지어 선수도 아닌 아마추어의 마라톤 기록이 2시간 20분 이내인 경우도 있는데 이 기록은 손기정 선수가 베를린 올림픽에서 세웠던 당시 세계 신기록 2시간 26분 42초보다 빠르다. 아마추어의 경우 마라톤이 직업도 아니고 취미로 하는 운동인데 42km를 쉬지 않고 뛴다는 것 자체가 신기한 일이다.

나도 마라톤을 하기 전에는 그랬다. 나는 초등학교 때와 중학교 때 운동선수를 할 정도로 운동에 소질이 있는 편이고 운동을 매우 좋아한다. 그러나 고등학교와 군의관 훈련을 받을 때 단축마라톤 5km를 뛰어본 것이 전부인 나에게 마라톤은 너무나 무모한 운동처럼 보였다. 그런데 마라톤동호회 사람들과 친해지면서 나도 모르는 사이 대회 등록도 대신 해주고 함께 출전해서 서로 격려하는 과정을 통해 어느새 풀코스만 12회 완주했고 기록도 3시간 56분 2초로 보통 대회에서 중간 이상의 기록을 갖게 되었다. 내 목표는 년 2회 풀코스에 도전하고 4시간 이내에 완주하며 완주한 다음 날 활동에 지장이 없는 것이다. 그러나 가장 큰 목표는 무리하지 않고 끝까지 달릴 수 있는 능력을 갖추는 것이다. 년 2회 마라톤 풀코스를 뛰기 위해서는 평소 꾸준히 뛰는 연습이 필요한데 이런 준비가 건강에 도움이 된다. 나 스스로 마라톤대회에 나간다고 생각해야 게으르지 않고 연습하게 된다. 그래서 나는 평소 주 2~3회는 5km에서 20km를 달린다.

　마라톤대회를 유치하는 업체에서는 참가하는 사람들을 위해 여러 가지 배려를 해준다. 5km마다 마실 물과 스포츠음료를 준비하고, 20km 지점과 30km 지점에서는 바나나와 초코파이 등으로 에너지를 보충할 수 있게 해준다. 프로 선수들이야 중간에 몇 번 음료수만 마시고 100m를 19초 내외로 뛰는 속도로 뛰지만 보통 아마추어 참가자(마스터스라고 한다)들은 중간에 주는 것 다 마시고 먹고 화장실도 가고 힘들면 쉬기도 하면서 뛴다. 뛰면서 옆 사람과 얘기할 정도로 숨차지 않게 컨디션을 조절하면서 뛴다. 그래도 후반부로 가면 다리가 아프고 숨도 차고 힘도 빠져서 강한 정신력으로 이겨내지 않으면 완주하기 힘들다.

　마라톤이 그렇게 힘이 드는데 왜 뛸까? 나 자신도 대회 때마다 30km 정도를 뛰면 너무 힘들어서 포기하고 싶을 때가 있고, 다음에는 안 뛰어야지 하는 생각이 든다. 그러면서도 뛰고 나면 고통을 잊고 다음 대회를 준비하게 된다. 아마 여성들이 아이 낳을 때는 힘들어서 다시 안

낳는다고 하다가 시간이 지나면 잊고 둘, 셋 낳는 것과 같은 이치인가?

마라톤은 수 시간 동안 아주 일정한 속도로, 단순한 생각, 단순한 리듬에 맞추는 운동이다. 복잡한 생활을 접고 단순하지만 정신과 몸을 단련하는 데 집중하다보면 행복해지는 운동이다. 자신을 단련하는 수행과 유사하다. 마라톤을 완주한 사람이라면 기본적인 체력과 정신력을 갖추었다고 자부할 수 있다. 이런 자부심을 느끼면서 스스로 만족할 수 있기 때문에 오랫동안 고통을 참고 뛸 수 있는 것 같다. 단, 무리하지 않고 즐겁게 할 수 있어야 한다.

국내외 마라톤대회 때마다 사망자가 생길 정도로 마라톤은 심장에 부담이 큰 운동이다. 40대 이후 처음 뛰기 시작하는 사람이나 고혈압, 당뇨병, 고지혈증, 흡연, 비만 등 심장병의 위험을 갖고 있는 사람은 사전에 심장 검사를 받는 것이 좋다. 혈압은 측정하고 심전도를 쉴 때 그리고 뛰면서 체크하면 사전에 심장에 대한 중요한 정보를 얻어 급사(急死)를 막을 수 있다

어떤 운동이건 마찬가지이지만 원칙을 지키고 준비를 철저히 하고 부상을 예방할 수 있도록 주의를 기울인다면, 그리고 그 운동을 좋아하고 즐긴다면 위험하거나 나쁜 운동이 있을 수 없다. 뛰다가 죽는 사람도 있지만 그 보다 수백 배 많은 사람은 누워 있다가 죽는다는 사실을 기억하자. 당신은 어떤 운동을 즐기는가?

폐경, 두려워만 하지 말자

폐경은 50세를 전후해서 자연적으로 또는 그 이전에 수술, 방사선이나 화학치료 등에 의해 영구적으로 월경주기가 없어지는 것을 의미한다. 폐경기가 가까이 오면(이 때를 폐경 주변기라고 하며, 마지막 월경 후 1년이 경과할 때까지의 기간이다) 여성은 이 기간 동안 몸과 마음과 내분비 기관에 여러 가지 변화를 겪게 된다. 폐경나이는 유전적 요인이 커서 자매간 폐경 시기가 비슷한 경우가 많다. 이 밖에도 월경주기가 짧았거나, 체중이 매우 적게 나가거나 담배를 피우는 여성 등에서 폐경이 빨리 오는 경향이 있다.

폐경이 되면 많은 여성은 인생의 종착역이 멀지 않다고 느낀다. 하지만 생각해보라, 현재 여성의 평균수명은 83세이다. 그렇다면 50세가 되면 이제 일생의 채 2/3 정도도 지나지 않은 것이고 인생의 1/3 이상이 남았다는 사실이다. 50대 여성의 남은 인생을 평균으로 보아도 34년이다. 그런데 벌써 종착역에 왔다고 생각하는가?

폐경 때 겪는 증상은 개인에 따라 차이가 많아, 증상을 거의 느끼지 못하는 경우부터 일상생활이 어려울 정도로 심한 경우까지 다양하다. 폐경의 가장 흔하고 특징적인 증상은 안면홍조이다. 30초에서 5분가량 상체에 강렬한 열감이 지속되다가 갑자기 땀이 나거나 떨리는 증상을 경험한다. 때로는 쓰러질 것 같은 느낌이나 무력감을 느끼기도 한다. 마지막 생리 후 3개월 내에 여성의 약 80%에서 안면홍조가 나타나며, 난소절제나 유방암 치료에 의해 급작스럽게 폐경이 된 여성은 증상이 더 심하다. 안면홍조가 있는 여성의 70% 가량은 1년 이상 증상이 지속되며 반 이상에서 5년 이상 지속된다. 시간이 가면서 증상은 줄어든다.

폐경기 증상이 생기는 이유는 에스트로겐이라는 여성호르몬이 급격히 감소하기 때문이다. 에스트로겐은 질 하부와 외음부, 요도에 영향을 미치는데 이 영향이 없어지면 이들 기관의 위축을 가져온다. 즉, 질벽이 얇아지고 질 내 산도가 올라가면서 궤양과 감염이 발생하기 쉽고, 질의 길이가 짧아지고 건조해지기 때문에 성교 시 통증이 생길 수 있다. 요도와 방광점막 역시 얇아지면서 요도염이나 잦은 배뇨, 요실금 등이 발생할 수 있다. 기타 폐경기 증상으로 수면장애, 건망증, 무력감, 기분의 변화, 과민성, 성욕감소, 피로, 관절통이나 근육통 등이 있다. 다만 이런 증상은 모두 폐경기 증상으로만 설명할 수 없고 그 사람의 기분 상태, 사회경제적 환경, 현재 하는 일, 스트레스 정도, 건강 상태 등 여러 요인의 영향을 받는다. 따라서 폐경기 증상은 개인별로 매우 다양하다.

폐경기 때에는 의사에게 기본적인 신체계측과 혈압, 유방진찰과 부인과 진찰을 통해 이들 기관에 이상이나 질병유무를 확인하고, 자궁경부암검사를 받은 적이 없거나 1년 이상 경과했다면 자궁경부세포진검사를 받는다. 아울러 피검사를 통해 빈혈검사, 콜레스테롤과 지질 검사, 갑상샘 기능 검사, 흉부 및 유방 엑스선촬영, 골밀도검사를 받는다. 아울러 위내시경검사, 대장내시경검사도 함께 받는 것을 권한다.

폐경기 증상이 심하다면 여성호르몬 치료를 받으면 된다. 안명홍조 등 폐경기 증상은 여성호르몬요법으로 쉽게 좋아진다. 최근 여성호르몬요법에 대한 위험성이 경고되고 있는데 5년 이내로 사용하는 경우 문제가 안 된다. 여성호르몬치료는 열성홍조나 비뇨생식기계 위축을 막는 가장 효과적인 방법이며, 폐경 후 뼈 소실을 예방할 뿐 아니라 대장암의 발생 위험까지 낮춘다. 반면 에스트로겐은 정맥혈전증과 뇌졸중의 빈도를 증가시키며, 5년 이상 치료하는 경우 유방암, 관상동맥질환의 위험성도 높아진다. 따라서 여성호르몬대체요법을 받기 전에 유방검사와 골다공증검사를 받고 매년 반복해서 체크해보는 것이 좋다. 이런 이득과 손해를 잘 살펴서 여성호르몬제를 5년 이내로 단기간 사용하면 문제가 되지 않는다. 그래도 여성호르몬제에 대한 거부감이 크다면 티볼론이나 식물성 에스트로겐 등 다른 대체제도 있고, 폐경기 증상만 줄이는 베타차단제 등 다른 약도 있으므로 폐경기 증상은 당연하고 참아야한다는 전근대적인 생각 때문에 고생하지 않기를 바란다.

　폐경기의 불편한 증상과 약해지는 마음을 잘 이겨내고 여전히 여성으로, 아내로 스스로 만족하는 삶을 살 수 있으려면 가장 중요한 것은 마음가짐이다. 폐경기가 되었다고 인생이 끝난 것도 아니고 여성의 기능이 멈춘 것도 아니다. 인생의 1/3이상이 남아있는 새로운 시작이다. 이제 인생의 봄과 여름을 지냈을 뿐이다. 앞으로 남은 가을과 겨울을 맘껏 즐기면 된다. 그래서 폐경기라는 말보다 사추기(思秋期)라는 말을 쓰는 학자들도 있다. 이 과정을 겪으면서 여성은 신체적으로나 정신적으로 노화를 인정하면서도 오히려 인생을 더 깊이 알고 대처할 수 있는 인격체가 된다는 것을 스스로 믿고 또 이를 생활 속에서 증명할 수 있다.

폐경기가 되었다면 새로운 인생 설계도 하고 건강 관리도 하고 취미 생활도 다시 시작하라. 폐경기는 오히려 새로운 인생의 전환점이 될 수 있다.

40~50대 건강진단 체크 항목

다음 진단 항목 중 특별한 표시가 없는 것은 매년 실시하는 것이 좋음.

1. 스스로 평가해 보기(혼자서 어려우면 의사 등 전문가의 도움을 받을 것)
    - 식습관 평가하기
    - 신체활동량 평가하기
    - 흡연, 음주, 약물복용 평가하기
    - 직업 관련 위험요인은 있는가?
    - 잠은 충분히 자는가?
    - 신장, 체중, 허리둘레

2. 의사에게 진찰받기
    - 혈압
    - 유방진찰
    - 의사의 신체 진찰(눈, 귀, 목, 가슴, 배, 생식기, 사지 등)
    - 말초동맥 촉진
    - 경동맥 청진
    - 충치, 치주염(치과)

3. 피검사

- B형간염 항원, 항체검사(이미 알고 있는 사람은 제외)
- 총 콜레스테롤/HDL/중성지방/LDL 콜레스테롤
- 간기능검사 ALT
- 혈색소(빈혈검사)
- 혈당(당뇨병 검사)

4. 방사선 및 기타 검사

- 위내시경검사
- 대장내시경검사(50세 이후 10년마다)
- 흉부 X선 검사
- 유방 X선 검사
- 소변검사
- 대변검사
- 자궁세포진검사(자궁암검사)
- 매독혈청검사(성 파트너가 여러 명인 경우 등 성병 고위험군)
- 간 초음파/aFP(알파피토프로테인 검사로 B형, C형 간염 바이러스 보유자 및 간경변이 있을 때)
- 골밀도검사(50세 이후, 폐경후 매년 실시. 40세 이상 흡연자, 과음자, 조기폐경자, 골다공증 가족력이 있을 때, 운동 부족 등 골다공증의 위험요인을 갖고 있을 때)

5. 예방접종

- B형간염
- 독감
- 폐렴구균
- 파상풍(Td)
- 신증후군출혈열(다발지역 주민, 군인)

우리가족 건강을 부탁해요

장수의 시대, 성공적인 노화가 핵심이다

60세 이후 건강

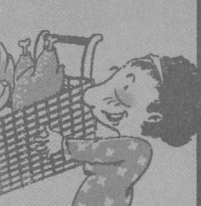

나는 백세까지 건강하게 살 수 있을까?

나의 뇌는 건강한가

그대, 장수를 꿈꾸는가

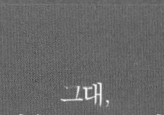

놓치지 말자! 꼭 알아야 할 건강상식

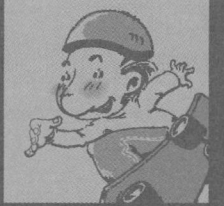

잠깐! 잘못 알고 있는 건강 상식

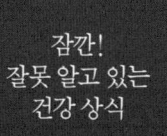

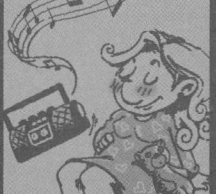

60대 이후 건강진단 체크 항목

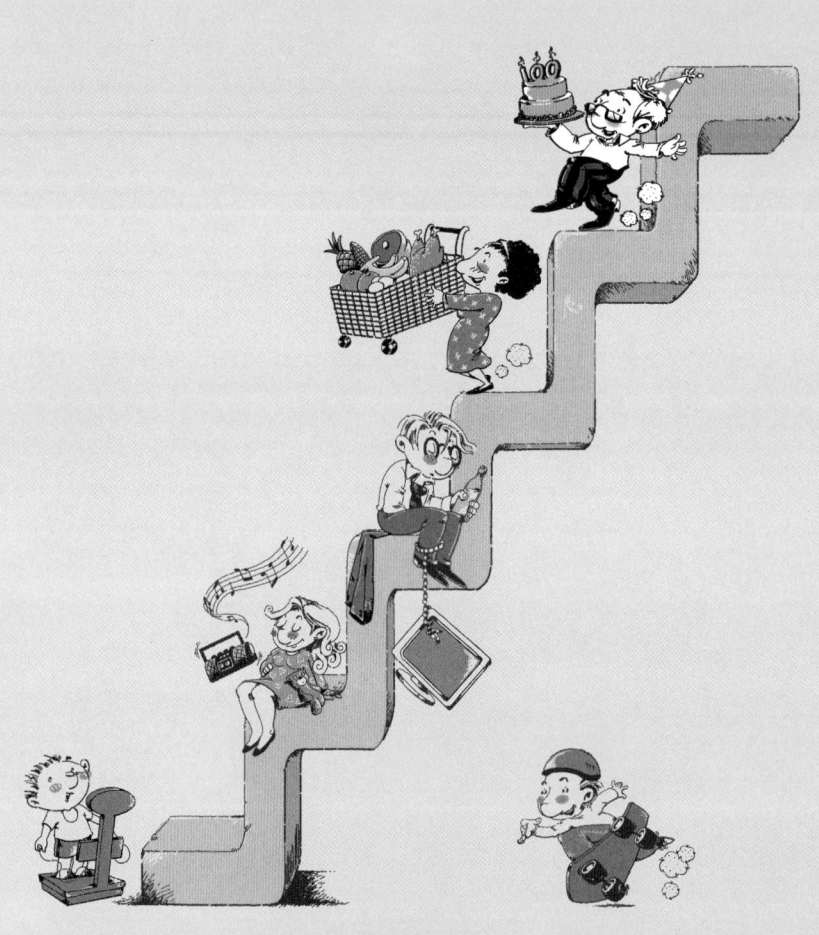

백세까지 건강하게 살 수 있을까?

🌏 나의 남은 삶은 어느 정도일까?

건배를 제의할 때 '9988 234!'라는 구호가 있다. '99세까지 팔팔(88)하게 살다가 2~3일 아프다가 세상을 떠나자!'라는 뜻이다. 그렇게만 살 수 있다면 얼마나 행복할까? 아니 99세가 아니라 77, 88세까지라도 팔팔하게 살다가 세상을 떠날 수 있다면.

그러나 그렇게 살 수 있는 사람은 그리 많지 않다. 2000년 기준으로 대한민국에 100세가 넘으신 어르신은 약 2,000명 정도이다. 앞으로 이 숫자는 점차 늘어나겠지만 백세까지 건강하게 살 수 있는 확률은 0.5%를 넘지 못한다.

생명표는 한국인의 최근 사망 통계를 이용해 현재의 조건이 유지된다면 각 연령의 사람들이 앞으로 얼마나 더 살 수 있는가를 제시하는 표이다. 생명표는 개인에게는 여명(평균적으로 앞으로 살아갈 햇수)을 판단할 수 있는 좋은 자료일 뿐만 아니라 건강나이 평가나 생명회사의 보험료율 계산에 필수적인 통계 자료이다. 다음 표는 통계청이 발표한 각 세별 완전생명표이다. 자, 한번 자신의 평균 여명을 찾아보자.

아래 생명표를 보고 생명표에서 자신에게 해당되는 평균 여명과 건강나이 차이를 더하면 된다. 이렇게 계산하면 대략 자신의 진짜 여명(평균적으로 앞으로 살아갈 햇수)을 계산할 수 있다.

나의 진짜 여명 = 생명표의 평균 여명 + 나의 건강나이

- 건강나이는 23쪽을 참조해 계산한다.
- 건강나이가 (−)인 사람은 그만큼 더하고, (+)인 사람은 그만큼 빼야 한다.

표 5-1 완전생명표

각세별	2006		
	# 기대여명(전체) (년)	기대여명(남자) (년)	기대여명(여자) (년)
0세	79.18	75.74	82.36
1세	78.54	75.11	81.71
2세	77.57	74.14	80.74
3세	76.59	73.17	79.76
4세	75.61	72.18	78.78
5세	74.63	71.2	77.8
6세	73.64	70.21	76.81
7세	72.65	69.23	75.82
8세	71.66	68.24	74.83
9세	70.67	67.25	73.84
10세	69.68	66.26	72.85
11세	68.69	65.27	71.85
12세	67.7	64.27	70.86

각세별	2006		
	# 기대여명(전체) (년)	기대여명(남자) (년)	기대여명(여자) (년)
13세	66.71	63.29	69.87
14세	65.72	62.3	68.88
15세	64.73	61.31	67.89
16세	63.74	60.33	66.9
17세	62.76	59.35	65.91
18세	61.78	58.37	64.92
19세	60.8	57.4	63.94
20세	59.82	56.42	62.95
21세	58.85	55.45	61.97
22세	57.87	54.48	60.99
23세	56.89	53.51	60.01
24세	55.92	52.53	59.03
25세	54.94	51.56	58.05
26세	53.97	50.59	57.07
27세	53	49.62	56.09
28세	52.02	48.66	55.11
29세	51.05	47.69	54.13
30세	50.08	46.73	53.15
31세	49.11	45.77	52.17
32세	48.14	44.8	51.2
33세	47.17	43.84	50.22
34세	46.2	42.88	49.24
35세	45.24	41.92	48.27
36세	44.28	40.96	47.3
37세	43.31	40.01	46.33
38세	42.36	39.06	45.36
39세	41.41	38.12	44.39

장수의 시대, 성공적인 노화가 핵심이다

각세별	2006		
	# 기대여명(전체) (년)	기대여명(남자) (년)	기대여명(여자) (년)
40세	40.46	37.19	43.42
41세	39.51	36.26	42.46
42세	38.57	35.33	41.5
43세	37.63	34.41	40.54
44세	36.7	33.5	39.58
45세	35.78	32.6	38.62
46세	34.86	31.71	37.66
47세	33.94	30.82	36.71
48세	33.03	29.94	35.76
49세	32.13	29.07	34.81
50세	31.23	28.2	33.87
51세	30.33	27.34	32.93
52세	29.44	26.49	31.99
53세	28.56	25.64	31.05
54세	27.68	24.81	30.12
55세	26.81	23.98	29.19
56세	25.94	23.16	28.27
57세	25.08	22.34	27.35
58세	24.23	21.53	26.43
59세	23.38	20.73	25.51
60세	22.53	19.93	24.6
61세	21.68	19.13	23.69
62세	20.85	18.35	22.79
63세	20.02	17.58	21.9
64세	19.21	16.82	21.01
65세	18.41	16.08	20.13
66세	17.62	15.36	19.26

각세별	2006		
	# 기대여명(전체) (년)	기대여명(남자) (년)	기대여명(여자) (년)
67세	16.84	14.65	18.4
68세	16.08	13.95	17.55
69세	15.32	13.28	16.71
70세	14.59	12.62	15.89
71세	13.87	11.98	15.08
72세	13.16	11.36	14.29
73세	12.47	10.75	13.51
74세	11.79	10.15	12.75
75세	11.13	9.58	12.01
76세	10.49	9.03	11.3
77세	9.88	8.51	10.62
78세	9.29	8.02	9.96
79세	8.73	7.55	9.33
80세	8.19	7.11	8.73
81세	7.68	6.69	8.16
82세	7.2	6.29	7.63
83세	6.75	5.92	7.12
84세	6.33	5.57	6.66
85세	5.94	5.25	6.22
86세	5.57	4.96	5.81
87세	5.23	4.68	5.44
88세	4.91	4.43	5.09
89세	4.62	4.2	4.78
90세	4.36	3.98	4.49
91세	4.11	3.79	4.22
92세	3.88	3.61	3.98
93세	3.68	3.45	3.77

각세별	2006		
	# 기대여명(전체) (년)	기대여명(남자) (년)	기대여명(여자) (년)
94세	3.49	3.3	3.57
95세	3.32	3.16	3.4
96세	3.16	3.05	3.24
97세	3.03	2.94	3.11
98세	2.9	2.85	2.99
99세	2.79	2.76	2.9
100세이상	2.7	2.69	2.81

젊은 사람일수록 4~5년 정도는 대수롭지 않게 생각할런 지 모르겠다. 여기서 4~5년의 수치는 단지 4~5년 일찍 죽고 더 사는 문제 이상이다. 이 숫자를 노인이 된 후 할 일 없이 시간을 보내는 시간으로 여겨서는 안 된다. 이 숫자에는 한창 일할 나이에 심각한 병에 걸리거나 불구가 되거나 세상을 떠날 확률이 높다는 것까지 포함된다. 그러니 건강나이를 다만 2~3년이라도 낮추려는 노력이 필요하다. 건강나이를 15년 낮추는 최고점수를 목표로 생활습관, 건강습관을 바꾸면 더욱 좋지 않을까?

자, 함께 구호를 외쳐보자! 가족을 위해서, 사회를 위해서, 아니 나 자신을 위해서!

9988! 234!

장수의 비결

파라마운트 영화사 창립자 아돌프 주커(Adolph Zukor)는 자신의 100회 생일을 앞두고 "내가 이렇게 오래 살 줄 알았다면 좀더 건강관리를 잘 했을 것이다"라고 말했다고 한다. 오래 살기는 했지만 여기 저기 불편한 데가 많으니 삶은 질은 그리 좋지 않았기 때문이다. 우리나라는 현재 세계에서 가장 빠르게 노령화 시대로 진행하고 있다. 환갑 잔치가 쑥스러워진 적이 얼마 안 되는데 칠순 잔치도 그리 놀랍지 않은 때가 되었다. 아직도 왕성하게 일하고 에어로빅 다니고 골프 치고 심지어 마라톤 대회까지 참가하는 70세 열혈 노인의 칠순 잔치는 좀 어색해졌다. 이렇게 우리 사회는 장수의 시대로 들어섰다.

하지만 단지 수명이 느는 것이 중요한 것이 아니고 몸과 정신이 모두 건강하게 오래 사는 것이 중요하지 않은가? 그래서 현재 가장 중요한 건강의 화두는 '성공적인 노화(successful aging)'이다. 이는 단지 오래 사는 것뿐만 아니라 질병이 없고, 여러 활동에 참여할 수 있고, 신체적, 정신적 건강을 오래 유지하는 것을 의미한다. 현재까지의 연구 결과를 종합하면 성공적인 노화를 결정하는 것은 1/3이 유전이고, 나머지 2/3는 우리가 선택할 수 있는 생활습관이다. 어떤 생활습관을 갖느냐가 성공적으로 늙을 수 있느냐를 결정하는 것이다. 타고난 건강이 중요하고, 자연 치유력으로 병을 이겨낸다고 해서 유전적 요인이 가장 중요한 것은 아닌 것이다. 더 중요한 것은 꾸준하게 어떤 건강습관을 실천하는가이다. 건강이 조상 탓일 수 없다.

나이가 든 분들은 "내가 얼마나 더 산다고 그러느냐?"라는 말씀을 많이 하신다. 하지만 늦은 때는 없다. 건강도 늦었다고 생각할 때가 가장 빠른 때이다. 지금부터라도 건강습관을 실천하면 적어도 지금보다는 더 젊고 건강하게 살 수 있다. 고쳐야할 건강습관이 있다면 못 고칠 이유가 없다. 지금까지 담배를 폈는데 괜찮았다고? 소주 1병 정도는 아직도 너끈히 마신다고? 배가 좀 나왔지만 아직도 등산을 잘 한다고? 자신하지 말라. 우리 몸은 신비로워서 스스로 치유하는 능력이 있다. 그래서 웬만하면 아직 겉으로 나타날 정도의 문제가 생기지 않는다. 하지만 우리 몸도 한계가 있는 법이다. 앞으로 남은 인생이 어떻게 될지 자신할 수 있는 사람은 아무도 없다. 좀 더 건강하고 행복하게 살려면 지금부터라도 고칠 것은 고쳐야 한다. 중고차는 더 자주, 더 세밀하게 정비해 주어야하는 것처럼 말이다.

나의 뇌는 건강한가

🍘 내 건망증, 정상이야? 병이야?

건강하다는 것은 육체적, 정신적, 사회적으로 안녕(well being)한 상태이다. 정신적으로 건강하다는 것은 기억하고 계산하고 판단하고 추론하는 뇌의 기본 기능이 유지되는 상태이다. 이런 뇌기능이 나이가 들면서 점점 떨어지지만 자신의 나이 사람들의 평균적인 수준을 유지한다면 그리 나쁠 것은 없다. 하지만 중요한 약속을 잊는다면? 그 건망증 때문에 가스불을 계속 켜놓는 일이 일어나고, 돌보는 아이의 안전에 문제가 생긴다면? 자주 중요한 약속도 잊고 집 전화번호도 현관 키 번호도 잊는다면?

그렇다면 다음의 건망증 지수 테스트를 해보자.

✓ 건망증 테스트(제공 : 인제의대 서울백병원 정신과 김원 교수)

나는 아래의 항목 중 몇 가지 항목에 해당하는가?

- ☐ 전화번호나 사람 이름을 자주 잊어버린다.
- ☐ 어떤 일이 일어났는지 기억하지 못할 때가 있다.
- ☐ 며칠 전에 들었던 이야기를 잊어버린다.
- ☐ 오래전부터 해오던 일은 잘하지만, 새로운 것은 배우기 힘들다.
- ☐ 반복되는 일상생활에 변화가 생겼을 때 금방 적응하기 힘들다.
- ☐ 배우자의 생일이나 결혼기념일 등 중요한 사항을 잊어버린다.
- ☐ 동일한 사람에게 같은 이야기를 반복한다.
- ☐ 어떤 일을 해놓고도 잊어버리고 또 한다.
- ☐ 약속을 해놓고 잊어버린다.
- ☐ 이야기하는 도중 무슨 이야기를 하고 있는지 잊어버린다.
- ☐ 약 먹는 시간을 잊는다.
- ☐ 여러 가지 물건을 사러 갔다가 한두 가지 빠뜨린다.
- ☐ 가스불 끄는 것을 잊어 음식을 태운다.
- ☐ 타인에게 같은 질문을 반복한다.
- ☐ 어떤 일을 해놓고도 했는지 안 했는지 몰라 다시 확인한다.
- ☐ 물건을 두고 다니거나 가지고 갈 물건을 놓고 간다.
- ☐ 하고 싶은 말이나 표현이 금방 떠오르지 않는다.
- ☐ 늘 쓰는 물건을 어디에 두었는지 몰라서 찾는다.
- ☐ 전에 가본 장소를 기억하지 못한다.
- ☐ 물건을 항상 두는 장소를 잊어버리고 엉뚱한 곳에서 찾는다.

- 0~7개 : 이 정도는 일반적인 현상임
- 8~11개 : 건망증에 속하지만 심각한 상태는 아니다. 적극적인 개선이 필요하다. 몇 가지 생활습관을 바꾸면 나아질 수 있다.
- 12개 이상 : 확실한 건망증이며 좀더 정밀검사가 필요하다. 정신과 의사를 방문해 검사가 필요하다.

건망증이란 뇌의 기억능력 등 뇌기능에 이상은 없지만 뇌의 노화 현상과 함께 주의 집중력이 떨어지면서 전보다 중요한 내용이나 사건 등을 잊는 것을 말한다. 만약 건망증의 정도가 위에서 말하는 정상 범위 안에 들어가고 같은 또래의 친구들과 비슷한 정도의 건망증이 있다면 걱정할 일은 아니다. 몇 번 중요한 것을 잊었다고 심각한 건망증이 있거나 치매의 시작이라고 걱정할 필요가 없다.

기억력은 노화와 관련이 깊지만 또한 개인의 선호나 주위 상황과 관련이 깊다. 자기가 좋아하는 것은 잘 기억하고 싫어하는 것은 기억도 잘 안 난다. 좋아하는 사람이 한 말은 기억이 오래 가지만 싫어하는 사람의 말은 오래 기억이 안 간다. 또한 스트레스나 불안, 우울증이 있으면 건망증도 심해진다.

문제는 건망증이 심해지면 치매가 될 수 있느냐는 것이다. 현재까지의 연구는 건망증과 치매는 관련이 없다는 결론을 내리고 있다. 따라서 다른 사람보다 건망증이 심한 편이라며 걱정하고 불안해할 필요는 없다. 다만 기록하는 습관을 기른다든지, 항상 일정한 곳에 같은 물건을 두는 습관을 기른다든지, 꼭 확인하는 습관을 기른다든지 몇 가지 생활습관을 바꾸면 된다. 아울러 건강한 뇌를 갖고 치매를 예방하기 위한 습관을 기르는 것은 누구에나 도움이 된다는 것을 기억하고 다음에 추천하는 습관을 실천에 옮기기를 바란다.

기억력에 문제가 생겼다면 어떤 병에 걸린 것일까?

건망증의 수준을 넘는 기억력 장애의 원인으로 새롭게 대두되고 있는 것은 경도인지저하(MCI;mild cognitive impairment)이다. 경도인지저하는 치매처럼 기억력, 판단력 등 뇌 기능의 심각한 손실은 없지만 기억력 감퇴가 정상 범위를 벗어난 경우를 말한다. 즉, 같은 나이의 평균적인 사람들의 건망증보다 훨씬 심하거나 평균이라 하더라도 이전보다 심하게 기억력이 감퇴되면 이 병을 의심할 수 있다.

경도인지저하는 치매처럼 당장 큰 문제가 생기지는 않지만 치매를 예방하려는 노력이 없다면 치매로 진행하는 비율이 높다. 예를 들어 노인이 1년에 치매가 걸릴 확률이 약 2% 정도인데, 경도인지저하가 있는 노인들 중에는 1년에 10~25%가 치매로 발전한다. 따라서 단순한 건망증이라고 하기에는 심하게 기억력의 장애를 보인다면 경도인지저하를 의심하고 검사를 받아보아야 한다.

경도인지저하는 약물치료와 생활습관개선을 통해 어느 정도 호전이 가능하다. 즉, 어떤 질병이 있다면 그 병을 잘 조절하고, 적절한 영양 섭취, 운동, 사람들과의 관계 개선, 게임 등 뇌기능 개선 활동을 꾸준히 하면 기억력이 좋아지고 치매로 진행하는 것을 예방할 수도 있다.

노인의 심한 기억력 장애는 치매인 경우가 많다. 그리고 치매의 가장 흔한 원인은 알츠하이머병이며, 그 외에도 심한 뇌중풍이 생기거나 작은 뇌중풍이 반복되어 생기는 혈관성 치매, 우울증이 심해서 치매와 같은 증상을 보이는 가짜 치매 등이 있다. 또 뇌의 감염이나 갑상선기능

저하증, 과음, 영양 장애 등의 원인으로도 치매가 생길 수 있다. 각 병의 특징을 살펴보자.

✓ 노인성 치매(알츠하이머병)

알츠하이머병은 뇌세포가 기능을 상실하면서 뇌 자체가 위축되는 병으로서 치매의 가장 흔한 원인이다. 알츠하이머병이 발병하면 초기에는 최근 일을 잘 기억 못한다든지, 익숙하던 일도 서툴러지는 경험을 하게 된다. 치매가 진행되면서 이런 증상은 더 심해지면서 기억력 저하 때문에 남들이 자신의 물건을 훔쳐갔다는 등의 의심이 생겨 난폭하고 공격적인 행동이 나타날 수 있다. 치매가 더욱 진행되면 일상적인 생활도 불가능해져서 옷을 혼자 입지 못한다든지, 집을 찾지 못하기도 하고, 결국 거동을 하지 못하고 자리에 누워있기만 하고 대소변을 가리지 못하는 상태에까지 빠진다.

알츠하이머병은 평균 15년 정도 진행하면서 결국 죽음에 이르는 병으로 아직 확실한 예방법이나 치료법이 없다. 현재 살아있는 뇌세포의 기능을 최대한 늘리고 기억력이 나빠지는 진행 진행속도를 늦추는 약물이 사용되고 있을 뿐이다.

✓ 혈관성 치매

혈관성 치매란 작은 뇌혈관들이 막히는 뇌경색이 반복되어 뇌가 망가지면서 기억력을 비롯한 중요한 뇌기능을 상실하는 것을 말한다. 혈관 질환의 주범은 고혈압, 당뇨병, 고지혈증, 흡연, 과음이다. 이런 건강문제나 나쁜 습관을 고치는 것만으로도 중풍과 혈관성 치매를 예방할 수 있다.

뇌혈관의 위험도가 큰 경우에는 아스피린을 복용하면 예방에 도움이 된다. 하지만 단지 고혈압과 같은 한 가지 정도의 위험요인만 있을 때 아스피린을 복용하는 것에 대해서는 논란이 있다. 아스피린으로 인한 위장 출혈 부작용을 감안할 때 복용의 별 이득이 없기 때문이다. 서양 사람을 대상으로 한 연구에서는 아무런 건강 문제가 없는 사람이라도 아스피린을 복용하면 심장질환이나 뇌경색의 예방 효과를 보인다는 연구결과가 있지만 아직 한국인을 대상으로 한 연구는 없다. 그러기에 현장에서는 꼭 필요한 환자 외에는 아스피린을 권하거나 처방하지 않는다.

☑ 우울증으로 인한 가짜 치매

우울증은 마치 차의 배터리가 나간 것처럼 뇌가 지치고 탈진한 상태라고 볼 수 있다. 뇌가 지쳤기 때문에 온몸에 기운이 없고, 하고 싶은 일도 없고, 기분이 처져있는 것이다. 지친 뇌는 더 이상 집중력을 발휘할 수도 없고 기억력을 제대로 가동시키지도 않는다. 그래서 노인의 우울증은 치매로 오인되는 경우가 많다. 우울증은 간단한 약물치료를 열심히 받기만 하면 80%까지 치료가 되고, 우울증이 호전됨에 따라 치매 증상도 호전되어 정상화된다. 그래서 이런 경우를 가짜 치매라고도 부르는 것이다. 치매라고 모두 좌절하지 말고 제대로 평가받는 것이 반드시 필요하다.

☑ 기타 치료될 수 있는 치매

아주 흔하지는 않지만 각종 뇌의 감염병들, 신경매독이나 후천성 면역결핍증 등이 뇌를 침범하는 경우 치매가 생길 수 있다. 이런 경우는 치매의 원인이 된 감염병들을 치료하면 치매가 호전될 수 있다. 또한 갑상선기능저하증과 같은 호르몬 이상에 의해서도 치매 증상이 생길 수 있고, 비타민 B12나 엽산과 같은 특정 영양소의 결핍으로도 치매 증상이 생길 수 있다. 이런 경우도 마찬가지로 적절한 원인질환의 치료로 치매를 호전시킬 수 있기 때문에, 치매 증상이 의심되는 경우에는 그 원인을 찾기 위한 정확한 진단과 적절한 치료가 필수적이다.

나 치매 맞아?

다음은 치매를 판단하기 위한 단축형 치매선별지(S-SDQ)이다. 이 설문지는 다른 사람이 아닌 자신이 대답을 하는 설문지로 개발되었다. 하지만 같이 살고 있는 부모나 형제, 가족처럼 잘 아는 사람이라면 다른 사람이 대신 체크할 수 있다. 자, 이제 연필을 들고 시작해보자.

다음 문항을 읽고 최근 6개월간 자신에게 해당하는 사항에 동그라미 해 주세요.

내 용	그렇지 않다(0점)	간혹(약간) 그렇다(1점)	자주(많이) 그렇다(2점)
1. 언제 어떤 일이 일어났는지 기억하지 못한다.	0	1	2
2. 며칠 전에 들었던 이야기를 잊는다.	0	1	2
3. 반복되는 일상 생활에 변화가 생겼을 때 금방 적응하기가 힘들다	0	1	2
4. 본인에게 중요한 사항을 잊는다(예를 들어, 배우자 생일, 결혼기념일, 제삿날 등)	0	1	2
5. 어떤 일을 해 놓고 잊어버려 다시 반복한다.	0	1	2
6. 약속을 해 놓고 잊는다.	0	1	2
7. 이야기 도중 방금 자기가 무슨 이야기를 하고 있었는지를 잊는다.	0	1	2
8. 하고 싶은 말이나 표현이 금방 떠오르지 않는다.	0	1	2
9. 물건 이름이 금방 생각나지 않는다.	0	1	2
10. 텔레비전을 보고 그 내용을 이해하기가 힘들다.	0	1	2
11. 전에 가본 장소를 기억하지 못한다.	0	1	2
12. 길을 잃거나 헤맨 적이 있다.	0	1	2
13. 계산 능력이 떨어졌다.	0	1	2
14. 돈 관리를 하는데 실수가 있다.	0	1	2
15. 과거에 쓰던 기구의 사용이 서툴러졌다.	0	1	2
총 점		( ) / 30	

채점 및 해석

문항들에 대한 점수의 총 합을 계산하게 되며, 총점의 범위는 0점에서 30점까지이다. 점수가 높을수록 치매일 가능성이 높으며, 특히 총점이 8점 이상인 경우에는 치매를 의심할 수 있다.

나는 치매를 예방하는 습관을 갖고 있는가?

치매의 유전적인 요인이 있기 때문에 다음과 같은 습관이 모든 치매를 예방할 수는 없지만 좋은 치매 예방 건강습관을 갖고 있다면 확실히 치매의 확률은 떨어진다. 과연 나는 이 중 몇 가지를 실천하고 있을까?

✓ 치매 예방 습관 체크하기

- ☐ 나는 아침 식사를 한다.
- ☐ 나는 뇌 건강에 좋은 음식을 거의 매끼니 먹는다.
  : 견과류, 녹황색 채소, 신선 한 과일, 고등어 등 등푸른 생선, 참치, 흰살 생선, 살코기 등
- ☐ 나는 피해야 할 음식을 먹는 일은 월 1회 이하이다.
  : 베이컨, 버터, 치즈, 옥수수기름, 도넛, 감자튀김, 마아가린, 마요네즈, 생크림, 각종 인스턴트 가공식품 등
- ☐ 나는 자주 술을 즐기지만 적정량(남성은 3잔까지, 여성은 2잔까지)을 넘지 않는다.
- ☐ 나는 잠을 6~9시간 푹 잘 잔다.
- ☐ 나는 운동을 즐긴다.

☐ 나는 자주 음악을 듣는다.
☐ 나는 자주 그림이나 사진 등 눈으로 보는 것을 즐긴다.
☐ 나는 휴식을 충분히 취한다.
☐ 나는 야외 활동으로 자주 햇빛을 받는다.
☐ 나는 종교활동을 규칙적으로 하며 종교적인 감성과 경험이 풍부하다.
☐ 나는 가족과 이웃과 친구를 사랑하며 이런 마음 때문에 행복하다.
☐ 나는 새로운 것을 배우는 것을 좋아하고 실제 배우고 있다.
☐ 나는 바둑, 장기, 퍼즐, 끝말잇기 등 머리를 많이 쓰는 게임을 즐긴다.
☐ 나는 한쪽 팔만 쓰지 않고 양 팔을 다 쓰는 편이다.

만약 현재 10가지 이하를 실천하고 있다면 치매를 예방하는 습관이 많이 부족하다고 할 수 있다. 목표는 15가지 모두 실천하는 것이다. 이런 습관을 자연스럽게 즐긴다면 자신의 머리와 몸만 건강해지는 것이 아니다. 자신도 그리고 가족도 행복해지는 습관이다.

그대, 장수를 꿈꾸는가

장수의 비결

나이가 들었다고 장수를 준비하는 것이 늦은 것은 아니다. 지금부터라도 다음과 같이 건강습관을 실천하면 적어도 지금보다는 더 젊게 살 수 있다.

첫째, 건강나이 편(20~30대편)을 보고 다시 한 번 자신의 건강나이를 체크하기를 바란다. 그래서 아직도 고쳐야할 건강습관이 있다면 못 고칠 이유가 없다. 지금까지 담배를 피웠는데 괜찮았다고? 소주 1병 정도는 아직도 너끈히 마신다고? 여태 뚱뚱한 몸매를 유지하고 있지만 지금 정도면 괜찮다고? 자신하지 말라. 우리 몸도 한계가 있는 법이다. 자신의 몸을 시험하지 말기를 바란다.

둘째, 장수를 위해서는 다음 건강에 나쁜 것을 피하고 좋은 것을 실천하는 생활습관이 필요하다. 이 단순한 원칙은 평생 건강의 기본이다.

표 5-2 건강에 해로운 것과 건강에 이로운 것

건강에 해로운 것 (수명을 단축시키는 것)	건강에 이로운 것 (수명을 늘리는 것)
• 음주운전 • 안전벨트 미착용 • 흡연 • 지나친 음주 • 고혈압 • 당뇨병 • 고지혈증 • 운동부족 • 비만 • 불균형된 영양 • 지나친 염분 섭취 • 과도한 스트레스	• 균형 잡힌 영양분이 들어 있는 음식 • 싱거운 음식 • 규칙적인 식사 • 스트레스 조절 • 1~2년마다 정기적인 건강 검진 • 규칙적인 운동 • 금주 혹은 적당한 음주 • 하루 한 번 이상 웃고, 노래하고, 가슴을 터놓고 얘기하기

셋째, 나이가 들수록 꼭 필요한 것은 사람과 자연과 교감하는 일이 매우 규칙적으로 있어야 한다. 젊을 때야 일이 있으면 며칠을 새우잠을 자며 일하고, 불규칙적으로 생활하다가도 주말에 잘 먹고 잘 자면 그것으로 모든 피곤이 사라진다. 하지만 노인은 그렇지 못할 뿐만 아니라 그런 일은 위험하기까지 하다. 일뿐만 아니라 여행하는 것, 가족 행사에 참석하는 것조차 노인의 생활리듬을 고려해야 한다.

노인에게 중요한 것은 매일 사람과 자연과 교감하는 일이다. 사람 속에서만 사는 것도 좋지 않고, 인적이 떨어진 곳에 홀로 자연과만 교감하는 것도 바람직하지 않다. 매일 가능하면 매우 규칙적으로 사람을 만나고 식물과 동물을 만나는 자연 속에서 산책할 수 있어야 한다. 그런 의미에서 부부가 늙어서까지 같이 사는 것은 큰 복이다. 어느 쪽이건 먼저 세상을 떠나면 다른 한 쪽의 건강도 나빠지기 쉽다. 연구에 따라서는 병으로 오래 고생하는 남편이 있는 것보다 돌아가는 것이 부인의 건강에 도움이 된다는 보고도 있지만 이것은 특별히 남편이 오래 아픈 경우에 한정된 사실이다. 두 사람 중 어느 한 쪽이 오래 몸져 누워있어야 하고 그를 돌보는 사람도 노인이 된 부인에게 한정된 경우만 그렇다는 것이다. 부부가 함께 늙어가면서 함께 마지막까지 삶을 누리는 경우는 전혀 다른 얘기이다.

나이가 들면서 젊은 때는 눈에 들어오지 않던 꽃과 새와 산이 눈에 들어온다. 노인이 될수록 자라나는 어린아이와 친구들과 사시사철 변하는 자연이 곁에 있어야 한다. 이것은 사람의 본성이다. 자연은 그 자체가 치유의 힘이 있고 생기를 불어넣는다. 자연에서 일어나는 사시사철의 변화는 노인에게 적응력을 유지시키고 삶의 의미를 느끼게 해준다.

그렇다고 노인이 되었으니 조용히 사시라고 시골에 집을 마련해드리는 것이 좋을 것 같지만 전혀 그렇지 않다. 시골이 고향이었고 주위에 친지가 있다면 좋지만 그렇지 않다면 매우 신중히 정해야 한다. 나이가 들수록 사람과 자연이 곁에 있어야 한다. 그리고 이를 매일 규칙적으로 누려야 한다. 매일 자녀와 손자, 손녀, 동네 사람들의 얼굴을 보고 인사하고 얘기할 수 있다면 이것보다 더 좋은 보약은 없다. 이와 함께 매일 자연의 변화를 느끼고 자신이 키운 꽃과 나무와 채소가 자라는 것을 보는 기쁨이란 더 없이 크다.

심각한 지병이라도 잘 관리만 하면 장수한다

나이가 들면서 서러운 것 중 하나는 이런 저런 병이 늘어간다는 것이다. 고혈압, 당뇨병, 고지혈증, 당뇨병, 골다공증, 심장병, 뇌중풍과 같은 질병 중 보통 두세 개는 갖고 있다. 어떤 병은 아무런 증상이 없지만 가만 두면 큰 일 난다고 해서 약을 먹는다. 어떤 경우에는 60세가 안 되어 생긴 병이 지병으로 평생 고생을 시키기도 한다. 어떤 병은 건강관리를 잘 못해서 생겼지만, 어떤 병은 집안 내력 때문에 타고 난 것이다. 이런 저런 이유로 약을 하루에 4~5알, 아니 아침, 저녁 합치면 7~10알을 먹어야 하고 병원도 매달, 혹은 세 달마다 다녀야 한다.

어떤 지병을 가졌고 원인이야 어떤 것이든 중요한 것은, 완치시킬 수 없다면 평생 친구로 지내면서 잘 관리하면 문제가 없다는 것이다. 즉, 이런 지병을 잘 관리하면 평소 병이 없던 사람이 갑자기 사망하거나 심각한 상태로 빠질 확률과 별반 다르지 않다는 것이다. 오히려 지병이 있으면 그 지병 때문에 건강관리를 잘 해서 더 건강하게 오래 사는 경우도 많다. 자, 노인의 흔한 지병을 어떻게 관리할 것인가?

☑ 혈압은 왜 중요한가?

우리 몸의 조직과 기관은 산소와 영양분이 풍부한 피가 흘러야 살 수 있다. 피가 흐르려면 심장의 펌프작용이 있어야 하고 피가 혈관 내를 흐르면서 혈관에 압력을 주게 되는데 이것이 혈압이다. 마치 상수도관을 따라 물이 흐를 때 상수도관에 수압이 전해지고 이 수압이 너무 높으면 상수도관이 터질 수 있고, 또 너무 낮으면 고지대에는 물이 나오지 않는 현상이 발생하는 것처럼, 우리 몸에서도 혈압이 너무 높으면 혈관이 터지고, 혈압이 너무 낮으면 혈액이 가지 않아 결국 조직이 죽는 신체 부위가 생긴다. 즉, 혈압은 항상 일정한 상태를 유지해야하는데 혈압이 비정상적으로 올라가는 것을 고혈압이라고 한다.

혈압에는 수축기 혈압과 이완기 혈압 두 가지가 있다. 수축기 혈압은 심장이 수축할 때 혈압으로 가장 높은 상태이고, 이완기 혈압은 심장이 수축 후 이완할 때의 혈압으로 가장 낮은 상태이다. 고혈압은 안정하고 있음에도 불구하고 수축기 혈압이 140mmHg 이상이거나, 혹은 이완기 혈압이 90mmHg이상인 상태이다. 보통 아무리 심한 운동을 한 후라도 10분 내에는 정상으로 내려와야 한다. 다만 술을 과음하면 3일 동안 혈압을 높이는 효과를 나타내므로 이를 고려해야 한다.

고혈압은 평생 정상 수준으로 조절하지 않으면 뇌출혈을 일으키거나 동맥경화와 뇌경색, 심근경색증과 같은 심각한 병이 생기는 것을 막을 수 없다. 고혈압의 원인은 모르지만 불행히도 일단 발생하면 완치시킬 수 없다. 다만 비약물요법 혹은 약물요법으로 평생 혈압을 정상으로 조절해서 고혈압 합병증을 막는 노력은 평생 필요하다.

☑ 약 없이 고혈압을 조절할 수 있다

진단받은 후 혈압이 그리 높지 않거나 고혈압의 합병증이 없는 경우에는 6개월 동안 매달 혈압을 측정하면서 비약물요법을 꾸준히 실천하는 것이 좋다. 고혈압에 대한 비약물요법은 음식을 싱겁게 먹고, 운동하고, 술을 줄이고, 체중을 조절하고, 스트레스를 조절하는 것이다. 다른 사람이 싱겁다고 할 정도로 싱겁게 먹고, 일주일에 3회 이상, 30분 이상 유산소 운동을 하고, 체중을 정상범위로 유지해야 한다. 술은 고혈압을 만들고 어떤 치료에도 혈압 조절이 되지 않게 하는데 가장 중요한 요인이다. 만약 어떤 사람이 자신의 혈압이 높다는 것을 앎에도 불구하고 술을 절제하지 못한다면 알코올중독자일 가능성이 높다. 비약물요법으로 권하는 것들이 생활습관을 바꾸는 것이라 쉽지 않지만 꾸준히 실천하면 항고혈압제인 약을 복용하지 않아도 혈압을 정상으로 유지할 수 있다. 다만 이와 같은 비약물요법을 실천해도 혈압이 조절이 안 되거나 고혈압의 합병증이 있는 경우에는 지체 없이 약물을 복용하는 것이 이득이다.

☑ 고혈압의 약물 요법은 평생 필요하다

고혈압을 처음 진단받고 약물요법이 필요한 사람에게 "혈압을 조절하기 위해서 평생 약을 잘 복용하셔야 하겠네요"하고 얘기하면 대부분 매우 실망한다. 병이 생겼다는데 빨리 고치지 못하고 평생 약을 먹으라고 하니 실망하는 것은 어찌 보면 당연하다. 하지만 현재로는 이 방법밖에 없으니 어찌하겠는가? 고혈압은 진단을 받더라도 완치할 수 있는 2차성 고혈압은 5%에 불과하다. 거의 모든 고혈압은 비약물요법만으로, 혹은 약을 복용해 정상으로 유지시키는 것이지 완치시키는 것이 아니다. 고혈압이 발생하면 혈압이 정상이 되었어도 언제든지 다시 상승해 합병증을 유발하기 때문이다.

고혈압이 있다는 사실을 알면서도 항고혈압제를 복용하다, 말다를 반복하거나 불충분하게 혈압이 조절되어 중풍이나 심장병이 걸리는 경우가 안타깝게도 너무 많다. 대부분의 고혈압은 증상이 없으니 소홀하기 쉽다. 그러나 혈압 조절을 소홀히 하면 언제든지 생명을 앗아가거나 불구를 만드는 합병증이 찾아온다. 그래서 고혈압의 별명이 '조용한 살인자'이다.

약을 평생 복용해야한다고 하니까 양약은 부작용이 많다고 걱정하는 사람들이 있다. 그러나 혈압약은 현재 세계적으로 가장 많은 사람들이 복용하는 약이고, 그 수많은 사람들을 통해서 그 효과와 가능한 부작용이 명확히 밝혀진 약이다. 평생 혈압약을 복용해도 정기적인 체크만 받으면 그 부작용은 걱정할 필요가 없다는 점을 강조하고 싶다.

항고혈압제는 이뇨제, 베타차단제, 알파차단제, 칼슘채널차단제, 엔지오텐신전환효소길항제, 엔지오텐신수용체길항제 등 매우 다양하고 이름도 어렵다. 그리고 약값도 한 알에 십여 원부터 천 원이 넘는 약까지 다양하다. 고혈압 환자마다 상태에 따라 항고혈압제를 선택하는 기준이 달라지지만 가장 중요한 사실은 특별한 이유가 없는 한 이뇨제를 기본으로 사용한다는 것이다. 즉, 당뇨병이 있거나 신장질환이 있는 등 다른 약을 써야할 특별한 이유가 있지 않은 이상 이뇨제를 먼저 쓴다. 그 이유는 이뇨제가 가장 오래 되었고, 가장 싸서 비용 효과적이라는 점이 확실하게 입증되었기 때문이다. 한 가지 약으로 혈압이 조절되지 않으면 다른 계통의 약을 복합적으로 사용해야 하며, 환자의 다른 문제, 즉 동맥경화의 정도나 특정 질병의 유무에 따라 여러 가지 약을 복합적으로 사용하기도 한다. 어쨌든 고혈압을 가진 사람이라면 언제든지 상담하고 진료받고 약을 처방받는 자신의 주치의 한 명은 갖고 있어야 하겠다. 그래서 운 나쁘게 고혈압이 생겼더라도 평생 잘 조절해서 고혈압으로 인한 문제가 발생하지 않는다면 오히려 전화위복으로 몸 전체적인 건강을 잘 유지할 수 있으리라.

당뇨병의 이해와 자가 치료

☑ 당뇨병은 왜 생기나?

당뇨병은 지금부터 3,500년 전 이집트의 파피루스에도 기록되어 있을 만큼 오래 전부터 있었던 병이다. 당뇨병은 한마디로 우리 몸의 피에 포도당 성분이 정상 이상으로 높아져서 소변으로 포도당이 빠져나가는 병이다.

당뇨병은 에이즈, 비만, 흡연과 함께 21세기 최대의 질병으로 손꼽힌다. 세계적으로 현재 환자는 1억 7,000만 명이며 한 해 320만 명이 당뇨병으로 목숨을 잃는다. 최근 세계 어느 나라나 가장 빨리 늘어나는 질병으로 당뇨병을 꼽고 있다. 우리나라도 예외가 아니다. 30년 전만해도 1%에 불과했던 당뇨병이 지금은 8%로 늘어났다. 현재 한국의 당뇨병 환자는 약 800만 명으로 추산된다. 하지만 그 중 반은 자신이 환자라는 사실도 알지 못한다. 최근 10년 동안 당뇨병에 의한 사망자가 94% 증가했는데 암으로 인한 사망자 증가율이 18%인 것에 비하면 당뇨병의 증가가 얼마나 급격한지 알 수 있다. 당뇨병은 왜 이렇게 많아 졌을까?

당뇨병이 생기는 이유는 두 가지이다. 하나는 핏속에 포도당을 처리하는 호르몬인 인슐린이 없기 때문이고, 또 하나는 인슐린이 충분하기는 한데 이 인슐린이 작용하기 어려운 여건에 놓였기 때문이다. 우리 몸 췌장이라는 곳에는 베타 세포라는 세포가 있는데 이곳에서 인슐린이라고 하는 호르몬을 만든다. 인슐린은 피 중에 있는 당분을 우리 몸의 세포가 에너지로 쓰도록 하는데 결정적인 역할을 하는 호르몬인데 이 인슐린을 만드는 공장인 췌장의 베타세포가 어떤 이유든 망가지면 당뇨병이 생긴다. 이런 당뇨병을 제1형 당뇨병이라고 부른다. 이 병은 주로 소년기에 생기기 때문에 소아형 당뇨병이라고도 부르고, 인슐린을 주사하지 않으면 사망할 수밖에 없다고 해 인슐린 의존형 당뇨병이라고 한다.

당뇨병이 생기는 또 한 가지 이유로 인슐린은 충분히 있는데 그 인슐린의 효과가 시원찮기 때문이다. 이런 당뇨병을 제2형 당뇨병, 혹은 인슐린 비의존형 당뇨병이라고 부르며 대부분의 성인 당뇨병이 바로 여기에 속한다. 인슐린이 부족한 것도 아닌데 효과를 떨어뜨려 당뇨병을 일으키는 이유로는 과식, 운동부족, 비만, 과도한 스트레스, 스테로이드 호르몬 복용 등 있다. 이런 생활습관은 각종 암과 동맥경화, 고혈압 등 성인병의 원인이기도 하다.

특히 유의할 점은 당뇨병을 앓는 한국인 중 뚱뚱하지도 않고 과식하지도 않는데 당뇨병이 발생한 경우가 꽤 있다. 이 경우는 임신 중 영양 부족이나 어릴 적 영양 부족이 심했던 경우 나중에 정상적인 식사량조차 처리를 잘 하지 못해서 당뇨병이 생긴 것이다. 몸은 호리호리하고 식사량도 적은데 당뇨병이 걸린 경우에는 이런 종류의 당뇨병을 의심할 수 있다. 이런 당뇨병을 가진 사람들은 인슐린을 주사하지 않으면 혈당이 잘 조절되지 않는다.

☑ 당뇨병에 걸리면 어떤 증상이 생길까?

기원 후 30년에서 90년까지 살았고 당뇨병을 Diabetes라고 명명했던 로마의 아레타우스(Aretaeus)가 기록한 기록을 보면, "이 병은 매우 이상한 병으로 환자는 자주 소변을 보며 소변은 작은 내처럼 계속 흘러 나온다. 물을 마시거나 소변을 보는 것을 멈추는 방법은 없으며 물을 마시지 않으면 목이 타서 견딜 수가 없고 불덩어리 같은 것이 뱃속을 헤매는 것 같은 느낌을 준다. 살과 뼈가 녹아서 소변으로 나오는 듯 한 질병이다"라고 되어있다.

이런 비슷한 기록은 우리나라 중국의 의서에도 나오는 것으로 보아 당뇨병은 매우 오래된 병이고 증상도 지금과 다르지 않았다는 것을 알 수 있다. 당뇨병은 혈당이 높은데 이를 이용하지 못해 생기는 병이다. '풍요 속에 빈곤'이라는 말이 딱 어울리는 병이다. 우리가 음식으로 섭취한 영양 중에서 포도당, 과당과 같은 당분이 피 속에 축적되어 피의 농도가 높아져서 갈증을 느끼게 된다. 또 신장에서 당이 빠져나가면서 물을 같이 함유하고 빠져나가게 되어 소변량이 늘게 된다. 또 세포에서 에너지원으로 당을 쓰지 못하게 되어 근육에 힘이 없어지고 체중이 줄어들게 된다. 당뇨병이 진행되면 망막에 있는 혈관에 이상이 생겨 시력이 떨어지거나 갑자기 보이지 않는 경우도 생기고, 손발이 저리다거나 감각에 이상이 생기는 신경염도 온다.

당뇨병 초기나 당뇨병이 그리 심하지 않으면 증상도 별로 없다. 어떤 사람은 당뇨병이 생긴 줄 모르고 있다가 합병증이 생긴 후에야 당뇨병을 갖고 있다는 것을 알게 된 경우도 있다.

당뇨병을 진단하는 방법은?

당뇨병을 진단하거나 당뇨병이 어느 정도 심한지를 알기 위해 소변에서 리트머스 스틱으로 뇨당을 검사하는 것은 매우 부정확한 방법이다. 신체검사에서 뇨당검사를 하거나 약국에서 당검사하는 것을 사서 소변 검사를 해보고 당뇨병을 정하는 것은 위험천만이다. 왜냐하면 소변으로 당이 빠지는 것은 사람에 따라, 또 시간에 따라 변하기 때문이다. 어떤 사람은 혈중 포도당 농도가 150mg/dl가 되어도 소변으로 당이 빠지지만, 어떤 사람은 250mg/dl가 넘어야 소변으로 당이 빠진다.

당뇨병을 정확히 진단하려면 피 속에 있는 포도당을 측정해야만 한다. 보통 아침에 식사를 하지 않은 상태에서 혈당을 재면 된다. 당뇨병이 의심되면 포도당을 먹은 후 30분마다 혈당을 측정하는 방법으로 당뇨병을 확진한다. 보통 식사와 관련 없이 혈당을 측정해서 110mg/dl이 넘으면 정밀한 당뇨검사가 필요하고, 아침에 굶은 상태에서 혈당을 측정해서 두 번 이상 126mg/dl를 넘으면 당뇨병이다.

☑ 당뇨병을 치료할 수 있을까?

기원전 30년부터 기원후 50년까지 살았던 로마의 셀시우스라는 의사는 당뇨병의 치료법으로 식사량을 줄이고 운동을 권했다. 이 방법은 2,000년이 지난 지금도 당뇨병을 잘 관리하기 위해 꼭 필요한 비약물요법의 가장 근간이 되는 방법이다.

당뇨병의 합병증을 막고, 혈당을 보통 사람처럼 정상 범위에서 조절하려면 식사요법과 운동요법을 기본적으로 실천해야 한다. 당뇨병 식사요법의 기본원칙은 다음과 같다.

- 가능하면 항상 일정한 시간에 일정한 양의 음식을 섭취한다.
- 당분, 단백질, 지방, 비타민, 미네랄, 섬유소를 골고루 섭취한다.
- 특히 섬유질이 풍부한 음식을 먹으면 혈당 증가가 급작스럽게 이루어지지 않기 때문에 좋다.
- 동물성 지방, 소금의 섭취는 가능하면 줄인다.

결과적으로 당뇨병을 갖고 있는 사람은 보통 식사에서 밥은 잡곡밥으로 양은 두 숟갈 정도 줄이고, 단백질 섭취는 약간 증가시키는 것이 바람직하다. 더 좋은 것은 영양사의 설명을 듣고 여러 번 자신의 식사일기를 써서 영양사와 상의하면 제일 바람직한 식사 방법을 배울 수 있다.

당뇨병을 가진 사람은 신체 활동량을 늘려야 한다. 특히 당뇨병을 조절하기 위한 운동은 식사 후 1시간이 지나기 전에 하는 것이 높아진 혈당을 빨리 낮추는 데 도움이 된다. 식사 후 가만히 앉아서 텔레비전을 시청하거나 책을 보는 것은 금물이다. 식사 후에는 꼭 움직이는 습관을 가져라. 운동은 한 번에 30분 내지 45분 정도로 매일 하는 것이 좋다. 만약 사정상 매일 운동하는 것이 불가능하다면 일주일에 최소한 3번은 해야 한다. 운동의 종류는 빠르게 걷기, 달리기, 등산, 줄넘기, 수영, 테니스, 자전거 타기 등과 같은 유산소 운동이 좋다. 자신의 신체활동량을 측정한 후(49쪽) 최소한 중등도의 신체활동량을 갖도록 해야 한다.

당뇨병을 조절하기 위해 약을 복용할 수 있다. 이런 약에는 인슐린 공급을 촉진하고 인슐린이 작용하는 것을 돕는 약도 있고, 소화를 시키는 장내에서 2탄당(당 두 개가 합쳐진 물질. 예를 들어 맥아랑, 과당, 유당)이 포도당으로 바뀌어 흡수되는 것을 방해함으로써 포도당의 흡수 자체를 줄이는 약도 있다. 당뇨병약은 혈당의 수준에 따라 용량을 조절하고 식사와 운동을 원칙을 지키면서 복용하면 효과도 좋고 평생 복용해도 해롭지 않은 안전한 약으로 알려져 있다.

당뇨병약을 복용할 때 가장 주의할 것은 혈당이 너무 떨어지는 경우가 있다는 것이다. 당뇨병약 중 이런 저혈당을 일으키는 경우는 인슐린 주사나 설포닐 우레아 계통의 약을 많이 사용했을 때이다. 다행히 최근 저혈당을 일으키고 체중을 늘리는 부작용이 있는 설포닐 우레아 계통의 약 말고도 좋은 약들이 개발되어 사용되고 있다. 인슐린 의존형 당뇨병을 갖고 있거나 기존의 먹는 약으로 당뇨가 조절되지 않는 경우, 임신성 당뇨병에는 인슐린 주사를 써야 한다. 경우에 따라 아침에 하루 한 번, 혹은 아침·저녁 2회 주사로 조절하면 된다.

당뇨병을 갖고 있다고 너무 걱정하지 말라. 식사 조절과 운동, 그리고 약으로 혈당을 정상인처럼 조절하면서 정기적인 체크를 받는다면 정상인과 같이 건강하게 오래 사실 수 있으니까.

☑ 당뇨병을 예방할 수 있나?

당뇨병이 생기는 중요한 원인은 유전이다. 부모 중 한 분이 당뇨병이 있으면 자식은 30~50% 당뇨병에 걸릴 수 있고, 두 분 모두 당뇨병이라면 70%의 확률로 당뇨병에 걸린다. 미국의 피마인디언의 경우 인구의 1/3이 평생 언젠가는 당뇨병에 걸리고, 남태평양 마이크로네시아, 폴리네시아 지역 종족은 1/5 정도가 당뇨병에 걸린다. 바로 유전적으로 당뇨병에 잘 걸릴 수밖에 없는 소인을 갖고 태어나기 때문이다. 이처럼 유전은 당뇨병에서 중요하지만 생활습관으로 예방이 가능하다는 것이 최신 연구의 결론이다. 육체적인 활동을 많이 하면 인슐린이 없이도 근육이 혈당을 이용할 수 있고, 또 운동 자체가 에너지 소비를 늘리기 때문에 당뇨병을 예방할 수 있다. 이런 이유로 육체노동자는 사무직 노동자보다 당뇨병에 덜 걸린다. 당뇨병을 예방하는 열쇠는 먹는 것을 조절하면서 신체활동량을 꾸준히 유지하는 것이다. 그래서 체중도 정상범위를 유지해야 하고 특히 복부 둘레는 남성은 80cm, 여성은 75cm를 넘지 않아야 한다.

당뇨병과 커피와의 관련성이 흥미가 있다. 커피를 매일 마시는 사람은 커피를 전혀 마시지 않는 사람보다 당뇨병에 덜 걸린다는 흥미로운 연구 결과가 있다. 다른 조건이 같다면 커피는 당뇨병 예방에 도움이 된다는 것이다. 핀란드 국립보건원의 자코 투오밀레토(Jaakko Tuomilehto) 박사는 미국의학협회지(JAMA)에 발표한 연구보고서에서 필터 커피를 마시는 것이 좋으며 마시는 커피 잔과 당뇨병 발생률은 반비례함을 밝혔다. 이 이유는 카페인이 췌장에서 인슐린을 분비하는 베타세포를 자극하고, 클로로젠산을 포함, 커피 속의 여러가지 활성성분이 혈당조절을 간접적으로 돕기 때문이다. 따라서 설탕, 크림을 넣지 않고서 하루 서너 잔의 커피를 마시는 것은 권장할만하다.

　유전적인 결함은 아직 인간의 능력으로 교정할 수 없는 문제이지만 후천적인 요소인 생활습관을 교정하는 것은 얼마든지 개선할 수 있는 문제이다. 당뇨병의 집안 내력이 있다면 당뇨병을 예방하기 위해 더욱 더 좋은 생활습관을 유지해야 한다.

　당뇨병을 예방하는 길은 한마디로 말하면 적당히 먹고 적당히 쓰는 것이다. 많이 먹으면 그만큼 많이 써야 한다. 당뇨병을 예방하는 지름길은 적당한 식사와 신체활동, 그리고 운동으로 몸의 에너지 균형을 잘 유지하는 것이다. 중용(中庸)과 균형(均衡)은 삼라만상(森羅萬象)의 기본 원리이며, 질병을 예방하는데도 유효하다.

관상동맥질환

☑ 수태된 후 죽을 때까지 계속 뛰는 강심장도 적이 있다

심장은 수정 후 3주가 지나기 전 뛰기 시작해서 세상을 떠날 때까지

80년, 혹은 100년 동안 한 번도 쉬지 않고 뛰는 참으로 희한한 신체기관이다. 그것도 이따금 뛰는 것이 아니라 일 분에 50~80회, 하루만 해도 8만 번 이상을 뛰는 전천후 발전소이며 펌프이다. 이렇게 많은 일은 해야 하는 심장도 먹어야 산다. 즉 산소와 영양분을 충분히 먹어야 일할 수 있다. 심장에 산소와 영양분을 공급하는 고속도로가 있는데 '관상동맥'이다. 세 가닥의 관상동맥은 심장 근육 곳곳에 산소와 영양분을 공급하는 파이프라인이다. 관상동맥질환은 바로 이 길이 막히는 병이다. 관상동맥질환은 바로 우리 몸 발전소로 가는 길을 막는 병이기 때문에 생명과 직결이 된다.

관상동맥질환의 대부분은 관상동맥의 동맥경화인 죽상경화증이 원인이다. 죽상경화증은 동맥 안쪽 층 지질이 단단해지거나 섬유증, 동맥벽의 경화로 인해 동맥이 굳어지는 증상이다. 동맥벽이 서서히 비대해져 지방층을 형성함으로써 혈액이 흘러야하는 동맥 안의 공간을 축소시킨다. 결국 혈관 내경이 좁아져서 혈액의 흐름을 방해하게 되고 경우에 따라 아예 혈액의 흐름을 막아 생명을 앗아간다.

죽상경화증이 생기게 하는 첫 번째 위험요인은 흡연이다. 흡연은 카테콜라민이라고 하는 호르몬 분비를 유도하는데, 이것은 혈압을 높이고 심박동을 증가시켜 심장 근육이 더 많은 산소를 요구하도록 만든다. 뿐만 아니라 담배연기의 일산화탄소는 헤모글로빈과 결합한 뒤 산소공급 능력이 현저히 저하된 '일산화탄소혈색소(HbCO)'를 만드는데 이것은 산소 운반은 못하면서 모세혈관의 혈액 흐름만 방해한다. 또 담배연기에 들어있는 해로운 성분들이 혈관내벽을 손상하고 세포기능장애를 유발한다. 결과적으로 흡연은 관상동맥의 동맥경화와 혈전증을 유발한다. 흡연은 암뿐만 아니라 관상동맥질환도 일으키는 백해무익한 습관이다.

두 번째 위험요인은 고지혈증이다. 고지혈증은 콜레스테롤이나 중성지방이 높아지는 병인데 특히 저밀도 지단백 콜레스테롤이 높은 경우에는 관상동맥질환이 잘 발생한다. 고지혈증은 유전적인 경향이 있으며 콜레스테롤과 포화지방산이 많이 들어 있는 음식을 많이 먹고 비만하며 운동을 안 하는 사람에게 흔하다. 고지혈증이 심할수록 관상동맥질환이 생길 가능성이 많아지고 또 상태도 심각해진다. 고지혈증은 증상이 나타나기 전에는 있는 지 없는 지 알 수 없다. 따라서 청소년 때부터 피검사를 통해 자신의 콜레스테롤과 중성지방 수치를 측정해보아야 하고 정상인 경우에 5년마다 검사를 해보는 것이 좋다. 그리고 콜레스테롤이나 중성지방이 너무 높으면 약을 평생 먹는 것이 좋다.

세 번째 위험인자는 고혈압이다. 고혈압도 고지혈증처럼 문제가 생기기 전에는 별 증상이 없다. 아침에 일어나서 두통이 있는 경우가 있지만 실제 아침 두통을 느끼는 사람 중 고혈압이 없는 경우도 많다. 고혈압은 무증상으로 있다가 중풍이나 심근경색증이 발병한 후 알게 되는 경우가 많다. 그런데 중풍이나 심근경색 중 상당수는 바로 급사하지 않는가? 그래서 고혈압을 조용한 살인자라고 부른다. 매년 자신의 혈압을 측정해보고 조금이라도 높은 경우는 자주 측정해서 확인하는 것이 중요하다.

네 번째 위험인자는 당뇨병이다. 당뇨병이 조절 안 되면 혈관의 내피가 증식하는 동맥경화가 진행된다. 당뇨병에 의한 동맥경화는 관상동맥처럼 큰 혈관뿐만 아니라 작은 혈관도 망가뜨리기 때문에 여러 가지 합병증을 일으키는 것이 문제이다. 즉, 눈의 시신경, 신장, 혈관이나 신경에 영양을 공급하는 작은 혈관 등을 망가뜨려 시력 손실, 신부전, 저리고 아프고 감각이 떨어지는 등 다양한 증상의 신경질환을 일으킨다. 따라서 당뇨병이 생기지 않도록 건강관리를 잘 해야 하며, 일단 생긴 당뇨병이라면 식이요법, 운동요법, 그리고 약물요법을 병행해서 혈당을 보통 사람과 같이 조절하는 것이 매우 중요하다.

☑ 관상동맥질환의 증상을 알아두자

관상동맥질환의 결과 생기는 병은 협심증과 심근경색증 두 가지인데 이 두 가지 질병 모두 가장 중요한 증상은 흉통이다. 협심증은 이미 관상동맥은 좁아져서 심장에 산소공급이 어려운 상태인데 갑자기 계단을 오르거나 흥분하면 늘어난 심장의 산소요구량을 감당하지 못해 심장 근육이 산소 부족에 빠지면서 흉통이 발생한다. 흉통의 양상은 "가슴이 뻐근하고 조이는 듯하다", "짓눌리는 느낌이다", "터질 것 같다", "숨을 못 쉬겠다" 등의 증상을 느낀다. 실제 이런 증상을 느끼는 환자는 곧 죽을 지도 모른다는 공포감이 들 정도로 심각한 증상을 느낀다. 협심증의 흉통은 약 5~10분 정도 지속되는데 운동을 멈추고 쉬고 안정하면 저절로 사라지는 것이 특징이다. 관상동맥이 여러 군데 많이 좁아진 경우에는 잠을 자거나 조금만 흥분해도, 혹은 아침에 일어나서 화장실 갈 때 등 별로 운동을 하지 않은 상태에서 흉통이 생긴다. 이것을 불안정성 협심증이라고 하며, 다음에 얘기하는 심근경색증으로 넘어가기 때문에 바로 병원에 입원해 정밀검사와 치료를 받아야 한다.

  심근경색증은 관상동맥이 아예 막혀서 심장근육의 일부가 죽게 되고 증상이 생기자마자 40% 정도가 급사하게 되는 매우 심각한 병이다. 관

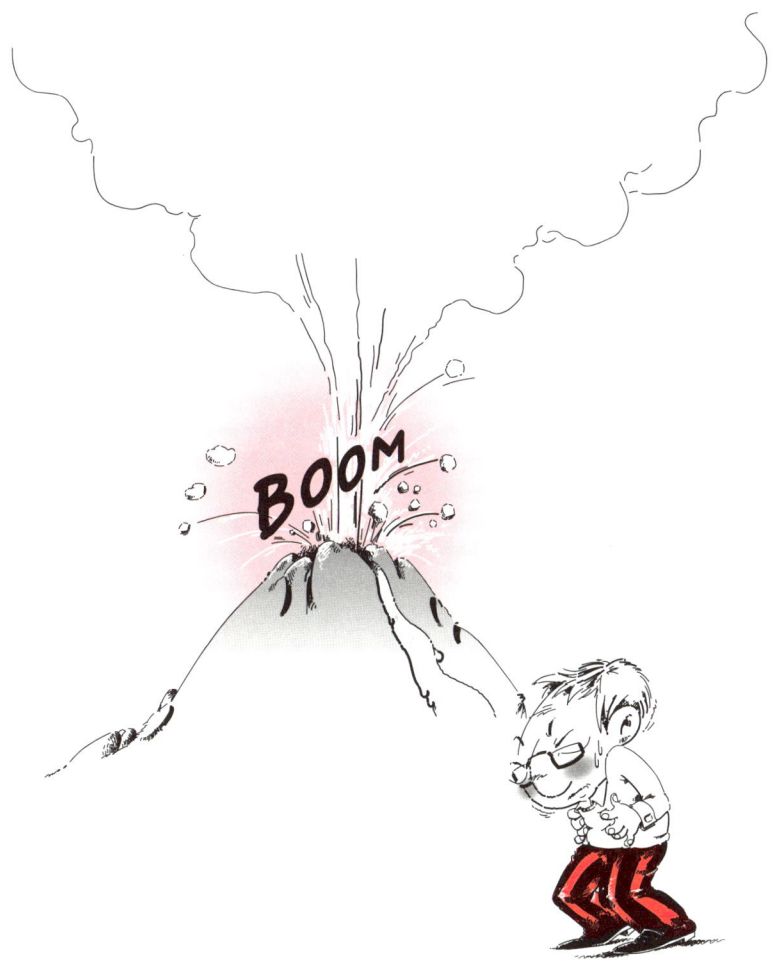

상동맥이 동맥경화가 진행되면 그 일부가 화산이 터지듯 갈라지거나 터지면서 혈관 내에 혈전(血栓, 피떡)이 갑자기 생겨서 혈관을 완전히 막을 때 발생한다. 이때도 흉통이 생기는데 양상은 협심증과 비슷하나 흉통이 20여 분 이상 지속되고 토하거나 바로 쇼크에 빠질 수 있다.

☑ 협심증과 심근경색증도 치료할 수 있다

협심증 중에서 아주 심한 운동을 했을 때만 한두 번 증상이 생긴 경우에는 정밀 검사를 하지 않고 위에서 설명한 네 가지 문제만 해결해도 재발하지 않는다. 하지만 심한 운동을 하지 않았는데 증상이 생기고 자주 발생하는 경우 몇 가지 정밀 검사를 받게 된다. 기본적인 피검사와 흉부 엑스선 검사, 심전도 이외에도 운동을 하면서 심전도를 찍는 운동부하심전도, 동위원소를 이용한 심근관류조영, 운동부하 또는 약물을 이용한 스트레스 초음파검사 등의 검사 중 한두 가지를 받게 된다. 이들 검사에서 관상동맥확장술이나 외과적 수술 등의 치료가 필요하다고 판단되면 입원해서 관상동맥을 눈으로 보듯이 촬영하는 혈관조영검사를 받게 된다. 최근 64채널의 새로운 컴퓨터단층촬영술(CT검사)이 나오면서 혈관조영검사 없이 수 분 내에 관상동맥이 좁아진 것을 진단하는 방법이 나왔다.

협심증 치료는 약물요법, 관상동맥확장술, 외과적 수술요법 등 세 가지 중 한 가지를 선택하게 된다. 심하지 않은 경우는 약물요법만으로도 증상 없이 정상생활을 할 수 있다. 약물요법만으로는 증상이 없어지지 않거나 심근경색증으로 발전할 수 있는 경우에는 관상동맥이 좁아져 있는 부분을 풍선도자라는 특별한 기구를 이용해서 넓히거나, 필요하면 얇은 금속망의 스텐트를 삽입해 다시 좁아지는 것을 예방하는 치료를 받아야 한다. 아울러 재협착을 막고 좁아진 혈관을 더 좁아지지 않게 하는 약을 꾸준히 복용하면 별 문제 없이 여생을 살 수 있다.

뇌중풍

중풍은 뇌졸중(腦卒中) 혹은 뇌혈관질환(腦血管疾患)이라고 부르는 것으로 뇌의 혈관이 막히거나 터지는 병이다. 중풍은 발생하면 바로 사망에 이를 수도 있는 매우 심각한 질병이다. 생명을 건지더라도 회복까지 오랜 시간이 걸리고 많은 경우 완전히 회복되지 않는다. 따라서 중풍은 발생하기 전에 예방하는 것이 중요하며, 발생했을 때는 초기 치료가 매우 중요한 병이다. 현재 우리나라 60세 이상 노인들을 불구 내지 사망에 이르게 하는 가장 중요한 병 두 가지를 고르라고 하면 암과 중풍(中風)을 들 수 있을 정도로 노인에서 매우 중요한 병이다.

노인에게서 생기는 중풍은 대부분 뇌혈관에 생긴 동맥경화가 대부분의 원인이다. 한국인들도 갈수록 지방을 많이 먹고 비만해지고 고지혈증도 많고 흡연율로 줄어들기는 하지만 속도가 늦어 결과적으로 동맥경화가 많아지고 있다. 그래서 40~50대 젊은 나이에도 뇌혈관이 막히는 중풍, 즉 뇌경색 환자가 많아지고 있어 심각한 사회 문제가 되고 있다.

중풍의 가장 중요한 원인인 동맥경화는 고혈압, 흡연, 고지혈증, 당뇨병, 비만이 5대 주범이라는 점을 꼭 기억하자.

중풍을 일으키는 동맥경화의 제1원인인 고혈압은 대부분 완치가 어렵다. 그러므로 누구나 혈압은 매년 측정해야 하며, 만약 혈압이 높다면 증상이 없더라도 꼭 의사와 치료에 대해 상의해야 한다. 고혈압은 '조용한 살인자'라는 악명을 갖고 있다는 것을 기억하자. 만약 고혈압을 갖고 있다면 평생 식사요법, 운동요법, 그리고 항고혈압약 복용 등의 방법으로 혈압을 정상으로 유지해야 한다. 어떤 고혈압 환자는 고혈압을 진단받고 약을 복용하기 시작하면 평생 약을 먹어야 하므로 아예 처음부터 항고혈압약을 거부하기도 하는데 참으로 안타까운 일이다. 그렇게 약을 거부한다고 자신의 고혈압과 앞으로 생길 수 있는 중풍의 문제가 해결되는 것이 아니지 않는가? 항고혈압약만큼 많은 사람이 복용하고 그 안정성과 효과가 증명된 약이 없다.

고지혈증도 동맥경화가 진행되기 전까지는 모르는 경우가 많다. 따라서 누구나 적어도 5년에 한 번은 피검사를 통해 고지혈증이 있는지 확인해야 하며, 만약 고지혈증이 있다면 고혈압과 마찬가지로 평생 식이요법이나 약물요법으로 조절해야 중풍이나 심근경색증과 같이 생명을 위협하는 심각한 질병으로부터 자신을 구할 수 있다.

흡연은 각종 암이나 호흡기질환뿐만 아니라 혈관에 손상을 주기 때문에 동맥경화를 잘 일으킨다. 실제 흡연자에게서 연탄가스 중독의 원인인 일산화탄소 농도를 측정해보면 비흡연자보다 무려 10배에서 30배까지 높다. 일산화탄소는 적혈구수를 과도하게 늘리고 혈관 내피세포에 상대적인 저산소증을 일으켜 세포를 손상시키고 동맥경화로 발전시킨다. 따라서 금연은 누구에게나 필요한 일이고, 비흡연자라도 담배 연기를 맡지 않는 것이 좋다. 간접적으로 담배 연기를 자꾸 맡다보면 각종 암이나 호흡기질환, 그리고 중풍과 같은 혈관질환에 걸릴 위험이 높아지기 때문이다.

중풍은 불균형을 예방하기 위해서는 균형 잡힌 식사도 중요하다. 모든 영양소를 적당히 골고루 드시는 것은 전체적인 건강과 함께 중풍 예방에도 중요하다. 우리가 먹는 음식 중에 들어있는 콜레스테롤은 혈관을 만들고 유지하는데 중요한 자원이므로 너무 높아도 나쁘지만 너무 낮은 것도 문제이다. 핏 속에 총콜레스테롤치가 200mg% 이상으로 높은 사람은 혈관이 두꺼워지는 동맥경화에 잘 걸리지만, 반대로 총콜레스테롤치가 너무 낮으면 혈관이 약해져서 터지는 뇌출혈의 위험이 있다는 연구도 있다. 따라서 계란노른자, 갈비, 새우, 조개, 굴, 오징어 등 콜레스테롤이 많이 함유된 식품을 너무 많이 먹는 것도 문제이지만, 이들 음식을 너무 적게 섭취하는 것도 문제가 된다. 이밖에도 중풍은 음식을 너무 짜게 먹는 사람, 비만한 사람, 당뇨병이 있는 사람에게서 흔하므로 중풍을 예방하기 위해서는 이런 건강위험인자를 고쳐나가야 한다.

중풍의 증상은 너무나 명확해서 모르는 사람이 없을 정도이다. 손이나 발, 얼굴 한 부분이 마비가 되는 것이 가장 흔한 증상이다. 때로는 말이 어눌해지거나 걷는 것이 약간 불편할 정도로 가볍게 시작되는 경우도 있다. 이런 증상은 때로 수 시간, 혹은 수 일 내 없어지지만 안심은 금물이다. 반드시 다시 오고 다음에 올 때는 더 심각하게 오기 때문이다.

　최근 양의학에서는 중풍에 대한 획기적인 치료법을 개발해 사용하고 있다. 이 중 가장 발전된 분야는 막힌 혈관을 응급으로 뚫을 수 있다는 것이다. 중풍이 발생하면 응급조치만 하거나 전통적인 치료에만 매달리는 경우가 많은데 참으로 안타까운 일이다. 왜냐하면 중풍이 생긴 지 3시간 이내에 t-PA(뇌혈관에 생긴 혈전을 녹이는 약)라는 물질을 정맥내로 투여해 막힌 뇌혈관을 뚫으면 바로 중풍이 오기 전 상태로 돌아갈 수 있기 때문이다. 따라서 중풍이 발생하면 가까운 의료기관에서 응급처치만 받고 바로 이런 고도의 치료를 할 수 있는 의료기관으로 환자를 이송하는 것이 매우 중요하다. 보조적인 치료밖에 할 수 없는 병원에서 지체하는 것은 완벽에 가깝게 회복할 수 있는 기회를 놓칠 수 있다. 빨리 신경과나 신경외과 수술팀이 언제라도 치료에 임할 수 있는 병원으로 옮기는 것이 초기 중풍 치료의 관건이다. t-PA를 뇌중풍 발생 3시간 내에는 정맥으로, 3시에서 6시간 사이에는 뇌혈관 조영술을 통해서 선택적으로 투여해야 하기 때문이다. 그렇다고 한방이나 침의 효과를 부인하는 것은 아니고 급성기의 치료는 양의학, 그것도 첨단의학의 도움을 받는 것이 가장 효과적이라는 점이다. 중풍의 후유증이야 양방이건 한방이건 재활을 잘 받으면 되지만 초기 치료는 이렇게 촌각을 다투는 응급상황이고 제대로 치료할 수 있는 병원 응급실로 빨리 후송하는 것이 치료 결과에 결정적인 영향을 끼친다는 점을 강조하고 싶다.

　주로 젊은 사람에서 생기는 동맥류에 의한 출혈도 요즈음 대부분 수술하지 않고 혈관을 통해 특수 코일로 막는 방법이 개발되어 사용되고 있다. 이 방법은 전신 마취가 필요하지만 수술로 머리를 열지 않고 혈관을 이용해서 뇌혈관의 출혈된 부분을 특수 코일로 막는 최신의 치료법이다. 미세한 특수코일은 동맥의 꽈리처럼 넓어진 부분을 막아서 정상적인 피의 흐름을 막지 않으면서 피가 새는 것은 근본적으로 차단한다.

관절이 아픈 이유

☑ 퇴행성 관절염

관절이 아픈 이유로는 단순하게 관절 주위 인대나 근육의 문제일 수도 있고, 관절에 염증 소견을 보이는 관절염일 수 있다. 관절염을 일으키는 병에는 세균이 침입하는 세균성 관절염부터 퇴행성 관절염, 류마토이드 관절염, 통풍성 관절염, 기타 자가면역질환에 의한 관절염 등 여러 가지 원인이 있다. 하지만 가장 흔하고 나이가 들면서 생기는 관절통은 퇴행성 관절염이 가장 많다.

퇴행성관절염과 관련되어 유명한 예화가 있다. 어느 날 100살의 노인이 무릎이 아파서 정형외과에 갔다. 진찰을 한 정형외과 의사는 "할머니, 나이가 100살이 됐는데 아플 수 있지요. 자동차가 중고가 되면 삐걱거리는 소리도 나고 고장도 나는 것처럼, 할머님의 뼈도 많이 달아서 아픈 것입니다"라고 얘기했다. 그랬더니 그 할머니가 "아니, 이 쪽 다리도 똑같이 100년 동안 썼는데도 아무 탈이 없는데 왜 이 다리만 아프나요?"하고 반문을 하더란다. 그 정형외과 의사는 그만 말문이 막혔다. 왜 하필이면 한 쪽 무릎만 아프고, 다른 쪽 무릎은 괜찮은 지를 설명하기는 곤란했기 때문이었다.

누구나 나이가 들면 관절도 노화 과정으로 연골이 닳고 관절 주위의 뼈가 새로 자라 울퉁불퉁해지는 현상이 일어나지만 왜 꼭 이 환자가, 그리고 왜 꼭 그 부위가 아픈지는 설명하기 어렵다. 퇴행성 관절이 왜 심한 통증과 기능장애까지 발전하게 되는지는 아직 밝혀지지 않았다. 퇴행성 관절이 너무 심하게 오거나, 관절을 무리하게 쓰거나, 관절 내 운동을 방해하는 어떤 원인이 생기면 관절 주위 활액막과 그 주위에 염증세포들이 모여들어 염증을 일으킨다. 이 염증세포들이 내는 특수 물질들이 염증반응을 일으키면 관절은 붓고 아프게 되고, 심하면 움직이기 힘들게 된다. 특히 비만한 사람, 전에 관절이 다쳤거나 관절에 병을 앓았던 분, 무리한 운동이나 일로 관절을 너무 혹사시킨 분은 퇴행성 관절염으로 고생하는 경우가 흔하다.

누구나 나이가 들면 약간의 퇴행성 관절염은 갖게 되지만, 퇴행성 관절염이 있다고 해서 다 증상이 있는 것은 아니다. 보통의 경우 관절 안에 염증이 진행되지 않으면 증상이 전혀 없다. 관절 안에 염증이 생기는 경우에만 아프고, 붓고, 관절의 기능이 떨어지게 된다. 일단 퇴행성 관절염이 생기면 그 염증 상태는 약이나 물리치료로 낫게 할 수 있지만 퇴행성 변화를 일으킨 관절 자체는 원래로 되돌릴 수 없다. 그러다 보니 퇴행성 관절염을 가진 분들이 병원을 전전하게 되고, 소위 뼈 주사라고 하는 부신피질 호르몬 주사를 자주 맞는 경우도 있다. 하지만 이런 호르몬 주사는 부작용이 있기 때문에 의사들은 이 약을 줄 것인지 말 것인지 매우 조심스럽게 결정한다.

퇴행성 관절염이 있는 경우에는 적당한 휴식과 운동, 진통소염제와 같은 약, 온찜질과 같은 물리치료 등의 종합적인 자기 관리 요령을 익혀 활용하는 노력이 필요하다. 현재 상태를 잘 평가하고 꾸준히 운동을 해서 기능을 회복하고 통증을 줄여야 한다. 주사 한 방이나 특효약으로 관절 문제를 해결할 수 있는 것이 아니다. 특효약이라면 오히려 운동이라고 할 수 있다. 특히 'Q운동(웨이트 트레이닝, 유산소 운동)'은 무릎 관절염에 매우 좋은 운동으로 단계적으로 열심히 하다보면 통증이 없어지거나 매우 줄어드는 것을 경험하게 될 것이다.

꼭 염두에 둘 것은 이런 운동은 통증이 심할 때는 피해야 하며, 통증이 없거나 줄어들었을 때 해야 한다는 것이다. 그러므로 처음에는 의사에게 진찰을 받은 후 운동의 종류와 강도를 정하는 것이 좋다. 운동할 때는 약간 시큰하게 아픈 정도는 이겨내면서 운동을 20~30분 지속하는 것이 좋다. 특히 운동을 시작하는 며칠 동안은 시큰하게 약간 뻐근할 수 있으니 걱정하지 말고 지속적으로 운동을 해야 한다. 하지만 약간의 움직임에도 통증을 느낀다면 다시 평가받고 치료 계획을 세워야 한다.

때로 관절 내 주사도 도움이 되는데 이것은 신뢰할만한 의사의 의견을 들어서 결정하기를 바란다. 퇴행성 관절염이 너무 심해 통상적인 치료가 듣지 않는 경우에는 인공관절로 대치시켜주는 수술을 해야 한다.

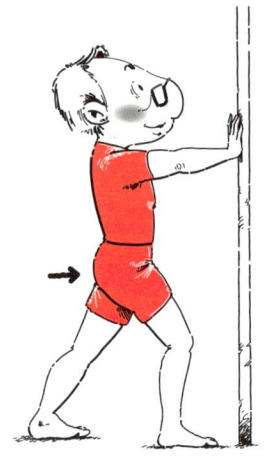

방법
- 벽을 마주보고 양쪽 팔을 벽에 댄 후 한쪽 다리를 앞으로 내밀고 선다.
- 뒤로 내민 다리의 엉덩이와 허벅지를 천천히 앞으로 민다. 무릎 뒤와 허벅지가 뻐근하게 늘어나는 느낌이 있을 때까지 10초 정도 지속한다.
- 한 번에 10회 정도 실시한다.

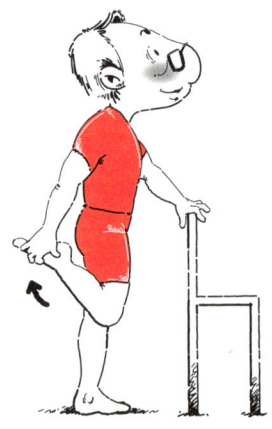

방법
- 의자나 벽 뒤에서 한 손으로는 의자를 잡고 한 손으로는 발을 잡는다.
- 발을 잡은 손을 당겨서 무릎을 충분히 굽히도록 한다.
- 10초 지속하고 10초 쉰다.
- 한 번에 10회 정도 실시한다.

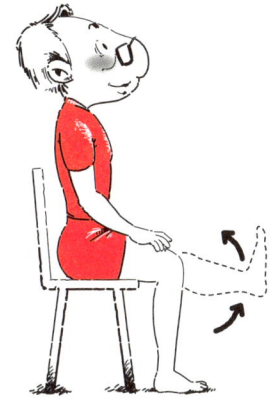

방법
- 의자에 앉아서 다리를 쭉 펴서 들어올린다.
- 10초 정도 유지하고 10초 쉰다.
- 10회 정도 반복한다.

그림 5-1 무릎에 좋은 스트레칭

인공관절은 수백만 원의 고가가 들고, 수술의 부담이 있으므로 쉽게 결정할 수는 없지만 다른 방법으로 만족할 수 없는 경우에는 고려해볼만하다.

  퇴행성 관절염을 막으려면 노화의 한 과정으로 일어나는 퇴행성 변화가 너무 과도하게 일어나지 않도록 관절을 무리하지도 말며, 적당한 체중을 유지하고, 규칙적으로 운동을 해야 한다. 의사들은 관절염 때문에 이 약 저 약 복용하다가 위장을 버리고, 당뇨병과 녹내장 등의 병을 얻는 사람을 자주 만난다. 좀 느긋한 마음으로 스스로 자신의 병을 다스릴 수 있는 방법을 익혀라. 의사를 정했으면 꾸준히 다니고, 이런 저런 의사와 병의원을 옮기는 닥터 쇼핑을 하지 말기를 바란다. 그것이 부작용을 최소화하면서 통증을 줄이고 관절의 기능을 유지하는 최선의 방법이기 때문이다.

☑ 류마티스 관절염

관절에 염증을 일으켜서 관절을 붓게 하고, 또 관절통을 일으키는 병 중에 퇴행성 관절염, 통풍성 관절염, 류마티스 관절염은 몇 번의 치료로 완치될 수 없는 병이다. 따라서 정확한 진단과 지속적인 관리가 필요하다. 이 중 류마티스 관절염은 주로 양쪽 손목과 손가락, 발가락과 발목의 관절이 대칭적으로 아프고 붓는 관절염이다. 이 관절염은 30대에서 50대의 여성에게서 흔한 관절염으로 전인구의 1%에 가까운 사람이 갖고 있을 정도로 흔한 병이다. 류마티스 관절염은 세균이 침입해서 생기는 관절염이 아니라 우리 몸의 면역 시스템에 이상이 생겨서 생기는 관절염이다. 그렇지만 왜 하필이면 이 사람이 이 때 류마티스 관절염이 생기는 지는 아직 알지 못하고 있다.

류마티스 관절염은 처음에는 피곤한 증상과 함께, 전신 근육통이 생길 수 있고, 또 손, 손목, 발목, 발 등이 쑤시고 화끈거리는 증상이 있다가 시간이 지나면 반대편 관절에도 비슷한 증상이 생기게 된다. 특히 아침에 관절이 뻣뻣해져서 아침에 일어나 관절을 잘 움직이기 힘든 시간이 한 시간 이상 지속되기도 한다.

류마티스 관절염을 갖고 있다면 초기부터 적절하게 약물을 복용하고, 또 적당한 운동을 해주지 않으면 병이 진행되어서 관절통이 심해질 뿐만 아니라 관절의 변형이 오고 관절을 쓰기 어렵게 된다. 안타깝게도 아직 이 병을 완치시키는 치료법은 없지만 얼마든지 통증을 줄여주고, 관절의 염증을 낮추어서 관절의 기능을 유지시킬 수 있는 좋은 약과 치료방법이 개발되어 있다. 자신의 상태에 맞는 약을 선택해서 꾸준히 복용하라. 과거보다 부작용은 약하고 효과는 좋은 약이 개발되어 사용 중이므로 꾸준히 치료하면 별 불편한 것이 없이 생활이 가능하다.

섬유근통증후군

관절염은 아닌데도 여기 저기 근육이나 관절 주위가 아픈 섬유근통증후군이라는 병이 있다. 만약 자주 어깨나 가슴, 팔, 허리, 등이 자주 아픈데 병원에 가서 검사해보면 이상이 없다고 듣는다면 섬유근통증후군이 있을 가능성이 높다. 이 병은 적어도 3개월 이상 전신에 광범위하게 이유 없이 통증을 느끼며, 진찰 소견상 그림에 표시된 몸의 18부위(압통점) 중 11부위 이상에서 누르면 아픈 징후가 나타나면 진단하는 병이다.

섬유근통증후군은 관절이 붓지도 않고 의사가 진찰과 검사를 해봐도 정상이고, 또 병리학적으로도 아무런 이상을 발견할 수 없는 희한한 병이다. 그렇지만 이 병을 앓는 사람이 적지 않다.

이런 섬유근통증후군을 치료하려면 우선 정확한 진단으로 자신이 아픈 것이 심각한 이유가 아니라는 사실을 깨달아야 한다. 류마티스 관절염이나 통풍성 관절염과 같은 어떤 질병도 없고, 우울증과 같은 정신적

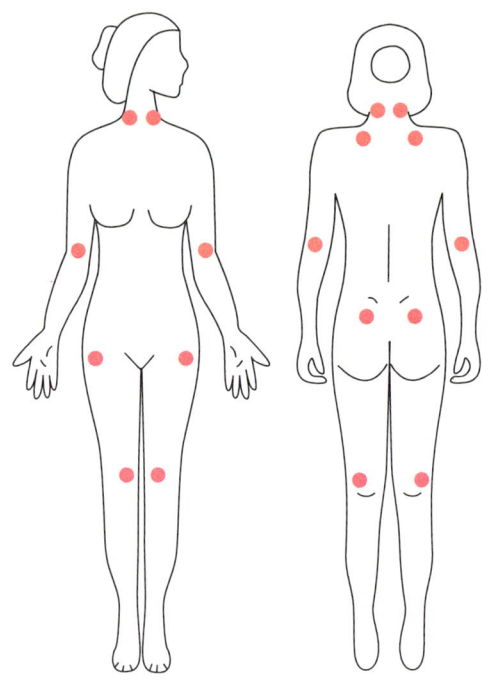

그림 5-2 섬유근통증후군 징후 부위

인 원인도 없다는 것을 정확히 아는 것이 치료의 시작이다. 병에 대해서 무지하면 그 병에 대한 편견을 낳고, 편견은 잘못된 건강행위를 가져온다. 자신의 증상의 원인과 적절한 치료방법이 무엇인지 모르는 상태에서 이 병원 저 병원 다니고, 또 이 약 저 약을 복용하지 말아야 한다.

섬유근통증후군을 가진 사람은 이 질병의 재발을 막고, 또 아프더라도 덜 아프게 하기 위해 운동을 해야 한다. 퇴행성 관절염이나 류마티스 관절염을 가진 사람은 격렬한 운동은 금물이지만, 섬유근통증후군을 가지신 사람은 체조와 같은 스트레칭 운동을 준비운동으로 하고 조금 격렬한 운동이 필요하다. 그러니까 체조로 10분 정도 몸을 푼 다음에 달리기, 등산, 수영과 같은 운동을 격렬하게, 그리고 꾸준히 하는 것이 이상적이다. 섬유근통증후군을 치료하는 약은 없고, 증상만을 줄여줄 수 있는 약을 복용할 수 있지만 일시적으로 복용하는 것이 좋다. 이 병은 약이 잘 듣지 않기 때문에 이 약 저 약 좋은 약을 구해 다니다보면 약에 부작용으로 고생한다. 많이 아플 때만 일시적으로 복용하고, 스스로 꾸준하게 운동해서 해결해야할 병이다.

아울러 평소 피로감을 풀고, 피로가 쌓였다면, 심호흡, 명상 등 감정적이나 과로에 따른 스트레스가 축적되지 않도록 한다. 또 충분히 수면을 취하고, 규칙적으로 운동을 하면 이 병을 예방할 수 있다.

골다공증

골다공증은 뼈의 양이 줄어들어 약해지는 병이다. 65세 이상의 고령자 중 여성의 1/3, 남성의 1/6 정도가 평생 대퇴골의 골절을 경험하는 것으로 알려져 있다. 이외에도 손목이나 척추 등의 골절 때문에 본인이 당하는 고통뿐만 아니라 사회적인 비용도 매우 큰 병이 골다공증이다.

골다공증을 일으키는 원인은 노화, 여성호르몬 부족, 갑상선 질환, 칼슘과 비타민 D가 부족한 식생활 습관, 스테로이드 등의 약물 복용 등이다. 우리 몸의 뼈는 보통 30대 초반까지 점점 튼튼해지다가 이후에는 점차 골밀도가 감소한다. 따라서 30대까지 최대한 뼈의 밀도를 증가시키는 것이 중요하다.

뼈가 얼마나 튼튼한 지 아는 방법은 뼈의 밀도, 즉 골밀도를 측정하는 것이다. 잠깐 누워있기만 하면 방사선을 이용해 척추 부위 및 대퇴골 부위의 골밀도를 간단하게 측정할 수 있다.

65세 이상의 여성과 70세 이상의 남성은 골밀도 측정 검사를 받아야 하고, 골다공증의 위험인자를 가진 여성은 폐경 후 검사를 받는 것이 좋다. 즉, 어머니가 대퇴 관절(고관절)이나 척추의 골절을 경험했거나 본인이 골절 경험이 있다면 45세 이후 골밀도 검사를 받는 것이 좋다.

골다공증을 치료하는 방법으로 가장 간단한 것은 약을 복용하는 방법이다. 현재 가장 많이 사용하고 있는 골다공증 치료제는 칼슘과 비타민 D이다. 칼슘은 뼈를 이루는 가장 중요한 재료이다. 칼슘이 부족하면 뼈의 칼슘이 줄어들어 골손실이 발생한다. 한국인의 하루 칼슘 섭취량은 약 500mg 정도인데 실제 필요한 칼슘 요구량은 800~900mg이다. 따라서 멸치나 유제품을 더 보충해서 먹거나 칼슘을 약으로 보충하는 것이 필요하다. 다만 칼슘을 약으로 먹으면 사람에 따라 소화장애나 변비가 발생할 수 있다.

비타민 D는 음식으로 섭취하고 또 피부에서 자외선에 의해 만들어진다. 이후 간과 신장을 거쳐서 실제 호르몬의 기능을 갖는 활성 비타민 D가 만들어진다. 한국 폐경 여성의 비타민 D의 혈중 농도는 다른 나라 여성에 비해 현저히 부족한 것으로 알려져 있다. 비타민 D의 성인 필요량은 400IU이나 노인의 경우 더 필요하다.

여성호르몬제는 5년 이상 장기간 사용하면 유방암 및 뇌졸중 위험성이 커지므로 골다공증 치료에는 사용하지 않는다. 대신 선택적 여성호르몬 수용체 조절제인 랄록시펜이 이용되고 있으며, 비스포스포네이트 제제나 부갑상선 호르몬(Parathyroid Hormone ; PTH)도 강력한 골다공증 치료제로 이용된다.

골다공증의 예방을 위해서는 30대까지 뼈의 밀도를 최대한 키우는 노력이 필요하다. 다음과 같은 식사와 운동은 남녀노소 모두 뼈를 튼튼하게 한다.

- 매일 칼슘이 풍부한 식품을 2회 이상(어린이나 청소년, 임산부 등은 3회 이상) 섭취한다. 체중 증가를 막기 위해 저지방 우유를 마시고, 유당 불내성시에는 요구르트 등이 좋다. 어류, 해조류, 들깨, 달래, 무청 등도 칼슘이 풍부하다.
- 식사 때마다 단백질 음식 및 다양한 야채를 먹어야 단백질, 칼슘, 비타민 D, 비타민 K, 마그네슘, 구리, 아연, 망간, 보론 등을 충분히 섭취할 수 있다.
- 너무 짜게 먹는 습관과 단백질을 너무 많이 먹으면 칼슘이 소실되므로 좋지 않다.
- 비타민 D와 오메가 3 지방산이 풍부한 생선을 일주일에 2회 이상 섭취한다.
- 칼슘, 마그네슘 및 식물성 에스트로겐이 풍부한 콩, 두부를 충분히 섭취한다.

- 무리한 체중 감량은 뼈를 약화시킨다.
- 흡연을 피하고 술은 1~2잔만 마신다.

　노인의 경우 넘어지면 뼈가 부러지기 쉬우므로 넘어지지 않도록 주의해야 한다. 넘어지는 것, 즉 낙상을 예방하는 가장 효과적인 방법은 운동이다. 운동을 통해 근육을 강화하고 균형을 잘 잡는 훈련이 되어 있다면 낙상을 예방할 수 있기 때문이다.

우울증

　최근 가장 높은 증가율을 보인 사망원인은 불행하게도 자살이다. 그리고 이러한 자살의 원인은 대부분 우울증이며 노인도 예외는 아니다. 젊은 층의 자살도 늘고 있지만 노인층의 자살도 늘고 있다.
　혹시 주위에 자살의 가능성이 보이는 사람이 있을 때 몇 마디 말로 격려한 것을 다했다고 생각하면 안 된다. 더구나 생활환경을 바꾸어준다고 혼자 있도록 하면 더욱 더 안 된다. 누구라도 자살의 징후가 보인다면 단도직입적으로 다음처럼 물어봐야 한다.

"정말 자살할 생각이 있습니까?"
"자살할 생각이 있다면 어떤 방법을 생각하고 있습니까?"

하나라도 "네"라고 대답하면 정신과 전문가에게 데리고 갈 수 있는 분위기를 조성하고 실제 데리고 가야 한다. 때로는 강제로라도 병원으로 데리고 가야한다. 우울증은 응급상황이기 때문이다.

다음은 노인의 우울증을 선별해볼 수 있는 질문지이다.

✓ 우울증 검점표

다음을 잘 읽고 요즈음 자신에게 적합하다고 느끼는 답에 표시해 주십시오.

1. 현재의 생활에 대체적으로 만족하십니까?	☐ 예	☐ 아니오
2. 요즘 들어 활동량이나 의욕이 많이 떨어지셨습니까?	☐ 예	☐ 아니오
3. 자신이 헛되이 살고 있다고 느끼십니까?	☐ 예	☐ 아니오
4. 생활이 지루하게 느껴질 때가 많습니까?	☐ 예	☐ 아니오
5. 평소에 기분은 상쾌한 편이십니까?	☐ 예	☐ 아니오
6. 자신에게 불길한 일이 닥칠 것 같아 불안하십니까?	☐ 예	☐ 아니오
7. 대체로 마음이 즐거운 편이십니까?	☐ 예	☐ 아니오
8. 절망적이라는 느낌이 자주 드십니까?	☐ 예	☐ 아니오
9. 바깥에 나가기가 싫고 집에만 있고 싶으십니까?	☐ 예	☐ 아니오
10. 비슷한 나이의 다른 노인들보다 기억력이 더 나쁘다고 느끼십니까?	☐ 예	☐ 아니오
11. 현재 살아 있다는 것이 즐겁게 생각되십니까?	☐ 예	☐ 아니오
12. 지금의 내 자신이 아무 쓸모없는 사람이라고 느끼십니까?	☐ 예	☐ 아니오
13. 기력이 좋은 편이십니까?	☐ 예	☐ 아니오
14. 지금 자신의 처지가 아무런 희망도 없다고 느끼십니까?	☐ 예	☐ 아니오
15. 자신이 다른 사람들의 처지보다 더 못하다고 생각하십니까?	☐ 예	☐ 아니오

위의 15개 질문 중 10~11개에 "예"라고 대답하면 우울증의 가능성이 있고, 12개 이상 "예"라고 대답하면 우울증의 가능성이 매우 높다.

우울증은 마치 배터리가 방전되는 것처럼 살아갈 힘과 희망이 없어지는 상태이다. 이 때 배터리를 충전할 수 있는 것은 약과 상담과 격려이다. 이런 특별한 조치가 없이 저절로 배터리가 재충전되지 않는다. 자살의 원인이 심한 우울증인 경우(대부분 그렇다) 우울증을 치료하면 자살 생각도 같이 없어진다. 심하면 입원치료가 필요하다. 자살을 막기 위한 정부와 사회단체의 지원도 있으며 가족과 친구와 지인들이 도우면 더 잘 치료된다. 경제는 돈의 문제가 아니라 행복의 문제를 해결하는 것이다. 우리 사회가 진정 삶의 질을 높이고 각 구성원의 행복을 높이는 발전을 하기를 희망한다. GDP의 상승이 최상의 목표인 시대는 이미 지났다. 이제는 최소한의 사회안전망을 잘 구비해서 먹고 사는 문제 때문에 스스로 목숨을 끊는 불행은 끝나기를 기원해본다.

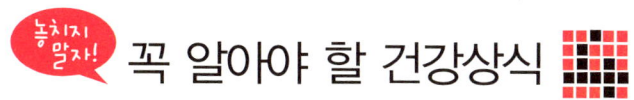 꼭 알아야 할 건강상식

🌏 노인도 성생활을 즐긴다

☑ **남녀노소 누구나가 좋아하고 즐기는 것은 무엇일까?**

그것은 맛있는 것이요, 즐거운 것이요, 남의 칭찬을 받는 것이다. 그리고 '사랑'하고 '성(性, sex)'을 즐기는 것이다. 나이와 상황에 따라 정도의 차이는 있지만 성의 즐거움을 모른다면 인생의 중요한 부분을 모르는 것이고, 성을 즐길 수 없게 되었다면 그 또한 인생의 중요한 부분을 잃은 것이다. 남성의 발기부전은 나이가 들면서 흔하게 일어나므로 나이가 중요한 요인이다. 따라서 70세에 들어선 후 성생활을 못하게 되었다면 이를 비관할 이유는 없다. 누구에게나 있을 수 있는 정상적인 것이다. 다만 사람에 따라 80세가 넘어서도 성생활이 가능하고 특히 비아그라와 같은 발기촉진제를 사용하면 더 늦은 나이까지 가능하다는 사실을 기억해주기 바란다. 부부가 함께 성생활을 영위하는 것을 원한다면 늦은 나이까지 성생활을 하는 것이 건강에 더 좋다는 증거는 많다. 노령화가 진행될수록 늦은 나이까지 성생활을 즐기는 부부가 많아질 것이다. 다시 말하지만 나이가 들어 어떤 사람은 70세, 어떤 사람은 80세가 넘어 이제 더 이상 성을 몸으로 즐길 수는 없게 되었다면 그것은 자연스러운 일이다. 하지만 그렇다고 하더라도 남녀의 애틋한 감정과 사랑의 기쁨을 못 느끼는 것은 아니다.

성기능의 장애를 호소하는 젊은 부부나 중년의 사람도 적지 않지만 65세 노인이 된 후에는 훨씬 많아지고 있다. 한 조사에 의하면 성기능 저하의 빈도는 50대의 50%, 60대의 60%로 나이에 비례해 증가된다.

☑ 남성 성기능 저하의 원인과 증상은?

남성의 성기능 저하의 원인은 성호르몬이 감소하고, 국소적으로는 전립선비대증에 의한 하부요로 증상이 영향을 준다. 남성갱년기증후군은 중년이후의 남성에서 안드로겐(테스토스테론)의 분비가 적어지거나 수용체의 감수성이 떨어져서 생기는 일련의 증상을 의미한다. 남성갱년기증후군과 관련된 증상으로는 성욕이 감소하거나 발기가 어렵거나 오래 유지되지 않는다. 이 외에도 의욕이 떨어지는 등 우울 증세가 나타나고 신체적으로는 내장 지방이 증가해 배가 나오고 몸에 털이 많이 줄어들며, 뼈도 약해져서 골감소증, 골다공증이 생긴다. 외모도 여성과 비슷해지는 경향이 있는데 남성은 남성호르몬은 줄어드는 대신 여성호르몬이 늘어나고, 여성은 여성호르몬이 줄어들고 남성호르몬은 늘어나기 때문에 결국 남성과 여성은 비슷해진다.(성기능 평가 쪽 참조)

☑ 남성 성기능 저하의 치료는?

남성호르몬이 현저히 떨어진 경우에는 남성도 남성호르몬 보충을 받는 것이 필요하다. 최근에는 남성호르몬을 주사로 투여하거나 패치를 붙이거나 혹은 젤 형태로 피부에 발라주는 것으로 쉽게 보충해주는 방법이 많이 쓰이고 있다. 하지만 남성호르몬 치료는 전립선암의 발생을 늘리기 때문에 매우 조심해서 시작해야 하며 의사와 상의가 꼭 필요하다.

전립선비대증이 생겨서 배뇨장애가 나타나면 성기능 장애도 악화시키는데 심한 경우 수술로 교정해야 하지만 대부분 하루 한 번 먹는 약으로도 전립선의 크기를 줄일 수 있다.

그러나 대부분 노인의 성기능 장애는 한 마디로 '발기부전'이라고 할 정도로 대부분 발기력이 떨어지거나 발기했다가도 쉽게 숙여지는 현상이 문제이다. 원인 또한 특별한 경우가 아니고 나이가 듦에 따라 기력이 떨어지고 성 파트너에 대한 관심이 감소되어서 생긴 현상이다. 이런 경우 1998년에 발매되어 온 세상을 떠들썩하게 한 비아그라가 대표적인 치료제이며 그 후 레비트라, 시알리스, 자이데나, 야일라 등이 시판되어 많이 사용되고 있다. 이러한 발기촉진제는 비교적 안전해 협심증이나 심근경색증을 갖고 있는 사람들이 복용하는 니트로글리세린이나 그 계열의 약만 복용하지 않는다면 금기가 없을 정도이다. 계단으로 2층을 올라갈 수 있는 사람이면 누구나 복용할 수 있다고 말할 정도로 안전하므로 의사와 상의하고 처방을 받아 사용하면 좋다.

이 약은 성관계 1시간 전에 복용하는 것이 좋다. 먹자마자 효과가 나타나지 않는다. 아울러 발기촉진제를 먹으면 자동적으로 발기가 일어나는 것이 아니다. 반드시 성적인 자극이 필요하므로 부부끼리 상의하고 협조해야 한다. 이렇게 약과 파트너의 도움을 받는다면 노인도 70대, 80대까지 원만한 성생활이 가능하다.

여름을 나는 요령

나이가 들수록 날씨의 변화에 적응력이 떨어진다. 그래서 환절기에 병에 걸리고 돌아가시는 일도 많아진다. 여름에 더 피곤하고, 기운이 없고, 입맛도 없는 등 소위 더위를 먹은 것처럼 힘겹게 여름을 난다면 이 이유는 더위에 대한 적응 장애 때문이다. 마치 처음 고산지대에 올라간 사람이 그 곳의 기압에 적응하는데 시간이 걸리듯이, 새로운 지역으로 이사 가면 그 곳 환경에 익숙해지는데 시간이 걸리듯이, 갑자기 더워지면 더위에 적응이 되기까지 기운이 없고 의욕을 잃는 증상이 생길 수 있다. 만약 더위 먹은 증상이 1주일 이내로 없어진다면 적응의 문제로 가볍게 생각해도 된다.

더위를 먹었다는 것에는 '열피로'라고 하는 것이 있는데 이것은 땀으로 몸의 필수적인 수분과 전해질은 빠져나가는데 보충은 되지 않기 때문에 생긴다. 이런 경우에는 시원한 곳에서 쉬면서 물김치 국물을 마시거나, 스포츠 음료(이온음료)를 마시면 금방 회복이 된다.

하지만 더위를 먹었다는 것 중에는 어떤 병이 있기 때문인 경우도 있다. 예를 들어 심장병, 갑상선 질환, 당뇨병, 만성기관지염과 같은 병이 여름에 악화되기도 하고, 모르고 있던 분들에게는 새로 발견되기도 한다. 따라서 여름마다 더위를 먹거나 1주일 내 증상이 회복되지 않으면 이런 병이 있는 지를 의사에게 한번 상의하는 것이 필수적이다.

여름철이라고 해서 특별한 건강관리 방법이 있는 것은 아니다. 계절에 관계없이 건강에 해롭다고 알려진 것을 피하고, 아울러 규칙적으로 생활하고, 적절한 휴식을 취하며, 여러 영양소를 적당히 섭취하는 것이 주요하다. 아울러 몇 가지 여름철만의 건강비결을 터득하면 좋겠다.

우선 여름 더위는 생태계의 본래 현상이며 농사에 꼭 필요한 요소이기 때문에 짜증을 내기는커녕 더울수록 오히려 감사해야 한다고 생각하는 것이다. 우리 선인들이 그랬고, 현대를 사는 어르신들의 생각이다. 여름이 되면 모시나 광목옷처럼 통풍이 잘되는 옷을 입고, 음식도 여름철을 나는 데 가장 중요한 수분과 염분을 충분히 공급해주면서 담백해서 입맛을 돋구어주는 냉채와 냉콩국수를 별미로 자주 먹는다. 이열치열의 원리를 따른 음식으로 충분한 단백질을 공급해주는 삼계탕과 민어탕도 좋지만 역시 된장국이나 물김치는 적절한 수분과 전해질을 공급하는 최고의 음식이다. 아울러 덥다고 운동을 그만두지 말고 시원한 아침, 저녁 시간을 이용해서 운동을 하고, 또 과로를 피하는 것이 여름철 건강유지의 비결이다.

여름철에는 물을 충분히 마셔야 한다. 여름철에 수분이 부족하면 기력이 떨어지고 집중력이 감소하며, 심해지면 열피로나 열경련과 같은 문제도 생긴다. 또 소변양이 줄어들면 신장결석과 같은 요로 결석이 찾아오기 때문에 여름철에는 마시는 물과 음식에 섞인 물로 하루 2~3L의 수분을 섭취해야 한다.

여름에 무리하다보면 갈증과 피로감이 나타나고, 정신적으로 불안감 또는 판단력의 장애 등이 나타나는데 이것을 열피로라고 한다. 또 땀은 흘리는데 맹물만 계속 먹게 되면 체내 염분 농도가 줄어들어 근육에 경련이 생기는 데 이것을 열경련이라고 한다. 운동 중 소위 쥐가 난다고 하는 것이 바로 이것이다. 두 경우 모두 그늘진 곳에서 쉬면서 소금이 들어 있는 물, 스포츠 음료를 마시면 곧 좋아진다.

과일은 풍부한 수분과 당분, 그리고 전해질(소금, 포타슘, 칼슘, 마그네슘 등)이 모두 들어 있어서 무더위를 이기고 피로를 푸는데 최상의 음식이다. 당뇨병을 갖고 있는 경우에는 과일도 단 과일보다는 오이, 토마토와 같은 달지 않은 것을 택하는 것이 좋고 수박과 같이 단 것은 한 조각만 먹어야 한다.

환절기 건강 관리

봄이나 가을이 시작될 때 노인에게 가장 문제가 되는 것은 호흡기질환이다. 그 중 감기는 가장 흔하고 폐렴으로 가는 시작일 수 있기 때문에 노인에서는 매우 조심해야 한다.

감기는 리노바이러스 등 바이러스에 의해 생기며 대개 7일내 좋아진다. 감기는 일시적이지만 고통을 주고 일을 방해하며 때로 부비동염,

폐렴 같은 심각한 문제를 일으키기 때문에 꼭 예방해야 한다. 감기를 예방하는 가장 중요한 요건은 손을 자주 씻고 손으로 코나 입을 만지지 않는 것이다. 왜냐하면 감기바이러스는 손을 통해 전염되기 때문이다.

감기라고 생각하지만 감기가 아닌 경우가 있다. 환절기에는 물론이고 여름이고 겨울이고 항상 감기 비슷한 증상을 달고 사는 사람이 있는데 그 이유는 감기가 아니다. 부비동염(소위 축농증이라고 부르는 병)을 갖고 있거나, 알레르기성 비염이나 혈관 운동성 비염, 또한 만성기관지염, 기관지 확장증, 결핵 등의 병을 앓는 경우도 있다. 따라서 감기가 낫지 않으면 감기가 오래간다고 생각하지 말고, 이런 병이 숨어있는지 살펴서 꼭 정확한 치료를 받아야 한다.

기침은 계속되는데 어떠한 진단 방법으로도 진단이 안 되는 경우도 있다. 이 경우 중 기관지 과민증이 있다. 기침이라고 하는 것은 우리 몸이 기관지에 있는 어떤 이물질을 밖으로 내보는 아주 중요한 방어 행위이다. 그런데 이 방어작용인 기침이 아무 때나 너무 과민하게 일어나는 것이다. 약간의 미세 먼지, 공기의 온도 습도 변화, 특별한 물질 등 약간의 외부 변화에도 민감하게 반응해서 계속 기침을 하는 경우이다. 이런 경우는 천식과 비슷하게 치료하며 결국 수개월 내에 저절로 좋아지기 때문에 걱정할 이유는 없다.

감기에는 특효약이 없다. 의사들이 사용하는 약들은 그저 증상을 좋게 하는 약이다. 즉 콧물이 나지 않게 하거나, 두통을 가라앉게 하거나, 가래 배출을 돕는 약이다. 감기가 심하지 않을 때는 우선 타이레놀이나 부르펜과 같은 진통제를 쓰고, 콧물이 많이 나올 때는 엑티페드, 지미

코와 같은 약으로 조절해보고 안 좋아지면 반드시 의사의 진찰을 받기를 바란다.

10월부터 시작해서 다음 해 2월까지 가장 문제가 되는 호흡기 감염은 독감이다. 독감은 인플루엔자라는 바이러스에 의해 유행하는 질병으로 매우 심각한 호흡기증상과 폐렴이라는 무서운 합병증을 일으킬 수 있는 질병이다. 특히 노약자나 만성질병에 걸린 사람이 독감에 걸리면 사망률이 높다.

독감은 근육통, 고열, 기침이 주증상이며, 합병증에 따라 숨이 차고, 의식까지 나빠지는 병이다. 독감의 치료는 다행히 독감 바이러스를 없애는 약이 개발되어 사용되고 있으며, 증상을 줄여주는 약과 함께 사용하면 환자가 편하게 독감을 이겨낼 수 있다.

독감은 예방이 가능한데 현재 세계적으로 독감의 유행을 예측해서 미리 예방접종약을 만들고 있다. 따라서 50세 이상 성인과 심장병, 만성폐질환, 만성신질환, 암 등 만성질환을 가진 사람은 반드시 독감 예방접종을 받아야 한다. 매년 10월, 11월에 예방접종을 받으면 된다.

목구멍이 아플 때 좋아지게 하는 법

늦가을에 접어들면서 목이 아파서 병원에 오는 사람들이 늘어난다. 목은 피부, 코와 함께 우리 몸의 제1 방어진지이다. 공기를 통해 들어오는 각종 세균과 바이러스, 먼지, 화학적, 물리적 물질들을 걸러내서 처리하는 중요한 작용을 한다. 이러다보니 외부 세균과 자주 싸움이 일어나고 싸움의 과정에서 염증이 일어나기 쉽다. 목구멍이 아픈 것은 이런 이유 때문으로 병의 경과 중 자연스런 현상으로 아픈 것은 2~3일이 지나면 좋아지는 것이 보통이다. 따라서 열이 나거나, 온몸의 근육통이 있거나, 목이 아픈 정도가 심해 음식을 먹기가 힘들 정도라면 의사를 찾아야 하지만 그렇지 않은 경우는 처음부터 꼭 의사를 찾을 필요는 없겠다.

 목구멍이 아플 때는 우선 따끈한 음료수를 자주 마시는 것이 좋습니다. 차를 따끈하게 해서 자주 마시면 염증이 생긴 목구멍에 열이 나는 김(heat)이 가해져 통증이 줄어든다. 이때 가능하면 따끈한 음료수가 목에 오래 남아있도록 천천히 마시는 것이 좋다. 따끈한 물 한 컵에 소금 반 찻숟갈 정도를 섞은 후 목구멍을 가시고 뱉는 것도 좋은 방법이다. 시중에서 파는 가글액을 써서 효과를 보았다면 며칠 써도 좋다. 또 딱딱한 사탕을 빨아먹는 것도 좋은 방법이다.

 아스피린, 아세타미노펜, 이부프로펜과 같은 진통제를 같이 복용하는 것도 목 아픈 것을 좋게 해주는 방법이다. 이 때 약은 한두 번만 먹지 말고, 2~3일 꾸준히 시간에 맞추어 복용하고, 약의 용량도 정해진 대로 충분한 용량의 약을 복용하는 것이 요령이다. 약의 복용 방법이 부적절하면 증상의 호전도 어렵다.

한 여름에도 추위를 타는 사람

더운 여름, 이마에 땀방울이 맺히고 시원한 냉수가 맛있는 때에, 만약 전혀 더위를 느끼지 못하고 시원한 곳에 가면 오히려 추위를 느끼는 사람이 있다면? 많은 경우 갑상선기능저하증을 의심할 수 있다.

갑상선기능저하증의 증상은 추위에 민감해지고, 땀의 분비가 적어지고, 식욕이 떨어지고, 피부가 마르고, 체중이 늘고, 머리카락이 거칠어지거나 서서히 자라고, 우울해지고, 변비가 생기고, 기억력이 감퇴하고, 다리가 붓는 증상이다. 갑상선저하증 환자라고 해서 이러한 증상이 다 있는 것은 아니며 이 중 몇 가지만 나타날 수 있다. 이 병은 의사가 의심해서 검사를 하지 않으면 진단이 어렵기 때문에 환자 분들이 병원을 전전하는 경우를 자주 본다. 하지만 진단은 피를 조금 뽑아서 갑상선호르몬 농도를 측정하면 되는 것으로 매우 쉽다.

치료는 부족한 갑상선호르몬을 보충해주는 것이다. 갑상선호르몬을 보충해주는 것은 목이 마르면 물을 마시고, 배가 고프면 밥을 먹는 것과 마찬가지라고 이해하면 된다. 갑상선기능저하증은 인류가 호르몬이 부족한 질병을 앓는 환자에게 호르몬을 보충해주어 치료에 성공한 첫 번째 질병이다. 처음에는 낮은 용량부터 시작해 서서히 수개월에 걸쳐 높은 용량으로 올려가면서 몸에 필요한 용량을 정해서 보충하면 된다. 보통 하루 한 알이고, 경우에 따라 하루 반 알이나 하루 한 알 반을 복용하게 된다. 갑상선기능저하증의 저절로 회복되는 경우가 많지 않아 대부분 평생 약을 복용해야 한다. 하지만 평생 약을 복용하더라도 약으로 인한 문제는 없다는 점을 강조하고 싶다.

🌐 길 위의 위험에서 자유로워지자!

우리나라 사망자의 10대 사인을 보면 60대에서는 6위에 자살, 7위에 운수사고, 10위에 추락사고가 있으며 70대에서는 8위에 자살, 9위에 추락사고가 있다. 노인이 되면 항상 조심하고 활동량도 줄어들며 위험한 일을 하지 않기 때문에 사고가 없을 것 같지만 그렇지 않다. 노인 역시 각종 사고로 희생되거나 불구가 되거나 병으로 오래 고생하는 경우가 적지 않다. 노인이 되면 뼈가 약해지고 신체 반응 속도가 떨어지기 때문에 조그만 사고에도 후유증이 크다. 따라서 모든 연령이 마찬가지이지만 노인은 더욱 사고를 예방하는 지혜가 더욱 필요하다.

☑ 낙상 예방

노인의 낙상은 사망이나 불구로 연결될 수 있을 만큼 심각한 상황이므로 반드시 예방해야 한다. 특히 비 오는 날이나 눈 오는 날에는 외출을 삼가 해야 하며, 등산과 같은 운동보다는 평지나 혹은 경사가 완만한 야산을 걷는 것을 권한다. 아울러 가정 내에 낙상의 위험이 있는 지를 살펴야 한다. 가정에서 미끄러지고 넘어지는 것을 예방하기 위해서는 목욕탕 바닥이나 방바닥 등 노인이 다니는 곳이 미끄럽지 않은지 살펴야 한다. 또한, 조명이 제 위치에 켜져 있고 충분히 밝은 것도 중요하다. 계단에서 넘어지는 일이 흔한데 계단의 미끄럼 방지 장치가 있는지, 계단의 손잡이는 적당한지 확인해야 한다. 노인이 자주 다니는 길의 경사가 가파르거나 디딤판이 좁거나 길이 미끄럽다면 이를 개선하기 위한 공동의 노력도 필요하다. 위험한 곳에는 난간이 설치되어야 하며, 그래도 낙상의 위험이 큰 곳이라면 안전한 곳으로 모시는 배려와 정성도 필요하다.

☑ 자동차 사고 예방

노인 운전자가 많아지고 있다는 것은 노인의 삶의 질을 생각하면 잘된 일이다. 노인도 얼마든지 운전할 수 있으며 더구나 항상 다니던 근거리 운전이라면 안전하게 잘 할 수 있다.

하지만 노인의 경우 시력과 시야의 저하, 인지력과 반응력 저하 등이 사고 유발 가능성을 높일 수 있다는 것을 고려해야 한다. 만약 치매, 알츠하이머병, 우울증 등이 있거나 시력 장애나 조절되지 않는 당뇨병 등이 있을 때는 운전을 해서는 안 된다. 또 노인이 되어 눈꺼풀이 많이 처지면 시야를 방해해 운전에 지장을 줄 수 있다. 이때는 쌍꺼풀 수술이나 눈꺼풀 근육을 이마 근육과 연결해서 쉽게 눈을 치켜뜰 수 있도록 하는 수술을 받으면 외모뿐만 아니라 시야도 좋아져서 일반적인 생활이나 운전에 도움이 많이 된다. 운행 전 금주, 안전벨트 착용, 제한속도 및 신호를 지키기, 운전 중 휴대전화 사용 금지 등은 아무리 강조해도 지나치지 않다. 이런 점만 주의한다면 70대, 80대까지도 운전은 가능하다.

잘못 알고 있는 건강 상식

피곤할 때는 링거 한 병이 최고?

요즈음 피곤하다는 사람이 많다. 직장인도 주부도 사업하는 사람도 참 피곤하다고들 한다. 증상을 들어보면 하도 여러 가지 증상을 호소해 마치 종합병원인 것 같다. 이런 분들에게 진찰과 검사를 해보면 결핵, 간염, 당뇨병, 갑상선 질환, 암 등 기력을 약화시키는 어떤 질병으로 나오는 경우도 있지만 대개는 어떤 질병도 발견되지 않는다.

그렇다면 왜 이 분들은 피로하고 무력감을 느낄까? 그 원인은 첫째는 육체적, 정신적 과로, 둘째는 우울증이다. 우리 몸은 한계가 있는데 과로하면 피곤한 것은 당연하다. 과로가 지나치면 여러 가지 병을 일으킨다. 과로하면 근골계의 통증이 생기고 소화성궤양, 고혈압이 생기고, 심하면 과로사라고 하는 급사도 할 수 있다. 하지만 실제 과로하는 분들 중에는 많은 분들이 자신의 피로가 과로 때문인 줄 모르고 있다. 우리가 때로 과로할 수 있지만 반드시 우리 몸에게 회복의 기회를 주어야 한다. 과유불급(過猶不及), 지나쳐서 좋은 것은 세상에 없다.

만일 여러 가지 증상을 호소하지만 어떤 검사 방법으로도 신체적인 질병을 발견할 수 없다면 우울증이라는 병이 숨어있는 경우가 많다. 우울증을 앓는 사람은 피로와 무력감, 원기부족, 의욕 감퇴, 절망감 등을 흔히 느낀다. 우울증도 신체의 병과 같이 진단을 받고 약물을 복용하면 치료되는 병이다. 가족이나 주위 동료들 중에 평상시 하던 일을 잘 못 하고, 여기 저기 아프다고 하고, 자신과 다른 사람에게 심하게 실망하고, 또 스스로 과도한 죄책감을 느낀다면 한번쯤 우울증을 생각해보고 의사의 진료를 받도록 도와주어야 한다.(우울증 338쪽 참조)

기력이 없다고 링거 한 병 맞으려고 하지 마시라. 링거 한 병은 고작 밥 한 끼의 영양도 되지 않는다. 기력이 없다고 느낀다면 육체적, 정신적 과로는 아닌지, 우울증은 없는지, 그리고 어떤 질병이 숨어있는지 살피는 것이 우선일 것이다.

🐾 나이 들수록 보양식으로 영양을 보충해야 한다?

몇 년 전의 일이다. 건강하시던 장인어른이 갑자기 한 쪽 다리가 부어올라 병원에 입원하게 되었다. 진단은 '심부정맥혈전증'이었다. 다리의 큰 정맥 안에 있던 피가 굳어져서 하지로 간 피가 되돌아오는데 애를 먹는 병이다. 이 병은 진행하면 피가 굳어지는 것이 점점 위로 올라가서 복부 안에 있는 중요한 정맥을 막고 혈전의 일부가 떨어져나가서 폐나 뇌의 혈관을 막아 생명도 앗아가는 심각한 질병이다.

당시 장모께서 날씨가 더워지자 장인어른의 기력을 보충한다고 소내장탕을 많이 해놓고 아침저녁으로 일주일을 드시게 했다고 한다. 장인어른은 당시 담배를 피웠었는데 담배를 피우면 적혈구수가 늘어나서 보통 사람보다 피가 더 진하다. 여기에 고단백, 고지질의 음식을 많이 먹으면서 피가 끈적끈적해지고 결국 피 순환이 제일 나쁜 하지 심부정맥의 피가 굳어진 것이다. 다행히 치료에 잘 반응해서 생명을 건지셨고 막힌 혈관 주위로 새로운 혈관길이 생기면서 지금은 95세에도 시내를 활보하고 다닐 정도로 건강하시다.

사람들은 피곤하거나 기력이 떨어졌다고 하면 그 원인을 살펴보고 대책을 세우기보다는 잘 먹는 것으로 해결하려고 한다. 평소 먹지 않는 보약이나 영양식, 보양식 등으로 말이다. 이것은 못 먹던 시절에나 맞는 처방이다. 그 시절에는 이런 식의 처방이 활력을 되찾는 데 무척 도움이 되었다. 하지만 지금은 많은 사람들이 영양 과잉에 빠져있는데 여기에 더 많은 영양소를 공급하는 것은 도움이 되기는커녕 심각한 해가 된다. 실제로 회식 후 돌연 사망하는 돌연사의 경우 대부분이 심근경색증이 원인이다. 심근경색증은 평소 동맥경화로 혈관이 70% 가까이 좁아져도 잘 발생하지 않는다. 그런데 과도한 운동으로 탈수가 되거나 기름진 음식을 너무 많이 먹으면 피가 끈적끈적해지면서 좁아진 혈관 부위에 피떡이 생길 가능성이 높아진다. 바로 이런 이유 때문에 과도한 운동 후, 혹은 회식 후에 갑자기 사망하는 사례가 많은 것이다.

아울러 우리나라 사람들 중 지방간을 갖고 있는 사람들이 많은데 지방간의 가장 흔한 원인은 술과 영양 과잉이다. 피곤하다고 보양식을 먹는 사람 중에 간질환이 악화되는 경우가 드물지 않다. 영양은 우리가 먹는 보통 식사를 적절히 하는 것으로 충분하다. 간단한 식후 디저트 이외의 간식은 필요 없으며, 더구나 영양 부족 상태도 아닌 사람에게 보양식을 권하는 것은 난센스이다.

피곤하거나 기력이 떨어지는 가장 중요한 원인은 과로와 스트레스이다. 따라서 처방도 근본적으로 과로와 스트레스를 줄이는 것과 함께 신체적, 정신적인 여유와 쉼을 갖는 것이 되어야 한다. 사업에 매진하는 것이 과연 자신을 혹사시키고 가정을 소홀히 해야 하는 것인지 한번쯤 되물어야 한다. 술을 마시는 것이 정말 일 때문인지 아니면 자신도 모르게 알코올 남용이라는 중독에 들어선 것인지를 명확히 알아야 한다. 사업 목표가 너무 높으면 스트레스 지수도 같이 올라간다. 최선을 다하되 목표는 현실적으로 낮추어 잡아서 스트레스를 줄이는 것이 좋겠다.

피곤하면 충분한 휴식이 필요하지만 마냥 누워있는 것으로는 해결이 안 된다. 육체노동자가 아닌 사람, 몸을 많이 움직이지 않는 사람은 오히려 적당한 운동으로 근육을 쓰고 심장과 폐의 기능을 올려야 피곤이 풀린다. 아울러 별 문제가 없는데도 피곤이 해결되지 않는 경우에는 의사의 상담과 진찰, 그리고 필요한 검사를 받는 것이 필요하다. 이런 경우에도 대부분 심각한 병(당뇨병, 결핵, 암, 호르몬 이상, 우울증 등)이 숨어 있어서 피곤하게 만든 경우는 그리 흔하지 않다. 검사가 필요한 이유는 간혹 있는 이런 병들이 악화되기 전에 발견하자는 것이지 꼭 병이 흔하기 때문은 아니다. 혹시 심각한 병이 나올까봐 겁이 나서 검사를 회피하는 사람들이 적지 않은데 오히려 병이 없다는 것을 확인하는 것

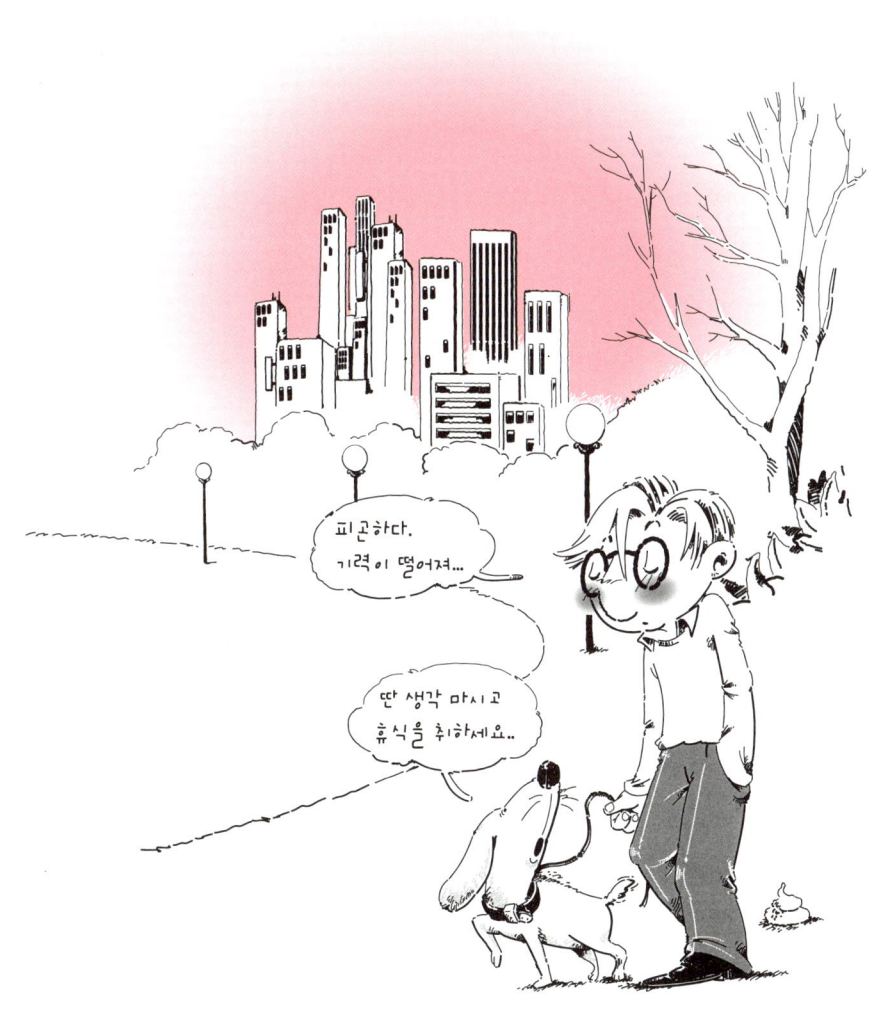

이 마음을 편하게 하고 피곤에서 벗어나는데 도움이 될 것이다.

피곤하고 기력이 약해진 것을 보양식이나 건강식품 등 먹는 것으로 해결하려고 하지 말고 과로와 스트레스를 줄이는 등 근본적으로 해결하는 지혜를 권하고 싶다.

손발이 차거나 어지러우면 혈액순환이 안 된다?

어떤 사람은 손발이 따듯해서 추운 날에는 애인의 차가운 손을 데워 주어 사랑을 받지만, 어떤 사람은 손이 차다 못해 아프기까지 하다. 이렇게 손발이 찬 사람은 아주 더운 날이나 목욕탕에 오래 들어가 있을 때를 제외하고는 항상 차다. 이런 사람 중에는 한의사나 약사에게 소위 '수족냉증'이라는 진단을 받고 한약이나 건강식품을 권유받은 경험이 있을 것이다. 하지만 그런 방법으로 손발 찬 것을 근본적으로 고치는 사람이 얼마나 될까? 우선 강조하고 싶은 것은 손발이 찬 것은 체질적인 이유이고 건강과 관련 있는 경우는 일부 특수한 질병이외에는 없다는 것이다. 손발이 찬 현상은 우리 몸이 체온을 외부로 뺏기지 않으려고 혈관이 과도하게 수축해서 일어나는 생리적인 현상이다.

손발이 찬 병 중에 드물게 말초혈관에 동맥경화가 있거나 레이노드 증후군(손가락 끝 부분의 조직이 혈액 내 산소부족으로 손상돼 색조변화, 통증, 조직괴사 등을 가져오는 질환) 같은 문제를 갖고 있는 사람이 있다. 이런 사람은 추위에 노출되면 아주 심하게 손발이 아프거나 새파랗게 변하기도 한다. 동맥경화 때문에 혈관이 좁아지는 경우는 고혈압이 있거나 고지혈증이 있거나, 또는 담배를 피우는 사람에서 잘 생긴다. 광부나 도로공사 인부가 사용하는 굴착기처럼 진동이 심한 기계를 많이 쓰는 직업을 가진 사람 중에 혈관이 과도하게 수축하는 레이노드증후군이 올 수 있다.

손발이 차면서 약간 어지럽거나 기력이 없으면 몸 전체에 혈액 순환이 안 되는 것으로 확대 해석하는 경우도 있다. 제약회사에서 만든 은행나뭇잎 추출물과 같은 혈액 순환 개선제는 엄청난 매상을 올리고 있고, 한의사나 건강식품을 파는 사람들 중에는 소위 혈액순환 개선제라는 명목으로 한약제, 건강식품, 기공체조 등 각종 건강요법을 권하고 있다. 이런 권고를 모두 무시하는 것은 아니지만 혈액 순환 장애라는 말을 너무 쉽게 쓰는 것을 경계하고 싶다. 손발이 저리고, 어지럽고, 기력이 떨어진다는 증상만으로 혈액 순환이 안 된다고 진단하는 것은 무리이다. 사람마다 생리적인 차이일 뿐이다. 이런 증상을 무슨 큰일이라도 난 것처럼 보약이나 혈액순환 개선제, 영양제, 보약 등 여러 약을 권하는 것은 의학적인 근거도 없고 실제 효과가 없다.

손발이 찬 것이 갑자기 시작되었거나 일하거나 잠자는 데 불편할 정도면 의사의 진찰을 받고 필요한 검사를 받기를 바란다. 하지만 그 정도는 아니라면 운동과 따듯한 목욕을 권고하고 싶다. 운동은 에너지를 방출하고 혈관을 확장하는 효과를 갖고 있다. 또한 평상시 에너지 발생을 높게 하기 때문에 손발까지 혈액순환을 늘려주는 효과가 있다. 이런 효과는 운동이 주는 수 많은 효과 중에 하나이므로 꼭 규칙적인 운동을 권한다. 아울러 목욕도 손발이 찬 사람에게 도움이 된다. 전신욕도 좋고 손이나 발만 부분적으로 10~15분 정도 따듯한 물에 담그는 것도 좋다. 물의 온도는 손을 담갔을 때 따끈하면서 기분이 좋을 정도가 약 섭씨 40도 정도이다.

손발이 찬 것을 심각한 병과 연관 짓지는 말자. 사람마다 체질적인 이유 때문이다. 그리고 불편하다면 위에서 설명한 방법으로 불편함을 이기기를 바란다.

🌏 얼굴이 돌아가면 침으로 치료해야한다?

나는 어릴 적부터 비교적 기차여행을 많이 했다. 여행 자체가 주는 설렘도 컸지만 기차를 타고 창 밖으로 펼쳐지는 풍경이 겹쳐지면 정말 즐거웠다. 그런데 때로 창문에 얼굴을 대고 졸면 부모님은 찬 데다 얼굴을 대고 자면 얼굴이 돌아간다고 해서 질겁하곤 하셨다. 바로 안면신경마비를 말하는 것이었다. 찬 데다 얼굴을 대고 잔다고 바로 안면신경마비가 생기는 것은 아니지만 그런 차가운 자극이 요인이 되기도 하므로 피하는 것이 옳다. 또 찬 데다 얼굴을 데고 자면 얼굴이 돌아간다는 얘기를 자주 할 정도로 안면신경마비는 흔히 있는 일이기도 하다.

안면신경마비는 우리 뇌신경 12쌍 중 하나인 제7번 뇌신경인 안면신경에 어떤 문제가 생기는 병이다. 안면신경의 대표적인 기능은 우리 얼굴의 표정을 만드는 얼굴 근육을 조절하는 것인데, 안면신경이 마비되면 얼굴의 표정을 지을 수가 없을 뿐만 아니라 마비가 되지 않은 쪽으로 입이 돌아가서 보기에도 안 좋다. 이런 마비를 일으키는 경우는 사고로 안면신경을 다치거나, 안면신경 자체 또는 뇌에 종양이 생기거나, 바이러스가 안면신경에 침입하는 경우이다. 하지만 이런 특별한 경우는 드물고 완전 마비가 된 경우가 아닌 대부분의 경우에는 3주 내에 80%가 저절로 회복되는 된다는 것이다. 그러니까 안면신경마비는 침을 맞든지 약을 복용하든지 관계없이 그대로 두어도 80%는 저절로 낫는다는 말이다. 그대로 둬도 낫는 것을 침이나 어떤 치료를 해서 고쳤다는 것은 낯간지러운 이야기가 아닐까?

양의학에서 안면신경마비를 치료하는 방법은 우선 환자나 보호자에게 안면신경마비의 자연 경과를 이해시키는 일이다. 그 다음 특별한 원인 질환이 없다면 우선 신경의 부종을 줄여주는 약을 투여한다. 이런 약들은 회복률을 5~10% 더 높여줄 뿐이다. 회복이 되지 않는 경우에는 수술로 신경의 부종을 줄여주는 치료를 하기도 하지만 치료 효과는 그리 높지 않다. 또 어떤 방법으로도 안면신경마비가 지속되는 경우에는 안면신경 미세수술을 하거나 성형수술을 통해 어느 정도 자연스러운 얼굴 모양을 회복하도록 돕는다.

안면신경마비는 대개 자연 회복이 가능한 병이므로 자연 회복을 돕는 치료로 충분하고, 완전 회복이 안 되어서 원래의 얼굴 모습을 회복하지 못한 분은 포기하지 마시고 수술을 통해, 자연스러운 얼굴 표정을 회복하기 바란다.

60대 이후 건강진단 체크항목

다음 진단 항목 중 특별한 표시가 없는 것은 매년 실시하는 것이 좋다. 혹시 매년 받기 어렵다면 2년마다 받으면 된다.
평균 수명을 지난 후에도 스스로 평가해보기와 의사의 진찰, 예방접종은 필요하지만 검사에 대해서는 개별적으로 의사의 상담과 진찰 후 선택해서 받는 것을 권한다.

1. 스스로 평가해 보기(혼자서 어려우면 의사 등 전문가의 도움을 받을 것)

    - 식습관 평가하기
    - 신체활동량 평가하기
    - 흡연, 음주, 약물복용 평가하기
    - 낙상의 위험요인은 있는가?
    - 잠은 충분히 자는가?
    - 신장, 체중, 허리둘레

2. 의사에게 진찰받기

    - 혈압
    - 시력 측정
    - 청력 측정
    - 유방진찰
    - 의사의 신체 진찰(눈, 귀, 목, 가슴, 배, 생식기, 사지 등)
    - 말초동맥 촉진

- 경동맥 청진
- 충치, 치주염(치과)

3. 피검사

- 총 콜레스테롤/HDL/중성지방/LDL 콜레스테롤
- 간기능검사 ALT
- 혈색소(빈혈검사)
- 혈당(당뇨병 검사)

4. 방사선 및 기타 검사

- 위내시경검사
- 대장내시경검사(정상이면 10년마다)
- 흉부 X선 검사
- 유방 X선 검사
- 소변검사
- 대변검사
- 자궁세포진검사(자궁암검사, 70세까지 정기적으로 받은 사람은 이후 제외 가능)
- 매독혈청검사(성 파트너가 여러 명인 경우 등 성병 고위험군)
- 간 초음파/aFP(알파피토프로테인 검사로 B형, C형 간염 바이러스 보유자 및 간경변이 있을 때)
- 골밀도검사

5. 예방접종

- 독감
- 폐렴구균
- 파상풍(Td)
- 신증후군출혈열(다발지역 주민)

우리가족 건강을 부탁해요

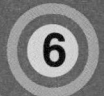

습관이 좋아지면 몸이 웃는다

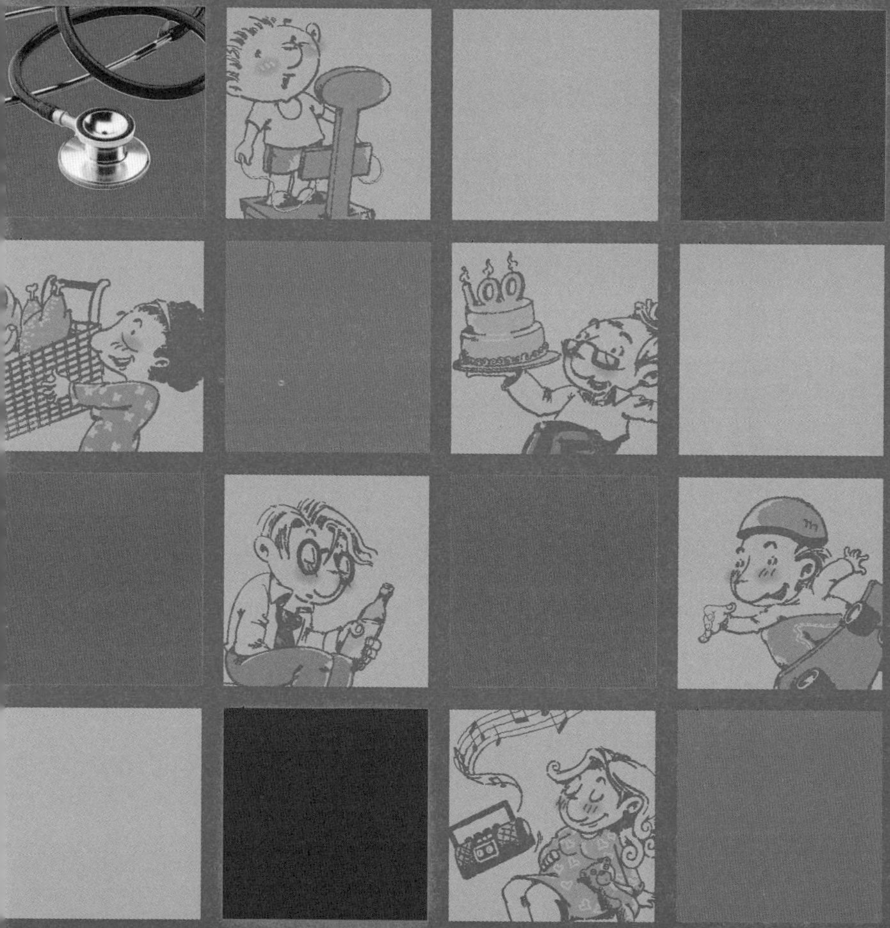

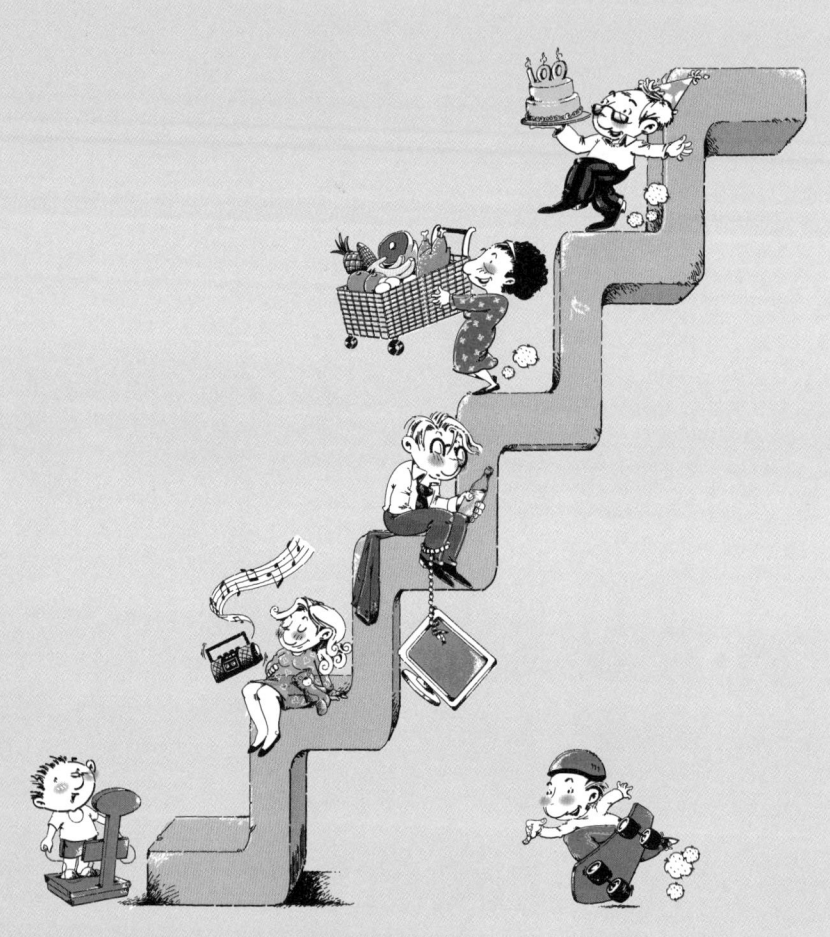

잠들어 있던 건강 DNA를 깨워라

　누구는 건강관리를 잘 안 하는 것 같은데 오래 건강하게 살고, 누구는 건강관리를 잘 한다고 하는 것 같은데 덜컥 큰 병 걸려서 세상을 일찍 떠난다. 그렇다면 과연 무엇이 사람의 건강을 결정하는가? 바꾸어 말하면 사람의 수명을 결정을 하는 가장 중요한 요인은 무엇인가? 결론은 유전, 환경, 습관, 의료 4가지가 중요한데 그 중 현대인에게 가장 중요한 것은 습관이라는 것이다. 현대인들이 겪는 질병 중 당뇨병과 같은 것은 유전이 중요하고, 아토피와 같은 것은 환경이 중요하고, 간염, 소아마비와 같은 전염병은 의료가 중요하지만 전체적으로 가장 중요한 요인은 습관이라는 것이 세계적인 보건학자와 세계보건기구(WHO), 그리고 선진국의 권위 있는 보건당국의 결론이다. 그러니 습관을 잘 들이는 것이 건강을 위해서 우리가 할 수 있는 최선의 방책이다.

　문제는 마음 자세와 실천이다. 건강에 좋다는 것을 알면서도 실천이 쉽지 않은가? 그렇다. 힘들다는 것을 인정하자. 그리고 현실적으로 할 수 있는 일을 차근차근 실천해보자. 갑자기 헬스클럽 등록한다고 야단법석을 떨기 보다는 생활 속에서 실천할 수 있는 일을 하나씩 시작해보자.

　5층 사무실이면 계단으로 걸어 올라가고, 10층 사무실이면 5층까지 걸어가서 엘리베이터를 타자. 휴일이면 늦잠 잘 수 있다. 하지만 낮에 가족과 함께 나들이를 가자. 가능하면 차 보다는 걷거나 대중교통을 이용하면 운동량이 확 늘어난다. 밤에 배 고프면 라면 보다는 오이, 홍당무, 토마토를 먹어보자. 다음날 얼굴도 덜 붓고 소화와 배변이 훨씬 좋아지는 것을 느낄 수 있을 것이다. 스트레스 받을 일이 많지만 너무 일희일비하지 말고 느긋하게 마음을 먹자. 내가 스트레스 받는다고 나아질 일도 아니다. 관심은 있지만 내가 영향을 미칠 수 없는 일에 연연해하지 말자. 주가지수나 경제나 심지어 남편과 아내, 자식을 내가 어떻게 해보려고 하지 말자. 나라 경제는 기다리면 되는 일이고, 가족에 대한 관심과 기대는 무척 크지만 내가 할 수 있는 일은 간단하다. 그것은 그들을 편하게 해주고 그들이 필요한 것을 지원해주면서 기다리는 일이다. 과도한 관심과 사랑은 내 욕심일 뿐 너무 나서면 오히려 관계에 문제가 생긴다.

　세상만사 마음먹기에 달려있다. 사람마다 체질이라는 특성은 갖고 있지만 체질을 너무 쉽게 평가하고 결론을 내리는 것은 옳지 않다. 타고난 체형, 타고난 건강이 있기는 하지만 노력으로 안 되는 몸매는 없다. 실제 '몸짱 아줌마' 정다연님의 경우를 보더라도 그렇고, 어릴 적 몸이 약해 시작한 운동으로 세계적인 보디빌더가 된 아놀드 슈왈제네거 등 여러 사람의 고백을 들어보더라도 노력으로 안 되는 몸매는 없다. 다만 몸매관리의 방법이 잘못 되었거나 노력이 부족했을 뿐이다.

건강도 그렇다. 어떤 사람은 아직 젊은데 무슨 건강 걱정이냐고 한다. 젊은 때는 마음대로 살아도 나이 들어 잘 하면 된다고 말한다. 과연 그럴까? 그렇다면 좋겠지만 건강은 그렇지 않다. 한 번 망가지면 회복이 그리 쉽지 않다. 몸에도 학습 효과, 축적 효과가 있기 때문이다. 청소년 시절에 잘 배운 것이 평생의 길잡이가 되듯이, 몸도 마음도 학습이 되면 평생 간다. 더구나 우리 몸은 생체기억장치가 있다. 경험을 통해 생체기억장치에 각인된 것은 잘 지워지지 않는다. 또 몸에 대한 스트레스도 축적 효과가 있어서 스트레스가 적절하게 해소되지 않으면 병이 난다. 그러니 젊다고 건강 자랑하거나 몸에 해로운 것이 문제가 안 된다고 생각하는 것은 큰 오산이다. 건강에 너무 늦은 때는 없다. 나이가 들었지만 금연하면 심폐기능이 좋아지고 암과 심뇌혈관질환의 리스크가 줄어든다. 이미 건강이 나빠진 사람이 건강관리를 잘 한다고 금방 문제가 해결되지는 않지만 노력하다보면 자신도 모르는 사이에 건강이 좋아지는 것을 몸으로 기분으로 느끼게 된다.

어떤 사람은 몸과 마음이 원하는 대로 물 흐르듯 자연스럽게 살라고 한다. 자칭 건강 전문가, 도사인 양 하는 사람들이 잘 쓰는 표현이다. 우리 몸은 자기 제어력과 자기 통제력이 있기 때문에 먹고 싶은 대로 먹고, 자고 싶은 대로 자고, 하고 싶은 것을 하면서 사는 것이 행복한 것이고 건강한 것이라고 주장하는 것이다. 그렇게 살아야 몸과 마음이 스트레스를 받지 않는 것이고, 억지로 하면 몸에 산화작용이 촉진되어 노화가 촉진되고 병이 찾아온다는 그럴듯한 주장이다. 하지만 이런 주장의 대부분은 실제 맞지 않는 말이며 해롭기까지 하다.

모든 생명에게는 평형(homeostasis)을 이루려는 성질이 있고 자기치유력과 복원력이 있는 것은 사실이고 이 힘이 건강을 지키는데 가장 중요한 역할을 하는 것은 분명하다. 하지만 생명체의 본성 중에는 적절한 통제가 없으면 자기에게 해가 끼칠 때까지, 그리고 그 해가 치명적일 때까지도 스스로 그만두지 못하는 욕망이 숨어있다. 앉으면 눕고 싶고 누우면 자고 싶다. 몸은 편한 것을 좋아하는데 지나쳐도 인지를 못한다. 비만한 사람을 보라. 맛있는 것이 있으면 많이 먹게 되고 결국 비만이 되지만 비만이 된 다음에도 먹는 욕심은 줄어들지 않는다. 자기 몸에는 엄청난 에너지를 지방으로 축적하고 있으면서도 그 지방을 소비하는 일은 싫어하고 자꾸 밖에서 맛있는 것을 들어오라고 명령하는 것이 우리 몸과 마음이다. "나는 물만 먹어도 살이 안 빠져!"라고 주장하는 사람의 식사 일기를 보면 살이 안 빠지는 이유는 다름 아닌 여전히 잘 먹고 움직이지 않는 것이다. 술은 더 많은 술을 부르고 니코틴도 계속 니코틴을 부른다. 담배 피우는 사람이 담배가 나쁘다는 것을 모르지 않는데 고치지를 못한다. 커피 전문점에 파는 커피 맛을 보라. 커피를 오래 마신 서양 사람들이 얼마나 진한 커피를 즐기는지, 그리고 우리나라 사람들도 점점 많은 사람들이 진한 커피에 익숙해지고 있다는 것을 알 수 있을 것이다. 카페인은 더 강한 카페인을 부른다.

　이렇게 우리 몸은 자연스럽게 나두면 건강해지는 것이 아니다. 그러므로 청소년 때부터 건강관리와 몸매 관리에 운동이 중요하다. 운동을 하지 않아서 몸에 근육은 발달이 안 되고 심폐기능을 떨어지고 체지방이 늘면 생기는 병이 한 두 가지 아니다. 자연스러운 것으로 치자면 우리 몸과 마음은 먹고 노는 것을 원한다. 그렇지만 그것은 곧 건강과 인생을 망치는 일이 아닌가? 적절한 훈련과 조절, 때로는 통제가 없다면 건강은 망가진다. 그래서 건강은 습관이 중요하고 좋은 습관을 기르기 위해서는 훈련을 해야 한다. 건강에 필수적인 먹는 습관, 몸을 움직이는 습관, 마음을 잘 다스리는 습관, 술을 절제하고 담배는 아예 멀리하는 훈련과 통제가 필요하다.

습관을 바꾸는 것은 어렵지만 좋은 습관으로 바꾸기 시작하면 스스로 즐거워진다. 그 즐거움을 알면 누가 하지 말라도 하게 된다. 몸과 마음이 즐거운 것, 더 건강해지고 행복해지는 것, 이렇게 변하는 나 때문에 가족이 행복해지는 것, 바로 우리가 꿈꾸는 것이 아닌가? 그렇다면 당신은 왜 지금 시작하지 않는가? 왜 지금.

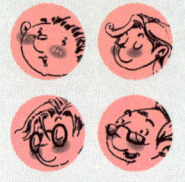